Mixture Toxicity
Linking Approaches from Ecological and Human Toxicology

混合物毒性
生态和人体毒理学方法

主　编：〔荷〕科内利斯·范赫斯特尔（Cornelis A. M. van Gestel）

〔荷〕马尔蒂伊斯·约恩克（Martijs J. Jonker）

〔荷〕扬·卡门哈（Jan E. Kammenga）

〔波〕理夏德·拉斯科夫斯基（Ryszard Laskowski）

〔英〕克劳斯·斯文森（Claus Svendsen）

主　译：胡清源

副主译：侯宏卫　王红娟　张　森　付亚宁

科学出版社

北　京

图字：01-2021-6008 号

内 容 简 介

　　本书概述人体毒理学和生态毒理学两个领域的发展，阐述从混合物暴露到风险评估的每一步：①暴露（如何测量可能摄入生物体内的化学物质的量）；②动力学和代谢（化学物质如何摄入并在生物体内流动及它们如何代谢并到达作用靶点，以及毒性随时间的变化）；③毒理学（化学物质对生物体的有害影响）；④试验设计和复杂混合物表征（化学物质如何相互作用，如何测量混合物的影响并识别起主要作用的物质）；⑤对人体和环境的风险评估。

　　本书适用于混合物毒理学领域的研究人员，对从事医学、工程、管理和环境方向的人员也具有重要的参考价值。

图书在版编目（CIP）数据

　　混合物毒性：生态和人体毒理学方法/(荷)科内利斯·范赫斯特尔等主编；胡清源主译. —北京：科学出版社，2021.11
　　书名原文：Mixture Toxicity: Linking Approaches from Ecological and Human Toxicology
　　ISBN 978-7-03-070437-5

　　Ⅰ. ①混⋯　Ⅱ. ①科⋯②胡⋯　Ⅲ. ①毒理学⋯　Ⅳ. ①R99

　　中国版本图书馆 CIP 数据核字（2021）第 223467 号

责任编辑：刘 冉 付林林/责任校对：杜子昂
责任印制：吴兆东/封面设计：北京图阅盛世

科 学 出 版 社 出版
北京东黄城根北街 16 号
邮政编码：100717
http://www.sciencep.com

北京中石油彩色印刷有限责任公司 印刷
科学出版社发行 各地新华书店经销
*
2021 年 11 月第 一 版　开本：720×1000 1/16
2022 年 1 月第二次印刷　印张：17 1/4
字数：350 000
定价：138.00 元
（如有印装质量问题，我社负责调换）

翻译委员会

主　译：胡清源

副主译：侯宏卫　王红娟　张　森　付亚宁

译　者：胡清源　侯宏卫　王红娟　张　森

　　　　付亚宁　韩书磊　张婧妮　陈　欢

　　　　李　俊　刘　彤　耿怡佳　田慧娟

　　　　田雨闪　王志国　张小涛　田永峰

前　　言

混合物毒性是科学家和监管者面临的重大挑战。联合暴露和复杂暴露是该领域的主要话题，通常定义为"累积性应激"。人体和环境风险评估的整合是另外一个重要的问题。欧盟委员会在其第六次框架计划中提供资金支持 NoMiracle（欧洲累积性应激综合风险评估方法，2004～2009 年）项目来解决这些问题。同时，国际环境毒理学与环境化学学会（SETAC）的科学团体对这些问题的研究兴趣也与日俱增。因此，NoMiracle 和 SETAC 于 2005 年秋季联合组织了一次研讨会来解决这些问题。

2006 年 4 月 2～6 日，SETAC 欧洲分会和 NoMiracle 项目组在波兰克拉科夫组织了一次关于混合物毒性的国际研讨会，会议重点关注混合物毒性研究的最新进展及其在环境和人体健康风险评估中的应用。来自美国、加拿大和欧洲的 31 名专家应邀参加了研讨会，他们代表学术界、商界和政府机构，涉及生态毒理学和人体健康影响以及风险评估等领域。研讨会主要是讨论在人体和环境毒理学中使用的混合物毒性评估概念和模型，增进相互了解，并审查一个领域的科学家使用的术语是否适用于另一个领域。这实际上是第一次尝试将人体和环境毒理学专家聚集在一个旨在阐述共同概念的研讨会上。专家们就欧洲和美国学术界、监管机构和工业界的现状交换了意见。与会者还阐述了关于化学物质（包括单一和混合化学物质）毒理学和风险评估的多个欧盟项目。

研讨会期间，不同的小组同时对 5 个议题展开工作，这 5 个议题无论是对人体还是对环境中的其他有机体混合物毒性的掌握都很重要。这些议题是：

- 暴露（如何测量可能摄入生物体内的化学物质的量）；
- 动力学和代谢（化学物质如何摄入并在生物体内流动以及它们如何代谢并到达作用靶点）；
- 毒理学（化学物质对生物体的有害影响）；
- 试验设计和复杂混合物表征（如何测量混合物的影响并识别起主要作用的物质）；
- 对人体和环境的风险评估。

在晚间会议上，各小组将当天的辛苦工作成果提请全体会议讨论，如果演讲的科学基础不够扎实，则会受到严厉的批评。此次会议的场所是一个设备精良、可召开国际会议的波兰庄园（图1），但可用于欣赏这个优美庄园的时间却不多。波兰同事将此次会议组织得很好，还在古老的克拉科夫举行了研讨会晚宴。

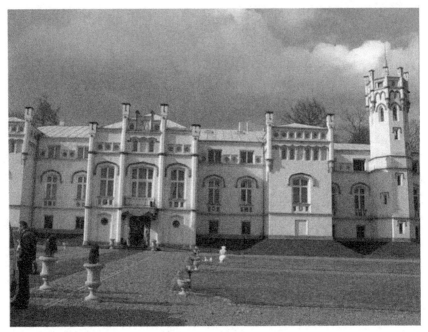

图1　2006年4月2～6日在克拉科夫举行SETAC-NoMiracle研讨会的地点

Ryszard Laskowski 摄影

此次研讨会的召开促成了本书的诞生。本书概述了混合物的生态毒理学和人体健康风险评估涉及的不同科学方向的现状。本书对于希望熟悉混合物毒性问题的高等院校学生以及希望快速更新该领域知识的科学家非常有用。对于处理有关累积暴露风险评估问题的监管机构也将非常有价值。

我们感谢审稿人的努力，他们阅读、整理稿件，并做了大量工作以帮助本书达到高标准。

Fred Heimbach 博士，SETAC 欧洲分会前主席

Hans Løkke 博士，NoMiracle 项目协调员

概　　述

对人体和其他环境生物来说，化学物质暴露很少是单一物质的暴露，更多是混合物暴露，通常化学物质的组成和浓度一直在变化。在一些情况下，仅是几种已知的简单混合物暴露。而其他情况下，生物体暴露于由大量未知成分的化学物质组成的复杂混合物。无论是人体毒理学领域还是生态毒理学领域，对混合物毒性研究都有长期的历史。然而，这两个领域似乎在某种程度上是独立发展的，这也导致了它们具有相似但不同的研究方法和侧重点。

本书的构想始于 2006 年 4 月 2～6 日在波兰克拉科夫举办的一场关于混合物毒性的国际研讨会。研讨会的目的是探讨混合物毒性研究现状及其在环境和人体健康风险评估中的应用潜力的最新进展。自从上一本关于混合物毒性的专著（Yang，1994）出版以来，人体和环境毒理学中混合物毒性的概念和模型的发展取得了很大进展。然而，由于这两个领域保护的目标不同，它们的发展往往是并行的，少有能整合的部分。因此，研讨会的主要目的是增进相互了解，提高跨领域研究的意识，并审查可以整合的内容。根据研讨会召开以来两个领域学者思想和意见的交流编写了本书。

本书概述了这两个领域的发展概况，比较了目前的进展状态以确定可以相互借鉴的内容。就主题而言，本书概述了从暴露到风险评估的每一步，且对每一步主要因混合物（不同于单一化学物质）暴露而出现的特定难题进行了叙述。本书共分五章，每章阐述混合物从暴露到风险评估的一个特定步骤。

1）暴露（如何测量可能摄入生物体内的化学物质的量）；

2）动力学和代谢（化学物质如何摄入并在生物体内流动及它们如何代谢并到达作用靶点，以及毒性随时间的变化）；

3）毒理学（化学物质对生物体的有害影响）；

4）试验设计和复杂混合物表征（化学物质如何相互作用，如何测量混合物的影响并识别起主要作用的物质）；

5）对人体和环境的风险评估。

本书涉及用于描述混合物毒性的一般概念。这些概念起源于 Bliss（1939）以及 Hewlett 和 Plackett（1959）的工作。他们根据作用模式提出了四种可能的有毒物质联合作用的机制。其中两个都假设混合物中的化学物质没有相互作用，是简单相似作用和独立作用。这两个概念很容易用数学术语来描述（见第 4 章），因此已经在人体和生态毒理学中被广泛接受。在这两个学科中，"浓度加和"（CA）替代简单相似作用已经成为广泛接受的术语。因此，本书使用浓度加和这个术语。在生态毒理学中，广泛采用"独立作用"（IA）这个术语，而在人体毒理学中，"效应加和"（RA）似乎更受欢迎。为避免与当前文献不一致，在假设这两个术语含义相同的情况下，本书对这两个术语均有使用。

本书着重介绍环境混合物，但所描述的方法也适用于其他类型的混合物，如职业暴露或药理学混合物。本书阐释了以下两种了解混合物的方法：

1）预测评估，根据单一化学物质的毒性影响来预测混合化学物质的影响。这种方法通常针对含有少量化学物质的已非常明确的混合物。

2）分析在环境样品中含有多种不同化学物质的复杂混合物（如废水和废物）的方法。在这种情况下，需要确定是哪些化学物质造成了混合物毒性，但评估也可能聚焦于确定减少风险的最佳方法或量化与混合物接触相关的潜在影响。

本书的每一章都对人体和生态毒理学混合物风险评估现状进行了概述，尤其侧重描述了上一本关于混合物毒性的专著（Yang，1994）出版之后、本书出版之前这段时间发表的出色的工作。另外，每章最后都明确了人体和生态毒理学目前可能存在的交叉和相互借鉴发展的建议以改善混合物毒性的认知状态，并最终促进更好和更全面的风险评估。书末提供了常用术语表。

本书深入介绍了混合物毒理学和生态毒理学的最新发展状况，可以很好地作为该领域的教科书。同时，这些学科新发展的应用以及它们在人体和环境混合物风险评估中的整合也被考虑在内，这可以使其作为研究人员、监管机构和其他风险评估从业人员的理想工具，因为混合物的考虑在未来几年就会开始进入监管的讨论话题。

主 编 简 介

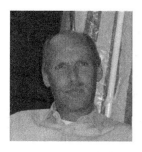

Cornelis A. M. (Kees) van Gestel　荷兰瓦赫宁恩大学研究环境科学的学者。1981～1986 年任农药生态毒理学风险评估科学顾问，1986～1992 年任国家公共卫生与环境研究所（荷兰比尔特霍芬）土壤生态毒理学系主任。1991 年从乌得勒支大学获得博士学位。1992 年起在自由大学（荷兰阿姆斯特丹）生态毒理学系任副教授。教授从基础生物学到生态毒理学的多门本科和研究生课程，指导从事生态毒理学专业领域的本科生和博士生。参与编写和发表了 185 篇论文和专著，是 *Ecotoxicology, Ecotoxicology and Environmental Safety* 和 *Environmental Pollution* 杂志的编委会成员，并于 2005～2010 年和 2009 年至今担任 *Environmental Toxicology and Chemistry* 和 *Applied Soil Ecology* 杂志的编委。

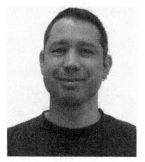

Martijs J. Jonker　2003 年从荷兰瓦赫宁恩大学获得博士学位。学位论文题目为"秀丽隐杆线虫联合毒性效应的混合物毒性数据分析和解释"，该论文主要致力于混合物毒性研究的试验设计和统计分析。获得博士学位后，他在英国剑桥芒克斯伍德生态学和水文学中心做了 3 年研究工作。该研究项目的主要目的是识别与无脊椎动物物种（粉正蚓和秀丽隐杆线虫）生活史上的重要参数相关的功能基因。这些基因将成为"效应生物标志物"的候选靶标。他目前作为生物信息学和生物统计学专家在荷兰的阿姆斯特丹大学微阵列和综合生物信息学部工作。

Jan E. Kammenga　在荷兰瓦赫宁恩大学学习生物化学和毒理学，是瓦赫宁恩大学线虫实验室副教授，并领导一个线虫应激生物学的遗传学研究小组，特别是充分研究了秀丽隐杆线虫生物学模型。他在同行评审的期刊和专著中发表了 50 多篇文章，并担任过 3 个与多重应激生物学有关的欧盟资助项目的协调人。他曾在 *Environmental Toxicology and Chemistry* 杂志编委会工作过 3 年。教授从基础生物学到生态毒理学的多门本科生和研究生课程，并指导从事应激生物学和遗传学方面的本科生和博士生。

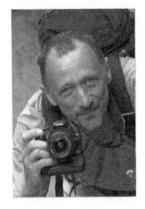

Ryszard Laskowski　1984 年在雅盖隆大学（波兰克拉科夫）完成了他的生物学学习。他是雅盖隆大学教授，也是环境科学研究所生态毒理学和应激生态学研究小组负责人。2002～2008 年，他是该研究所的副主任。他还曾在瑞典农业科学大学（乌普萨拉）、英国雷丁大学和美国的俄勒冈州立大学工作过。他是 5 部专著的合著者，其中包括 3 部专业教科书，而且是超过 80 篇研究报告、综述和热门文章的作者或者共同作者。Ryszard Laskowski 擅长陆地试验生态毒理学、种群生态学和进化生物学。他带头完成了一系列关于有毒化学物质对地球无脊椎动物多样性、微生物过程、生物地球化学和各物种种群动态学影响的研究项目。教授普通生态学、生态毒理学、土壤生态学、陆地生态学、种群生态学、热带生态学、全球生态问题和自然摄影等课程。在他的个人生活中，他是一名羽毛球运动员、旅行者和自然摄影师。

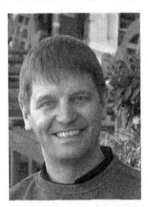

Claus Svendsen　英国沃灵福德生态与水文学研究中心高级生态毒理学家。1992 年在阿姆斯特丹大学完成论文并获得理学学士学位后，在丹麦欧登塞大学学习化学和生物学。并于 1995 年在英国芒克斯伍德地球生态学研究所开展了一年的生物标志物的开发与验证论文项目后获得理学硕士学位。2000 年，在完成对陆地生物标志物系统和污染物评估的调查后，他获得了英国雷丁大学的博士学位。自 2000 年以来，他一直在芒克斯伍德和沃灵福德生态与水文学研究中心进行基础和应用环境研究，包括混合污染物联合效应及机制、多重压力源、被污染陆地的识别和生态风险评估，以及开发基于代谢和微阵列的土壤无脊椎动物受污染物暴露的效应评价方法。在此期间，他在蒙特利尔的加拿大国家研究院生物技术研究所和新西兰克赖斯特彻奇的土地保护研究所担任访问学者。并于 1996 年获得国际环境毒理学与环境化学学会"最佳环境研究论文奖"。他是 50 多篇论文和专著的作者或者合作者。他目前的研究包括比较环境基因组学、生物利用度、纳米粒子的生态毒理学和环境归趋及混合物毒性。其中，混合物毒性尤其关注土壤无脊椎动物通过何种机制转化成群体效应，以及这些无脊椎动物如何作为受污染栖息地的种群生存。他同时也是欧盟 FP7 项目 NanoFATE（纳米粒子在环境中的归趋评价和毒性）的协调员。

研讨会参与者

Rolf Altenburger

Department of Bioanalytical Ecotoxicology

UFZ Helmholtz Centre for Environmental Research

Leipzig, Germany

Thomas Backhaus

Institute for Plant and Environmental Sciences

GÖteborg, Sweden

Mieke Broerse

Institute of Ecological Science

Department of Animal Ecology

VU University

Amsterdam, The Netherlands

Christina E. Cowan

Environmental Science Department

Ivorydale Technical Center

The Procter and Gamble Company

Cincinnati, Ohio, United States

Jean Lou C. M. Dorne

Unit of Contaminants in the Food Chain

European Food Safety Authority

Parma, Italy

Almut Gerhardt

Schweizerisches Zentrum für angewandte

Oekotoxikologie

Oekotoxzentrum EAWAG-EPFL

Duebendorf, Switzerland

John Groten

NV Organon

Toxicology & Drug Deposition

Oss, The Netherlands

Sami Haddad

University of Quebec in Montreal (UQAM)

Montréal, Québec, Canada

Fred Heimbach

RIFCON GmbH

Leichlingen, Germany

Geoff Hodges

Safety and Environmental Assurance Centre

Unilever Colworth

Sharnbrook, Bedford, United Kingdom

Tjalling Jager

Department of Theoretical Biology

VU University

Amsterdam, The Netherlands

Martijs Jonker

Microarray Department & Integrative

Bioinformatics Unit
Faculty of Science
University of Amsterdam
Amsterdam, The Netherlands

Jan Kammenga
Laboratory of Nematology
Wageningen University
Wageningen, The Netherlands

Andreas Kortenkamp
The School of Pharmacy
University of London
London, United Kingdom

Paulina Kramarz
Department of Ecotoxicology
Institute of Environmental Sciences
Jagiellonian University
Krakow, Poland

Ryszard Laskowski
Department of Ecotoxicology
Institute of Environmental Sciences
Jagiellonian University
Krakow, Poland

Hans Løkke
Aarhus University
National Environmental Research Institute (NERI)
Department of Terrestrial Ecology
Silkeborg, Denmark

Susana Loureiro
Department of Biology
University of Aveiro
Aveiro, Portugal

Hana R. Pohl
Agency for Toxic Substances and Disease
    Registry (ATSDR)
Atlanta, Georgia, United States

Leo Posthuma
National Institute for Public Health and the
    Environment (RIVM)
Laboratory for Ecological Risk Assessment
Bilthoven, The Netherlands

Ad M. J. Ragas
Department of Environmental Science
Institute for Wetland and Water
Research Radboud University
Nijmegen, The Netherlands

Nissanka Rajapakse
Food Standards Agency (FSA)
Aviation House
London, United Kingdom

Martin Scholze
The School of Pharmacy
University of London
London, United Kingdom

David J. Spurgeon
Soil and Invertebrate Ecotoxicology Centre for
    Ecology and Hydrology Wallingford,
    Oxfordshire, United Kingdom

Claus Svendsen
Soil and Invertebrate Ecotoxicology Centre for
    Ecology and Hydrology Wallingford,
    Oxfordshire, United Kingdom

Linda K. Teuschler

US Environmental Protection Agency Office of
Research and Development National Center
for Environmental Assessment
Cincinnati, Ohio, United States

Cornelis A. M. van Gestel

Institute of Ecological Science Department of
Animal Ecology VU University
Amsterdam, The Netherlands

Raymond S. H. Yang

Department of Environmental and Radiological
Health Sciences, Physiology
Colorado State University
Fort Collins, Colorado, United States

Agnieszka Bednarska

Department of Ecotoxicology
Institute of Environmental Sciences
Jagiellonian University
Krakow, Poland

Renata Sliwinska

Department of Ecotoxicology
Institute of Environmental Sciences
Jagiellonian University
Krakow, Poland

Joanna Zietara

Department of Ecotoxicology
Institute of Environmental Sciences
Jagiellonian University
Krakow, Poland

摘　要

　　本书源于混合物毒性国际研讨会的讨论结果。该会议于 2006 年 4 月 2～6 日在波兰克拉科夫举行，会议的目的是探讨混合物毒性研究现状及其在环境和人体健康风险评估中的应用潜力的最新进展。自上一本关于混合物毒性的专著（Yang，1994）出版以来，人体和环境毒理学中混合物毒性的概念和模型的发展取得了很大的进展。然而，由于这两个领域保护的目标不同，它们的发展往往是并行的，少有能整合的部分。因此，研讨会的主要目的是增进相互了解，提高跨领域研究的意识，并审查可以整合的内容。根据研讨会召开以来两个领域学者思想和意见的交流编写了本书。

　　本书概述了这两个领域的发展概况，比较了目前的进展状态以确定可以相互借鉴的内容。就主题而言，本书概述了从暴露到风险评估的每一步，且对每一步主要因混合物（不同于单一化学物质）暴露而出现的特定难题进行了叙述。本书共分五章，每章阐述混合物从暴露到风险评估的一个特定步骤。

　　1）暴露（如何测量可能摄入生物体内的化学物质的量）；

　　2）动力学和代谢（化学物质如何摄入并在生物体内流动及它们如何代谢并到达作用靶点，以及毒性随时间的变化）；

　　3）毒理学（化学物质对生物体的有害影响）；

　　4）试验设计和复杂混合物表征（化学物质如何相互作用，如何测量混合物的影响并识别起主要作用的物质）；

　　5）对人体和环境的风险评估。

　　本书的每一章都对人体和生态毒理学混合物风险评估现状进行了概述，尤其侧重描述了上一本关于混合物毒性的专著（Yang，1994）出版之后、本书出版之前这段时间发表的出色的工作。另外，每章最后都明确了人体和生态毒理学目前可能存在的交叉和相互借鉴发展的建议以改善混合物毒性的认知状态，并最终促进更好和更全面的风险评估。本书深入介绍了混合物毒理学和生态毒理学的最新发展状况，可以很好地作为该领域的教科书。同时，这些学科新发展的应用以及它们在人体和环境混合物风险评估中的整合也被考虑在内，这可以使其作为研究人员、监管机构和其他风险评估从业人员的理想工具，因为混合物的考虑在未来几年就会开始进入监管的讨论话题。

暴　露

根据毒理学的一般原则（剂量决定效应），没有对暴露进行适当的评价和量化就不能评估任何（生态）毒理学风险。尽管该原理与评价单一化学物质的暴露相同，但是本书侧重于化学混合物的暴露（exposure）。暴露评估（exposure assessment）方法主要包括直接方法和间接方法，其中直接方法包括测量接触或摄入点的化学物质浓度，间接方法包括使用模型和外推法评估暴露水平。

暴露评估的第一步是确定潜在的排放源。混合物的排放可能源于单一来源排放的化学混合物，也可能由多种来源排放的化学物质混合后产生。排放的化学混合物组成可随时间而发生变化。排放量的评估有几种方法。排放场景文件（ESD）和污染物排放与转移登记（PRTR）可能有助于确定排放模式及建立相关化学物质的排放系数。到目前为止，这些文件主要关注单一化学物质而非混合物。尽管如此，它们也可能有助于评估混合物的暴露程度。然而，迫切需要得到有助于识别和量化混合物暴露量的排放数据。这也需要国际合作和排放数据共享，并增加对新化学物质和现有化学物质排放情况的了解。

化学物质的归趋、吸附过程、环境中的退化或转化以及从排放点输送到生物栖息地决定了化学物质的暴露方式和程度。混合物中不同的化学物质可能具有不同的化学性质，因此它们在环境中的行为和环境区域中的最终分配可能是不同的。因此，部分混合物的组成可以导致一些新的和潜在危险的单一化学物质或混合物形成。到目前为止，仍缺乏对这些化学-化学相互作用及其对生物利用度（bioavailability）、摄取和毒性的认知。使用物理-化学信息（如空气-水、辛醇-水、辛醇-空气等分配系数）和环境区域特性（如 pH 和有机物含量）的多室模型可能在评估化学物质归趋以及单一物质和混合物时会非常有用。目前迫切需要验证这些模型，尤其是对混合物而言。

因为在吸附和隔离过程，通常只有总量的一小部分被生物吸收，所以暴露在房室内的化学物质的总浓度与生物体吸收的浓度的相关性是有限的。化学物质和环境的特征决定了吸附、化学形态和生物利用度。因此，当与环境特性数据（如 pH 和有机物含量）一起使用时，化学物质的浓度信息会更有用。因为生物利用度具有物种特异性，所以更难预测。例如，农药的组成可能对活性物质的生物利用度有重要的影响。

对于包括人在内的任何物种而言，暴露与个体的生命周期密切相关。例如，成人和婴儿之间具有显著的差异，因此个体暴露水平差异很大。食物摄入和空气是人体暴露的重要途径。此外，人类活动（如工作或室内和室外行为模式）可能导致化学物质（混合物）明显暴露。人们越来越意识到人体暴露评估应考虑到不同生命阶段的生活方式和活动模式。基于此目的的模型需要改进以更好地说明这些事实，从而预测人体暴露于混合物的情况。

生态暴露评估通常受制于以下事实：暴露途径未知，并可能对于不同的生物是不同的；特定摄取途径的相对重要性可能取决于暴露水平；行为因素也对暴露起重要作用；另外，有机体在不同生命阶段可能生活在不同的环境房室或具有完全不同的生理和行为，而这些对暴露也具有重要的影响。但是到目前为止，这些方面都没能引起重视。

尽管目前对于人类和生态系统的监测活动主要侧重于单一物质而非混合物，但是监测对于评价暴露仍然十分有用。监测数据有助于确定可能的混合物状况，如可以提供最常得到的化学物质组成信息。使用监测数据时也可能需要改进现有的监测计划，如北极监测和评估计划（AMAP）及欧洲监测和评估计划（EMEP）。如上所述，为了正确解释监测数据和评估现有暴露浓度，监测计划还应包括所分析环境的特征。

对混合效应进行适当评估的最重要的知识空白之一是缺乏关于积累暴露情况的信息，包括考虑时空方面的同时暴露和顺序暴露。还需要考虑将暴露和毒性联系在一起的综合模型，如用于金属或用于有机物的临界体内残余（CBR）方法的生物配体模型（BLM）。除了上述建模和监测项目以外，全混合物方法、生物测定导向分馏（BDF）和毒性识别评估（TIE）也可以提供很多有价值的信息。

毒物代谢动力学和毒物效应动力学

化学物质在摄入之后，会被吸收、分布、代谢和排泄（ADME）（毒物代谢动力学，毒代学，TK），一旦到达生物体的生物靶标后，可能会产生毒性效应（毒物效应动力学，毒效学，TD）。因此，毒物代谢动力学反映了人体对化学物质的作用，而毒物效应动力学反映了化学物质对人体的作用。

人体毒理学中的 TK 建模已经很成熟了，在二元混合物水平上已有很好的数据和模型基础。用于模拟混合物毒代学相互作用的二元至多元化学推断方法已被证明是成功的。因为化学物质通过影响彼此的代谢而相互作用，但是目前对不具有代谢性质的相互作用的研究仍充满挑战。这种方法在科学上最吸引人，因为它允许使用已经在二元相互作用中产生的丰富信息。然而，它的主要缺点是需要大量的试验研究和资源来获得关于化学混合物的缺失信息。将化学物质进行分类是一种减少所需化学信息的潜在方法，并且体外研究的使用已经证明其对于更有效地获得有关二元相互作用的机制信息和参数是很有用的。

其他一些新兴技术也可以提高确定二元相互作用机制的能力，从而促进在二元相互作用基础上的基于生理学的毒物代谢动力学（PBTK）混合物模型的使用。这些模型包括正在开发的用于预测配体-酶相互作用的不同计算机技术，如定量结构-活性关系（QSAR）和参与生物转化异源物质的不同酶的3D建模技术。另外，生化反应网络（BRN）也可以作为帮助预测反应速率和抑制常数的有效工具。

在生态毒理学方面，只有少数已发表的案例使用了TK模型来分析混合物的毒性数据，通常使用没有动力学相互作用的一房室模型。很少有人尝试开发更精细的模型去解释生物转化和额外的损害状态（也没有相互作用）。对于单一化合物，已经开发出了多种模型并成功应用于生态毒理学。在不久的将来，尽管需要进一步研究摄取和排泄动力学相互作用，代谢转化相互作用以及靶位点结合相互作用，但大多数TK模型可能很容易应用于化学混合物。对所有这些领域而言，从哺乳动物毒理学领域得到的数据可以获得相当丰富的经验。

目前在许多生态毒理学应用中，将生物体作为一房室模型对全身残留量及混合物毒代学研究来说是一个很好的初始选择。当然在一些情况下，这样简单的模型不能应用且需要更精细的PBTK建模。这些情况包括更大的生物体（其内部再分布不够快以致一房室模型不再适用）以及可以在组织中通过相互作用解毒的物种，还包括将受体相互作用的动力学或内部损伤的积累作为附加变量而需要明确建模的情形。然而，通常建议从简单的一房室模型开始，并在需要的时候构建更复杂的模型（鉴于有限的可用数据）。对于单一金属来说，水生态毒理学方面有越来越多的证据支持将内部金属浓度与毒性联系起来的生物动力学模型。这些可以通过考虑游离且具有生物活性的总金属占比来实现。为了更好地估算有机物的摄入量和影响，应该将基于水-膜分配系数的数据和化学物质活性考虑在内，这会为跨物种外推提供很多信息。对于金属混合物，处理联合毒理学的方法必须考虑到不同形式的金属在目标器官水平上的形态和竞争。虽然多种生物配体模型方法的结合为解释金属混合物的毒性数据提供了可能，但尚未应用于实践。尽管如此，对所有的混合物研究来说，这种复杂性可能未必需要。

对野生动物生态毒理学来说，将人体毒理学提供的知识与最相关测试物种的数据结合，使得PBTK建模可能是一个可行的选择。混合物TK模型的案例在这个领域目前尚不可用。

化学混合物的毒物效应动力学研究在人体和生态领域相对较少。在少量可用的案例中，这样的毒效学研究更多是相对简单的研究，而且没有太多的机制研究。化学混合物的基于生理学的毒物效应动力学（PBTD）模型在人体毒理学的各个领域都有很大的应用前景。对于非癌症效应，使用 PBTD 模型已经阐明了毒理学相互作用的基础机制。这种与蒙特卡罗模拟相关的机制知识已经开始被用于计算机模拟毒理学，以开发能够及时预测混合物毒性的模型。通过结合代谢抑制和共享酶途径的相互作用的关键机制，可以实现将用于单一物质的 PBTK 和 PBTD 模型组合成二元 PBTK 和 PBTD 模型。然后，将这些模型的模拟和试验数据进行比较，就可以得出关于它们的药物代谢动力学和剂量加和（DA）效应的可能情况。

在癌症研究中，最初被用来评估化学物质或化学混合物致癌潜力的资源密集型慢性癌症生物测定，已促成了与致癌作用相关的起始肝细胞生长克隆的计算机模拟技术的开发。该模型描述了基于 2-阶段模型的致癌过程，其具有两个临界限速步骤：①从正常细胞到初始细胞；②从初始细胞到恶性状态。因为这种方法包含相关的生物学和动力学信息，所以它有助于用时间依赖性的数值描述致癌过程，而不需要慢性暴露。

为了能够预测无数可能的混合物暴露情况的毒性，计算机模拟必须与试验工作结合使用。BRN 建模的发展受益于最近对计算机模拟能力的发展。虽然这是一个看似不可完成的任务，但它提供了一个可以对组分数量日益增长的化学混合物的毒理学进行评估和预测的系统，从而可以整理已建立的 TK 和 TD 信息。

在生态毒理学领域，利用生物模型[如动态能量预算（DEB）模型]来解释和预测效应随暴露时间的变化是有希望的，但还需要开发和测试混合物。在生态毒理学领域，应用任何 TD 模型时遇到的问题是混合物毒性效应的数据极度缺乏。几乎所有的研究都侧重于固定暴露时间后的混合效应测定，而这对动态学方法的应用是有限的。对死亡率来说，个体耐受概念[使用固定的临界体内残余（CBR）方法]或更复杂的损伤评价模型（DAM）已经被应用于 50%效应水平的混合物，但还需要更多的工作去验证它的适用性，并用随机方法进行测试。对于随机方法，目前已进行了几项混合物毒性研究，且这些方法看起来很有应用前景。

对于亚致死效应，化学物质在体内的分配水平很重要。DEB 方法作为生态毒理学的一个 TD 模型对化学物质在体内的分配研究提供了很大的潜力。它已被应用于一种毒物与另一种胁迫物质（食物限制）的联合作用，但其对化学混合物的应用需要进一步的研究并需要与专用试验数据进行比较。

人体和生态风险评估学科开始缩小个体和群体水平效应之间的差距。考虑到群体水平的变化，人体风险评估近年来发生了根本性的变化。尤其是 PBTK 建模，已发展为应用贝叶斯统计和马尔可夫串联蒙特卡罗模拟的群体 PBTK 建模。然而，尽管包括群体水平的可变性，但人体风险评估仍然旨在保护个人。生态风险评估中的一些进展包括受体特征的完善，可以更好地使用人体风险评估方法，但面临着额外的生物组织（即种间差异）的挑战。

混合物毒理学

在生态系统、食物网和人体组织中同时存在着大量的物质，然而它们的浓度都相当低。这一事实引出了一个问题，即接触多种化学物质是否与人体健康、野生动物和生态系统的风险相关。目前的评估程序主要侧重于通过单一化学物质来评估混合物对环境和人类健康的风险。因此，解决以下问题非常重要：①混合物的影响是否可以从单个组分的毒性预测出来？②在低剂量下接触多种化学物质是否有任何风险？③化学物质之间相互作用的可能性有多大？这些相互作用如何导致比从单一物质毒性预测的毒性更大（协同作用）？哪些因素影响了协同作用？

研究复杂的混合物的"全混合物方法"对研究未知混合物或特定组成混合物非常有用，该法是将混合物当作一种单独的试剂而不对所有组分的个体效应进行评估。然而，这种方法不能识别促进总混合物效应的化学物质或它们如何共同作用才能产生联合效应。为了理解化学物质在产生联合效应时如何相互作用，需要基于组分的分析方法，该方法旨在从单个组分的效应解释混合效应。因此，可根据组成混合物的化学物质的效应试着去定量预测联合效应。当单个组分的毒性已知时，浓度加和（CA）和独立作用[IA，又称响应加和（RA）]的理念可用于有效计算预期效应。

文献资料表明在大多数情况下，CA 确实能够对联合效应做出准确的预测，即使是由多种化学作用模式组成的混合物也是如此。现有的研究主要涉及具有非特异性作用模式（膜紊乱或麻醉作用）的化学混合物或农药、霉菌毒素或内分泌干扰物混合物。在生态毒理学中，使用 CA 通常得到比 IA 更保守的预测。有迹象表明，对于哺乳动物毒理学也是如此，但是这需要更多的数据才能得出更明确的结论。CA 或 IA 的有效性被证实可用于基于单个组分的终点，如生长或繁殖，也可用于细胞或亚细胞水平和基于群落的终点。

预测添加剂效应的偏差可用协同作用（synergism）或拮抗作用（antagonism）（混合物的毒性低于单一化学物质的毒性）来评价。只有在少数情况下，才能很好地理解这种偏差背后的机制。当一种物质引起中毒（或解毒）时，对另一种混合物组分有效，就会产生相互作用，这样也会相应地改变第二种化学物质的功效。相互作用也可能导致靶部位可用剂量的改变或最终效应的改变。无论如何，忽略混合效应可能会大大低估化学物质的危害，然而 CA 或 IA 的应用必须先要忽略联合效应。

有充分的证据表明，化学物质的联合作用能够在低于未观测到不良效应水平（NOAEL）的浓度或剂量下引起显著的混合效应。根据现有的试验证据和理论，在这种情况下不能排除联合效应发生的可能性。另外，这种可能性也不容易证实。活性化学物质的性质、数量、效力、水平以及同时或顺序出现对预测混合效应很重要。低暴露水平下的混合效应的证明需要在谨慎选择暴露水平情况下进行适当的试验设计。

人类流行病学研究清楚地表明，环境污染物可能在现有暴露水平下共同作用而对健康产生影响。但是，这一点需要更多的证据来证实。在生态毒理学中，这样的证据更有说服力。然而，这还需要很大的研究进展才能更好地量化联合效应。

在实验室中通过试验来评价多种化学物质在低剂量时的效应还没有在人类流行病学中完全实现。目前，大多数的流行病学研究主要聚焦于单一物质。流行病学需要通过开发更好的调查累积暴露的工具，从而实现在低剂量暴露下混合效应的研究。在这一方面，能够捕获体内积累暴露的生物标志物的应用很有前景。然而，只有将流行病学和实验室科学完全结合起来才能完成这一任务。

混合物的毒性测试应该超越默认的 CA 和 IA 模型偏离的标准测试，以朝向更易理解混合物毒性机制的方向发展。这样的研究不应该只关注同时暴露于多种物质（如鸡尾酒这种类型的物质）的过程和效应，还应该多关注顺序暴露于多种物质的过程和影响。

试 验 设 计

混合物的毒性测试，从通过化学物质的相互作用揭示机制到复杂混合物的风险评估，有若干个目标。基本上，有两种方法可以使用：①"基于组分的方法"，这种方法基于从单一物质毒性来预测和评估已知化学成分混合物的毒性；②"全混合物方法"，在这种方法中，对含有环境样品的复杂混合物毒性的评估可以通过随后的研究分析哪一种物质影响样品可观测的总毒性。第一种方法也常用于揭示混合物相互作用的机制。它的试验设计高度依赖于实际情况和相关技术的难易，包括测试生物的生物学因素、混合物组分的数目以及研究的目的。

基于组分和全混合物方法的基础是混合物毒性的两种理念：CA 和 IA 或 RA 理念。CA 模型假设混合物中的化学物质具有相似的作用模式，而 IA 模型以非相似作用模式作为研究的基础。实际上，这意味着在测试具有相同或相似作用方式的化学物质时，CA 可用作参考模型，而 IA 是具有不同作用方式的化学物质的首选参考模型。

CA 理念可使用毒性单位（TU）或毒性等效因子（TEF）来定义，其定义为一种化学物质的浓度除以其毒性的度量（如 EC_{50}），以衡量同一种混合物中不同化学物质的毒性。因此，CA 理念假定混合物中的每种化学物质都会产生毒性，即使浓度低于其无效浓度也是如此。另外，IA 或 RA 理念遵循独立随机事件的统计概念，它是混合物中每种浓度的化合物的效应（概率）之和。在 IA 情况下，只有浓度高于无效浓度的化学物质对混合物的毒性才有贡献。IA 需要一个充分的模型来描述完整的剂量-响应曲线，从而能够准确估计每种单一物质在混合物中的浓度下的预期效应。在评估混合物毒性或测量化学物质的相互作用时，常会用到这些概念。相互作用（interaction）被定义为与参考 CA 或 IA 模型计算的预期加和效应的偏差。相互作用可能导致比从混合物中的单个物质毒性预测的更高（协同作用）或更低（拮抗作用）的毒性。

基于组分的方法通常从现有的关于混合物中化学物质毒性的了解开始，这种认知或来源于文献或来源于范围探测试验。可以选择几种试验设计来揭示混合物相互作用的机制或以 CA 或 IA 作为参考确定混合物的毒性。除了要检测与参考模型的协同或拮抗偏差外，还要检测浓度比或浓度水平相关的偏差。这些都可以通过试验设计来确定。全浓度响应面通常采用全因子设计或固定比设计。当资源有限或需回答的问题更具体时，试验设计可能会限于测定等效线。等效线是通过混合物响应曲面上的等效应线，通过能引起同一混合效应的所有化学物质的组合来定义。另一种选择是分级析因设计，如 Box-Behnken 或中心组合设计，这种设计允许以相对较低的工作量检测化学物质与响应曲面曲率之间的相互作用。有些时候，试验设计只能使用"化学物质 B"存在时的"化学物质 A"设计或点设计，由于分辨率低且不能检测混合物效应的曲线关系，因而不推荐使用。在所有的情况中，最好在一个试验中将混合物测试与单一物质测试相结合。

当混合物的效应与单个化学物质的效应进行比较时，有几个问题可能妨碍对结果的正确解释。测量的浓度可能与初始（名义上的）浓度不同，吸附、化学物质-化学物质的相互作用以及生物降解可能会影响混合物中的化学物质的生物利用度。因此，暴露浓度可能与初始浓度不同，事实上，这时的试验设计已经改变了。在分析数据时这种情况需要予以确认。因此，调查浓度分布（试验设计）是否仍然支持模型参数至关重要。兴奋效应是对低浓度毒物的激发效应而非抑制效应，这种效应将会引发各种概念和技术问题，并可能导致难以估计模型参数。当混合物中单一组分的效应在高浓度下具有不同的终止水平时，混合物毒性的建模也可能会受到阻碍，这将导致不完全的剂量-响应曲线。效应浓度可能是终点特异性和暴露时间依赖性的。当然，这些方面对混合物毒性研究的试验设计具有很大的影响。对后一种情况而言，试验设计可从更详细的毒物代谢动力学和毒物效应动力学中获得帮助。

全混合物方法通常包括利用生物测定（在实验室或原位）测试复杂的混合物，这通常会使用与单一物质毒性测试相同的原则。通过测定全混合物的污染物梯度或浓度，或污染样品（提取物）的稀释度，可以构建浓度-响应关系。生物测定和生物传感器可用于该用途。但是，这些测试将不能提供关于混合物中对其毒性效应起主要作用的组分性质的任何信息。通过使用毒性识别评估（TIE）方法（包括样品的化学分馏），才有可能进一步了解主要影响混合物毒性的化学物质组成或类型。而且，与相似混合物的比较可以有助于确定复杂混合物的毒性。这种比较可能基于混合物的化学特征联合多变量统计学方法。当可对复杂混合物进行完全化学表征且混合物中的所有化学物质都有毒性数据时，可使用效应导向分析（EDA）和两步预测模型（TSP）来预测毒性。这种预测只有对复杂混合物中不同化学物质的相互作用方式有足够了解时才比较可靠。在其他情况下，生物试验仍然是获得可靠的复杂混合物毒性和潜在风险评估的唯一途径。

风　险　评　估

虽然混合物和单一物质的风险评估具有很多相似性，但也存在着一些重要差异。为了做出准确的风险预测，在风险评估时要特别注意混合物暴露和效应的各个方面。混合物的一种安全剂量或浓度水平的建立仅适用于混合物组分之间或多或少具有恒定浓度比的常用混合物，以及与其中一种组分效应强烈相关的混合物。效应数据不能用于评估其他混合物的风险，所以确定未知或特殊成分的混合物的安全浓度水平（或剂量-响应相关性）的效率不高。一种可替代的方法是在实验室或现场测试相关混合物的毒性，以确定不利效应并随后确定这些效应的可接受性。另一种选择是分析混合物的组成并应用某种算法，将单一组分的浓度与混合物的风险或效应水平关联起来，随后根据可接受性对其风险进行评估。

有很多用于化学混合物风险或效应评估的理论，包括人体和生态风险评估。这些理论中的许多概念在这两个学科中是相同或相似的，如全混合物测试、部分混合物表征、混合物分段以及 CA 和 RA（或 IA）的概念。未表征的全混合物的生物测定和监管应用对生态风险评估领域而言非常典型。而人体和生态风险评估领域正在开发和应用基于过程的混合模型，如 PBTK 和 BRN 模型以及定性的二元证据权重（BINWOE）法。对人体和生态问题提出的混合物评估方法应该进行进一步比较，并利用比较结果来改进这些方法。

虽然关于化学污染的国家法律大多对混合效应进行了说明，但是明确阐述混合物的监管指导方针却很少。只有美国有很多详细评估人体混合物风险的指导方针，如危害指数（HI）、相对效力因子（RPF）和毒性等效因子（TEF）。这些规定中的大部分适用于具有相似作用方式的混合物，并且充分利用了 CA 理论。此外，在生态风险评估中应用了 TEF 和 RPF。最近，多物质影响概率（msPAF）被引入作为评估化学混合物对生态系统潜在风险的方法。该方法是污染场地评价的 TRIAD 方法的一部分。

许多不同的混合物评估技术对当前的混合物评估状态而言很典型。但是评价化学混合物很明显需要一个全面且稳固的概念框架。为此，第 5 章阐述了一个系统，该系统可以是混合物风险综合评估概念框架的第一步。该框架只是可能的思路，而不是最终的解决方案。评估全混合物和基于组分的方法之间具有明显差异。这些方法通过使用有关混合物的毒性数据就可得到最准确的评估结果。如果这些方法仍不可用，则可以使用替代方法，如充分相似理论、混合物部分表征及基于组分的方法。哪种方法最适合取决于实际情况。没有一个总能准确提供混合物风险评估的方法。分级被认为可作为平衡混合物评价的成本与准确性的工具。当较低层级不能提供足够准确的答案时，可以选择更高层级，如更详细地表征混合物或应用更复杂的混合物模型。一般提出的问题说明框架和相关的混合物评估方法应该需要经过严格测试和改进。

在人体和生态风险评估中，应以科学的态度开发新方法（如仅存在于其中一个子科目中的那些方法可能对另一个有用）并改进现有方法（如考虑复杂的反应网络以及对作用方式给予更多特别关注）的改进。方法还需要进一步细化，以改进支撑风险评估的科学证据。目前已确定了混合物风险评估中的几个关键问题，即混合物暴露评估（如混合物归趋和顺序暴露）、充分相似理论（需要明确标准）、混合物相互作用、定量结构-活性关系、不确定性评估和混合物风险认知。解决了这些关键问题将会显著改善化学混合物的风险评估。

应该开发一些工具以支持混合物暴露情况的鉴别，与标准的浓度加和及响应加和模型相比，这些情况可能导致意外的高风险。例如，基于对食物消耗和行为模式的分析，以及导致协同效应发生的常见混合物组合，应该制定标准将相互作用数据纳入混合物评估。

最后，对混合物风险评估方法的回顾清楚地表明了完善规定的需求。国家应该制定立法，评估和管理由多种途径接触和顺序暴露不同化学物质所引起的潜在高风险情况，需要特别强调的是立法应着眼于系统方法而非仅关注一个划分类别的化学物质、水或土壤的方法。

目　　录

第 1 章 暴 露

David J. Spurgeon, Hana R. Pohl, Susana Loureiro, Hans Løkke, and Cornelis A. M. van Gestel

1.1 引 言

环境中包括人体在内的生物体均暴露于化学物质的混合物中，而不是单一的化合物。混合物的例子很多，如食品、饲料、杀虫剂、医疗产品、染料、化妆品和合金。其他商业产品，如印刷油墨中包含各种物质的混合物，可能一个配方中就有多达 60 种化学物质。这些化学物质的合成可涉及几百种物质的使用。

作为化学物质风险评估的第一步，洞察暴露的量级和持续时间是非常有必要的。根据剂量决定效应的毒理学原则，可假设没有暴露即没有危险。对于混合物来说，恰当的暴露评估有助于充分解释化学物质的相互作用效应。因此，暴露评估因被用来降低不确定性和提供数据而成为任何混合物风险评估的必要组成部分。

生物体的暴露包括人造化学物质暴露及天然化合物暴露。天然化合物包括植物中的毒素、臭氧或天然金属。人造化学物质的总量很大。为了评估暴露情况，需要了解或估计人造来源的化学物质在环境中的浓度。自 1907 年以来，涵盖 8000 多种期刊的《化学文摘》（*Chemical Abstracts*）记录了超过 2000 万条目的化学物质。本书主要涉及人造化学物质。在欧洲，有 3 万种常用化学物质被排放到环境中（EC，2001）。

在人体健康风险评估中，"直接"和"间接"的暴露评估方法是不同的。直接暴露评估方法包括测量接触点或吸收点的含量，例如，监测人体内的化学物质浓度或人体所暴露环境（食物、空气、水）中的浓度。间接暴露评估方法是使用模型和外推技术来估计暴露水平（Fryer et al.，2006）。

间接暴露评估既包括人体暴露评估也包括环境暴露评估，通常始于排放数据以及对化学物质的环境归趋和在不同环境房室中浓度的预测。Foster 等（2005）

概述了对由多种不同组分组成的复杂混合物（如汽油）进行暴露评估的策略中的5个步骤。当评估暴露于不太复杂的混合物时，下述5个步骤也是适用的。

1）混合物组分测定。混合物的组分可能在空间上和时间上会发生变化。在源头（排放点）进行测量有助于确定混合物组分（变化）。

2）组分选择（可选步骤）。在混合物中，可以将不同组分识别出来，根据影响其在环境中归趋的性质对这些组分进行分组。

3）每组相关性质数据编制。这一步骤包括收集和预测与不同组分在环境中的归趋有关的性质。

4）每组环境归趋评估。归趋模型可用于预测不同空间尺度上混合组分的环境归趋。这样的模型可以对空气、水、土壤和沉积物中的混合物分布进行预测。

5）环境和人体暴露评估。作为最后一步，计算不同暴露介质（吸入的空气、摄入的水、食品）或环境房室（土壤、沉积物、空气和地表水或地下水）中每组混合物组分的浓度。然而，这些信息并不能代表完整的场景：通常环境房室总浓度中只有一部分是生物可利用的，或者说可被生物体吸收的。另外，物种习性和个体行为可能会影响暴露的性质。最后，特定生命阶段在确定混合物暴露时非常重要，这方面的研究对人体暴露最适用，但也适用于某些类群的生态评估。

对于生态系统的暴露评估，直接暴露评估涉及在暴露的场所和暴露时间点采集现场样品，并测量这些样品或暴露在现场的生物体中的化学物质浓度。接触或潜在接触的直接评估也可以通过对选定的暴露于实验室或者场地的环境样品中的测试生物体进行生物测定来实现。后一种方法将在第4章中进行更详细的讨论。

本章讨论了混合物暴露评估的不同步骤。首先介绍排放场景，随后讨论环境中发生的转化过程以及对混合物组分的影响。接下来，讨论生物利用度，并描述环境中人体和生物群的暴露场景。这些描述也考虑用于评估混合物排放的方法。大部分关于混合物暴露的数据来源仅限于北美和欧洲，但我们认识到在全球其他地区也出现了问题。我们将集中讨论那些人造化学物质和纳入监管的天然化学物质[金属、多环芳烃（PAH）]，因为它们是目前研究得最多的物质，也是当前风险评估的重点。

1.2　排　放　场　景

排放量为单位时间内排放或转移的化学物质的量，或单位体积气体或液体释放的化学物质的量。排放量可以通过以下属性来表征（OECD，2006）：

　　1）污染物类型；

　　2）排放介质；

　　3）来源类型；

　　4）空间尺度；

　　5）时间尺度。

　　通常，排放量评估涉及单一化学物质或一组具有类似性质的化学物质，如多环芳烃、金属、臭氧消耗物质或氯代联苯。环境中的生物体和人体通常暴露于具有不同性质的化学物质的混合物中，而不是单一化学物质或具有类似性质的化学物质中。例如，许多商业产品（如油墨、油、润滑剂）配方中含有混合物并可同时向环境（包括土地、地表水、地下水、室内和室外空气）中排放。

1.2.1　主要排放源

　　排放源通常分为点源、扩散源和移动源（OECD，2006）。工业厂房、发电站、垃圾焚烧炉和污水处理站等点源可能是化学混合物的重要来源。这些来源的排放物通常是多种化学物质（即使是其中某一种化学物质占主导地位），与来自其他附近点源的不同化学物质的重叠也意味着周围地区将受到联合暴露。应用杀虫剂产生的扩散排放以及国内化学物质的广泛应用也是化学物质进入空气、土壤和水域的主要因素。在应用杀虫剂的情况下，这些生物活性化合物作为混合物施用，或者在短时间内与其他类型的活性成分重复施用，以致存在多于一种的化学物质。就当地来源而言，即使没有有意的混合物释放，自然界和水生环境中的重叠释放和转运机制也会导致不同环境房室广泛存在混合物。移动源（如车辆）排放被视为扩散排放，在相同的情况下可能会导致化学混合物对环境的广泛污染。因此，扩散排放既包括来自多个排放源的排放，也包括单一产品的排放。除了通过环境介质（如空气、土壤和水）暴露外，家居室内条件也可能与许多关乎人体健康的空气混合物相关，这是由于大量产品在室内使用而通风却是有限的。此外，对于人类和生态食物网中的高级别物种，食物摄取可能是潜在的混合物暴露因素。

　　对于陆地环境来说，废弃物场地可能是混合物的主要排放源。在美国，有毒物质和疾病登记处（ATSDR）已经开展了趋势分析，以确定与有害废弃物场地相关的优先化学混合物（De Rose et al.，2001，2004；Fay，2005）。信息提取自有害物质释放/健康效应数据库（HazDat）（ATSDR，1997）。HazDat 包括美国数百个有害废弃物场地的数据。在空气、水和土壤（有害废弃物场地或其周围）中频繁共现的二元或三元组分的趋势分析已经完成（Fay and Mumtaz，1996；De Rosa et al.，2001，2004）。表 1.1 给出了美国有害废弃物场地常见有害物质的概况。

表 1.1　美国有害废弃物场地的单一化学物质和混合物的出现频率

排序	占比/%	单一化学物质	占比/%	二元组分		占比/%	三元组分		
水									
1	42.4	TCE	23.5	TCE	Perc	11.6	1,1,1-TCA	TCE	Perc
2	38.4	铅	18.9	铅	铬	10.6	苯	TCE	Perc
3	27.3	Perc	17.9	1,1,1-TCA	TCE	10.6	铅	镉	铬
4	25.8	苯	17.3	TCE	铅	9.8	1,1,1-TCA	1,1-DCA	TCE
5	25.8	铬	17.3	铅	铬	9.7	铅	砷	镉
6	23.9	砷	17.0	苯	TCE	9.7	TCE	Perc	铅
7	20.8	1,1,1-TCA	16.3	铅	砷	9.6	铅	砷	铬
8	20.3	甲苯	14.5	TCE	trans-1,2-DCE	9.4	苯	TCE	甲苯
9	19.8	镉	13.6	TCE	甲苯	9.3	TCE	Perc	trans-1,2-DCE
10	17.7	MeCl	13.5	苯	铅	9.1	TCE	Perc	铬
土壤									
1	37.7	铅	20.5	铅	铬	12.0	铅	镉	铬
2	25.3	铬	17.8	铅	砷	11.6	铅	砷	铬
3	23.0	砷	17.6	铅	镉	10.9	铅	砷	镉
4	19.7	镉	13.3	砷	铬	8.4	砷	镉	铬
5	19.1	TCE	12.9	镉	铬	8.1	铅	镍	铬
6	16.0	甲苯	11.6	砷	镉	7.9	铅	铬	锌
7	14.8	Perc	10.9	TCE	Perc	7.7	铅	铜	锌
8	13.6	PCB	10.9	铅	锌	7.6	甲苯	铅	铬
9	13.0	二甲苯	10.4	乙苯	甲苯	7.5	乙苯	甲苯	二甲苯
10	12.8	乙苯	10.4	铅	镍	7.5	铅	镍	镉
空气									
1	6.0	苯	3.5	苯	甲苯	2.2	苯	TCE	Perc
2	4.7	甲苯	2.7	苯	TCE	1.9	苯	乙苯	甲苯
3	3.8	TCE	2.6	苯	Perc	1.8	苯	甲苯	Perc
4	3.4	Perc	2.6	苯	Perc	1.8	苯	TCE	甲苯
5	3.1	1,1,1-TCA	2.3	甲苯	Perc	1.8	TCE	甲苯	Perc

续表

排序	占比 /%	单一化学物质	占比 /%	二元组分		占比 /%	三元组分		
6	2.6	铅	2.1	乙苯	甲苯	1.4	1,1,1-TCA	甲苯	Perc
7	2.5	乙苯	2.1	TCE	甲苯	1.4	1,1,1-TCA	TCE	Perc
8	2.4	MeCl	1.9	1,1,1-TCA	TCE	1.3	苯	1,1,1-TCA	Perc
9	2.4	二甲苯	1.9	甲苯	二甲苯	1.3	苯	甲苯	二甲苯
10	1.8	氯仿	1.9	1,1,1-TCA	Perc	1.3	1,1,1-TCA	TCE	甲苯

资料来源：改编自 De Rosa C T, El-Masri H E, Pohl H, Cibulas W, Mumtaz M M. 2004. J. Toxicol. Environ. Health, 7: 339-350。

注：MeCl=氯甲烷；PCB=多氯联苯；Perc=全氯乙烯（四氯乙烯）；1,1,1-TCA=1,1,1-三氯乙烷；TCE=三氯乙烯；trans-1,2-DCE=反式 1,2-二氯乙烯；1,1-DCA=1,1-二氯乙烷。

1.2.2　排放估算方法

在 OECD（2006）关于排放量评估的工作中，排放场景文件（ESD）与污染物排放与转移登记（PRTR）之间有所区别。ESD 提供了与排放有关的活动和估算排放量的方法的描述。PRTR 是释放到空气、水和土壤（现场排放）中的潜在有害化学物质并转运到处理场（异地转移）的环境数据库。PRTR 包含释放或传输的数据，按来源分类，并在澳大利亚、加拿大、日本、欧洲数国和美国等国家公开提供。经济合作与发展组织（OECD）的一项研究分析了使用 ESD 和 PRTR 方法估算排放量的异同，表明 PRTR 的质量平衡和排放因子方法相较于 ESD 基于固定的方法是更保守的估算（OECD，2006）。PRTR 的质量平衡方法可以更全面地分析可能影响排放的参数，如物质来源和回收。ESD 和 PRTR 方法都可用于复杂的化学混合物，但目前还没有可用的研究。

OECD（2002a，2002b，2002c）描述了 PRTR 的排放量估算方法，包括直接监测、质量平衡、排放因子和工程计算与判断。这些方法对混合物排放量的估算都是可行的。质量平衡方法基于质量守恒原则。系统的排放量可以通过进入系统的物质的量以及生成或去除（消散或释放到其他房室、降解、转化或与其他物质结合）的量来估算：

$$\sum（输出）=\sum（输入）-\sum（去除）+\sum（生成）$$

对于化学物质的混合物，应该使用这个方程来估计稳态条件下每个组分的浓度，或者当数据可用于描述时间条件时，用来估计动态条件下每个组分的浓度。这些计算可得出随着时间的推移混合物的恒定或变化的组成。

排放因子关联活动强度与排放量的常数（OECD，2002a）。排放因子可以用来估计几乎所有能产生排放物的来源的排放量，并且有很强的依赖性。排放因子用于没有可用排放信息的特定情况，或者排放仅针对一个特定房室的情况。补充的排放估算数据可从 OECD 方法或欧洲技术指导文件（ECB，2003a）获取。化学物质释放到环境房室 a 的计算公式如下：

$$释放量_a = F_a \times Prodvol$$

即向房室（如淡水或空气）的释放量等于释放的产生量（如在生产过程中）的分数 F_a 与该化学物质的产生量（Prodvol）的乘积。F_a 就是排放因子，基本适用于任何污染或排放源（OECD，2006）。排放因子可以通过许多不同的方法推导出来，但通常是在代表性的时间间隔内且与所涉及活动的程度有关时得出平均排放速率（OECD，1999）。当有关成分的数据可用时，排放因子可用于估算混合物的排放。如果排放物中不同化学物质的浓度比是稳定的，则可以对特定污染物进行周期性监测，再根据浓度比来计算其他污染物浓度（OECD，2006）。

可以基于系统内变量之间的数学关系进行更复杂的计算，结果取决于数据质量和假设的有效性。没有针对化学混合物的特定模型，但是建模工具可能有助于估计混合物在时间和空间上的变化。

在欧洲，ESD 通常用于单一化学物质的风险评估，通常涉及化学物质组。ESD中使用的方法旨在通过处理大量设施的排放量来评估比 PRTR 中更广泛的排放量，提供了以当地或地区数据为基础的信息。虽然 ESD 针对单一化学物质，但可以提供用于估算混合物排放的数据。目前此类有关单一化学物质的信息已由欧洲化学品管理局（ECB，2003b）收集，可用于不同的工业类别（IC）和生物消毒剂类型。该资料由不同的主管部门和行业开发。在大多数情况下，这些资料是基于对不同工业类别和生物消毒剂类型中使用的物质的环境释放的深入研究，其中描述了某工业类别下特定用途的环境释放。并非所有工业类别和生物消毒剂类型都有数据可用，有些方案仍在制定中。预计未来排放场景方案（ESD）的范围将不断扩大。到目前为止，工业化学物质已经发展了 9 个领域：化学、皮革加工、金属冶炼、照相、纺织加工、橡胶工业、涂料工业、个人或家庭以及公共场所。

关于化学物质（包括混合物）排放的数据也可从欧洲污染物排放登记（EPER）获得，这是欧洲范围内第一个关于工业污染物排放到空气和水中的登记。EPER提供了欧盟成员国以及挪威的约 9200 个工业设施 2001 年的排放量信息，以及约12000 个工业设施 2004 年的排放量信息。可以按污染物排放方式、活动（区域）、空气和水（直接或通过污水处理系统）或国家地区将信息分组，甚至可以浏览各个排放设施的数据。因此，这些信息对于制定扩散释放的实际排放场景方案具有重要价值，对于局部尺度也适用。

预测生物体在某一特定区域暴露的化学混合物的成分需要考虑该区域内的

所有排放源或了解该区域内化学物质的输入情况。欧洲化学品管理局已经描述了估算化学物质释放或排放的相关因素，包括其中间产物和降解产物（ECB，2003a）：

1）中间产物在加工过程中的排放因子（释放分数）；

2）每个时间单位的局部产量；

3）中间产物在生产过程中的排放因子（释放分数）；

4）现场处理设施的清除；

5）生物废水处理设施的清除。

以德国地表水中混合物的排放量（g/s）为例，考虑到地表水的吸附作用，用排放量和河流径流量（以 m³/s 为单位）计算河流中混合物的局部浓度。这种方法基于统计评估的数据库，并且不考虑来自生产或加工设施的废水流量。虽然目前数据库有一组来自德国的 29 种物质的数据，但实际上是一个比较糟糕的案例，因为它是两组数据 90 百分位的复合（排放×河水径流量）（ECB，2003a）。

1.2.3　优化

如上所述，生物体经常暴露于大量的化学物质，即暴露于化学混合物中。我们缺乏如何正确获得全部暴露信息、如何解释混合物的毒性以及评估相关风险的信息。因此，最初的方法是在较小的尺度上定义混合物。例如"关注的混合物"通常与特定的暴露场景和可能的健康影响相关。关注的混合物的暴露范围可以从简单且定义明确的混合物到复杂和定义不明确的混合物。例如，吗啡与其他硬膜外麻醉剂相结合在医院环境用于缓解疼痛。少于 10 种化学物质的混合物称为简单混合物，在某些情况下，这种混合物可以很好地被定义，因为容易识别所涉及的化学物质并知道其剂量。相反，复杂混合物由多种（>10 种）化学物质组成。它们的成分可能在很大程度上是已知的或至少是可再生的（如自特定油漆的挥发分），或者可能无法定性或定量地表征，甚至从一个相似的暴露场景到另一个场景成分也有所不同（如不同来源的柴油或汽油燃料）。相互作用的数量之多意味着不可能建立全组分的单一物质及相互作用效应。因此，此类案例提出了特殊挑战，将在第 4 章讨论评估此类复杂混合物毒性的可用工具。

在确定化学混合物最实际和最可能的场景的化学物质优先级时，所采用的方法必须克服大量的化学物质、化学物质组合以及它们在释放时的不同浓度问题。全球化学物质的生产从 1930 年的 100 万吨增加到了当前的 4 亿吨。在欧盟市场上注册的物质约有 100 000 种，其中 10 000 种的销售量超过 10t（生产商每年的生产量或进口商每年的进口量），另有 20 000 种的销售量为 1～10t（EC，2001）。在混合物场景下选择化学物质时，销售量是一个重要参数，当然其他因素，如排放模式（空间和时间）、降解和毒性等也非常重要。

1.2.4　校验研究

　　许多国家通过直接监测来确定排放量。在这些情况下，检测应该进行质量评估，并且应该对抽样方案进行评估以估计所有程序步骤中的不确定性。为评估化学混合物的排放，应同时测量化学物质的浓度，但校验程序与单一化学物质的校验程序相同。当根据混合物中各种化学物质的产生量、加工量或使用量的数据来估算排放量时，应通过现场测量来校验计算结果。

1.3　相互作用对混合物可利用性和暴露的影响

1.3.1　主要环境房室的特征

　　识别最可能的混合物暴露场景是确定多种化学物质暴露性质的第一步。但即使有这样的信息，也需要考虑混合物的化学成分与环境的相互作用。不同环境房室的物理和化学性质对暴露的程度、持续时间和稳定性有很大影响（表 1.2）。一方面，空气中的化学物质具有很大的流动性，可以长距离传播，但也可以通过混合被快速稀释。另一方面，土壤和沉积物不能移动，因此释放到这些介质中的化学物质呈零散分布，通过混合（如生物扰动）以非常慢的速率被稀释。在土壤、沉积物和水中，介质的化学性质（如 pH、总有机质和可溶性有机质的含量、阳离子交换能力和一些离子的浓度）会对化学物质的可利用性产生很大的影响。为了解化学物质与土壤、沉积物和水之间的关系，生态毒理学已经进行了大量的研究工作。这些研究工作开发的模型和方法可能广泛适用于混合物的暴露评估，尽管这需要验证。食物链传递作为一种重要的暴露途径，受到所涉及的化学物质的持久性和特定食物网内物种的生理学特性的影响。例如，Hendriks 等（2001）模拟了有机物的生物累积，Hendriks 和 Heikens（2001）模拟了金属积累，并证明为了有效评估生物积累，需要知道物质的化学特性（如有机物的 $\lg K_{ow}$）和物种特征（如体型、代谢率、营养级位置、暴露途径）。

表 1.2　对于主要环境房室影响持续时间和暴露程度的物理特性

介质或房室	暴露的特点
土壤	稳定；难以稀释；暴露（尤其是对持久性化合物来说）是可以暂时停止的，但在空间上呈分散状；土壤性质(pH、有机质含量、阳离子交换能力)对暴露（生物利用度）具有很大的影响，并且呈现出时空变异性
沉积物	稳定；难以稀释；暴露（尤其是对持久性化合物来说）是可以暂时停止的，但在空间上呈分散状；沉积物特性可以影响暴露；缺氧现象常见并可以影响暴露

介质或房室	暴露的特点
水	可流动；可稀释；污染物可在中等距离内分散在水层内，常见断断续续的暴露；化学物质的特性可以影响暴露，尽管它们的可变性不如土壤
空气	流动性强，因此污染物可以远距离传输（出现跨界问题）；在给定的高度组成相当稳定，因此对生物利用度的局部影响不是非常重要的问题；通过混合可以快速分散，常见断断续续的暴露
高级生物食物链	物种（捕食者和猎物）的生理技能对暴露的性质有较大的影响；个体的准确暴露量取决于所涉及的物种或个体的活动范围和膳食组成

1.3.2 环境归趋对混合物组成的影响

1.3.2.1 单一化学物质作为化学混合物

所选择的单一化学物质一旦释放到环境中，可以参与一系列转化，这些转化可以部分或全部改变释放的原始化学物质的化学特性。因此，随着时间的推移，即使是单一化学物质的释放，其结果也会是化学混合物。单一化学物质释放最终导致出现复杂可变的混合物的最典型例子是有机分子（特别是农药和生物消毒剂）降解。大量的文献详细描述了改变环境中有机分子的许多分解代谢过程，要涵盖所有内容是不现实的，但这样的信息必须包括在内。

当考虑这种降解如何影响暴露和潜在效应时，很容易认为生物活性分子（如农药）的降解会导致代谢混合物的毒性低于母体化合物本身。情况虽然经常如此，但不能被视为普遍存在。因此，本身就具有高度持久性和生物累积性的杀虫剂二氯二苯基三氯乙烷（DDT），在生物体中转化为更稳定的代谢物二氯二苯基二氯乙烯（DDE）和二氯二苯基二氯乙烷（DDD）。因此对于该化合物，代谢物可代表混合物的重要组分。同样的原则适用于农药艾氏剂，其通过微生物环氧化作用在土壤中降解，形成更稳定的狄氏剂（O'Halloran，2006）。根据主流过程，这种效应具有介质特异性。因此，有机磷农药毒死蜱在空气中通过与羟基自由基反应而降解形成不同的产物，包括氧化毒死蜱，其具有比母体化合物更高的毒性。随后氧化毒死蜱可通过侧链氧化转化为其他产物。在水、土壤和沉积物中，毒死蜱通过光解或水解生成 3,5,6-三氯吡啶（TCP）。作为混合物的组分之一，代谢物的重要性取决于转化反应发生的速率。在水、土壤或沉积物中，导致生成 TCP 的氧化代谢物的水解反应预期比硫醇（母体）分子更快地发生，这意味着代谢物可能仅以低浓度的形式存在，与其他成分相比，对总体毒性的贡献有限（Cahill et al.，2003）。

与有机分子一样，金属也是化学转化和生物转化的一个重要主题，可以改变化学特性并导致毒性改变。最著名和被充分研究的例子是汞（Hg^0）转化为甲基化汞和汞离子，如 Hg^{2+}、甲基汞（CH_3Hg^+）和二甲基汞$[(CH_3)_2Hg]$。汞通过许多不同的来源释放到环境中，来源通常是苯基汞、金属汞和二价无机汞。在缺氧沉积物中，汞主要以硫化物（HgS）的形式存在，几乎不溶于水。不同的细菌（特别是甲烷菌）以及几种真菌能够产生可溶于水的甲基汞和二甲基汞（Regnell，1994；King et al.，2002；Bisinoti and Jardim，2003）。

这些实例表明，对单一化学物质（如农药和金属）的暴露评估不仅要关注母体化学物质，还要关注在环境中或在生物体内生物转化产生的代谢物和转化产物。

1.3.2.2 化学物质归趋对混合物组成的影响

一旦化学混合物被引入环境中，就可能发生在空间和时间上影响混合物组成的过程（Foster et al.，2005；Haws et al.，2006）。当释放（复杂）混合物时，各种化学物质的不同归趋特性会造成暴露随时间的变化，以及在不同环境房室通过不同路径的暴露。例如，汽油在不同环境房室中的分布取决于初次进入的房室和气油混合物中不同组分的特性，这些组分在不同环境中的分布可能不同（Foster et al.，2005）。决定单一化学物质在环境中的分布和归趋的性质包括理化性质，如摩尔质量、沸点、密度、蒸气压、水溶性、亨利常数、分配系数[如辛醇-水分配系数（K_{ow}）和辛醇-空气分配系数（K_{oa}）]，以及在不同的环境房室（空气、水、土壤和沉积物）中降解的半衰期。此外，可能需要生物积累因子来确定生物房室中的分配情况（Foster et al.，2005）。

化学物质在混合物中的停留时间不仅取决于其逸度（Mackay et al.，1992a），还取决于其降解敏感性。持久性（通常用其半衰期表示）不仅取决于化合物的性质，还取决于环境房室的性质（Haws et al.，2006）。由于土壤、水、沉积物中大多数有机物的持久性主要取决于生物活性，因此需要重点关注影响生物降解的过程。据推测，生物降解仅发生在土壤（或沉积物）的主体水相中。影响化学物质吸附的过程决定了溶液中化学物质的可利用性，因此在生物降解中起关键作用。此外，生物学因素，如微生物丰度和活性以及对污染物的亲和性，决定了生物降解速率。这种相互作用可能对特定化合物的降解速率既有负面影响也有正面影响。

与单一化学物质相比，能潜在负面影响化学混合物相互作用的两种类型为竞争作用和毒性作用。底物的存在可能会抑制生物降解，因为有更多的底物分子竞争相同（且有限的）活性酶位点。对同源物质来说，这种抑制是竞争性的，但当两种化学物质独立地结合相同的酶时却是非竞争性的，导致其总体利用率降低。第二种化学物质（抑制剂）也可能与酶复合物结合而不与游离酶结合（Haws et al.，

2006）①。在分解代谢一种化合物的物种对混合物中存在的另一种化合物敏感的情况下，对微生物群落的毒性可以改变生物降解潜力。这种相互作用可以潜在地影响代谢物形成的比例或改变降解途径的特性（Haws et al.，2006）。

除抑制外，混合物中的一些相互作用还可能刺激特定化学物质的降解过程。混合物生物降解速率增加的一个原因是生物量增加。这在易代谢的底物与更顽固的化学物质一起存在时可能发生。易代谢化学物质的快速分解促进了降解群落的扩张，然后这个更大的群落能够更好地代谢不太容易分解代谢的化合物。萘、菲和芘的混合物就是这种情况。与单一化学物质相比，易于降解的萘的矿化速率有所下降，而更持久的菲和芘的矿化速率则上升（Guba et al.，1999）。另一种方法是添加增溶剂，如生物表面活性剂。通过该方法可以增加混合物中可与增溶剂结合的化学物质的降解。许多多环芳烃（PAH）展示了这种效应（Guba et al.，1998）。然而，这些提高 PAH 生物利用度的生物表面活性剂可能对生物降解 PAH 的微生物有毒，从而降低 PAH 的降解速率。Shin 等（2005）对菲的研究也表明了上述结论，并证明了可能发生相互作用的潜在复杂性。

1.3.3 可利用性

1.3.3.1 可利用性和生物利用度

生物利用度是一个重要问题，不仅涉及食物链中污染物的转移，还涉及对环境中化学混合物的稳健评估。需要揭示化学物质如何在混合物中相互作用，如何进入生物体，以及如何在特定环境下积累的途径和机制（CSTEE，2000）。所有环境房室中化学物质和化学混合物的总浓度不足以预测生物效应或生态系统效应。生物利用度可以定义为在特定时间跨度内，特定环境房室中的化合物的占比，可被生物体摄入或者在生理活动部位可用（Peijnenburg and Jager，2003）。在人体健康领域也常使用其他词，如可利用性和生物可给性；后者通常被定义为能够被生物体使用的化学物质的比例。这三个词被认为是同义词。从现在开始，本节使用"生物利用度"一词。

如同单一化学物质，对于混合物来说，生物利用度也是控制暴露程度和持续时间的关键因素。影响化学物质吸附（如在土壤和水中）的因素对于确定进入溶液相的化学物质的可利用性至关重要。吸附剂的理化性质（粒径、有机物含量、pH）和吸附物的理化性质（K_{ow}、电离作用）是单一化学物质生物利用度的主要决定因素。此外，对于化学混合物，其他化学物质的存在可能会影响其生物利用度（Haws et al.，2006）。当化学物质具有类似吸附位点的亲和力时，可能会发生竞争性吸附。据报道，在芘存在下，菲和芘混合物中菲的解吸增加（White and

① 第 2 章还讨论了与毒物代谢动力学相关的竞争性、非竞争性和非竞争性抑制代谢的相似原则。

Pignatello，1999）。另外，对于金属混合物，可能发生如下竞争性吸附：当其他阳离子（包括 H^+）存在时，镍在土壤中的吸附减少，并且在中性 pH 条件下有最大吸附（Staunton，2004）。锌的存在促进了镉的解吸，但是镉的存在不会促进锌的解吸（Van Gestel and Hensbergen，1997）。

　　原则上，可以由单一化学物质的吸附等温线预测混合物中化学物质的吸附，但对于具有显著相互作用的化学混合物，这种预测可能并不准确（Haws et al.，2006）。另一个影响单一化学物质及混合物吸附预测准确性的原因是吸附可能随时间发生变化。因为在有机物老化过程中，其吸附随着时间的推移而增加，且比基于理化性质（如 K_{ow}）或吸附实验预测的吸附更为剧烈（Alexander，1995；Hatzinger and Alexander，1995；Kelsey and Alexander，1997）。金属也是如此（Smit and Van Gestel，1998；Lock and Janssen，2003）。同样在改变氧化还原条件的情况下，由于溶解度非常低的硫化物的生成，特别是金属的吸附可能不再被直接预测（Lee and Lee，2005）

　　虽然人们认为环境中化学混合物对人体具有重要的健康影响，但并未进行广泛研究或深入了解。因此，化学混合物的潜在风险必须被视为一个至关重要的环境健康问题，需要进一步明确和严格的调查。与人体接触化学混合物有关的例子可能与点源、扩散源和移动源的排放有关，尽管它们通常代表最严重的绝对暴露浓度，大部分已发表的工作都集中在与工业和采矿相关的局部规模研究上。其中一个例子是 Pereira 等（2004）在葡萄牙东南部 S. Domingos 废弃矿井中对人体和环境风险评估进行的综合研究，分析了生活在矿井附近的人群的头发样品中的金属成分（As、Cd、Cr、Cu、Mn 和 Zn）。与居住较远的个体相比，居住在矿区附近的个体的头发样品中检测到高浓度的 Cd、Cu 和 As，且高于参考值。这项研究得出结论，金属在头发样品中的浓度与在土壤中的浓度有关，这可能与食用该地区的牛奶和奶酪有关。在围绕工业设施进行的另一项局部规模研究中，Cui 等（2005）发现，从一个靠近工厂的村庄（500 m）采集的蔬菜中的 Cd 浓度高于从一个距离 1500 m 的村庄采集的样本。然而，在靠近工厂的村庄，居民的尿液和血清中的 Cd 浓度却低得多。作者指出可能的原因是远处村庄居民从蔬菜中摄入较多的 Fe、Ca 和 Pb，表明这些离子的高摄入量可能导致 Cd 的身体负荷减少。因此，这清楚地表明化学混合物与环境物种一样，不是暴露介质中存在的某种化学物质的绝对浓度，而是实际可摄取的浓度，而摄取浓度是暴露的决定因素。

　　Oomen 等（2003）定义了污染土壤中的化学物质对人口服生物利用度的 4 个步骤：土壤摄取、摄食过程从土壤的迁移（即生物可给性）、肠腔吸收和首过效应。使用人体消化系统的体外模型来研究土壤中化学物质的摄入。当加入多氯联苯（PCB）和林丹混合物的人工土壤被引入系统时，大约 35% 的多氯联苯和 57% 的林丹是可利用的。可以从这些化学物质在土壤固相、胆盐胶束和蛋白质上的分布来解释生物可给性（Oomen et al., 2000）。结果表明，在第一步摄取过程中，化学物质从土壤的迁移对于决定摄取流量从而决定这些污染物在摄入的土壤颗粒中的生物利用度最为重要（Oomen et al., 2001）。其他研究表明，530 mg Pb/kg 给药的人工土壤中只有 23% 的 Pb 是生物可利用的，而且这些生物可利用的 Pb 实际上只有一部分能被生物体吸收（Oomen et al., 2003）。这些研究表明，摄入的土壤颗粒中的化学混合物的最初组成可能在摄取过程中发生变化，从而影响暴露。

上述示例表明，生物体也可能影响土壤或沉积物中化学物质的吸附平衡。另一个例子是，在端足虫中发现了镉的吸收。在仅有水的暴露中，生物体中镉的吸收和毒性不受菲的影响。然而在沉积物的暴露中，若动物同时暴露于菲，则镉的摄取量增加。这很可能是受关联摄食的影响，导致摄入或消化过程的改变，进而导致镉吸收增加。因此，从毒理学的角度来看，所见的协同作用不能从动物的相互作用来解释，而是与暴露相关（Gust and Fleeger, 2005）。

1.3.3.2　介质物理化学性质对化学物质可利用性的影响

对于土壤和沉积物中的金属混合物，生物利用度由金属离子与土壤或沉积物颗粒的结合强度决定。金属在土壤或沉积物中的分配，减少了植物、动物和微生物的代谢和吸收的可利用性。结合强度高度依赖于决定分离过程的特性，如 pH、可溶性有机质（DOM）和其他有机配体、钙、有机物含量、无机配体和固相金属氧化物（Allen, 2002）。

金属离子的分配可以在土壤中居住的生物的消化道中或在根际中发生变化。根据组织的不同，生物利用度可能与几个关键因素有关。在植物和微生物中，它与游离的金属离子的活性及其在土壤孔隙水中的存在和扩散有关。无脊椎动物中金属的生物利用度会受其内脏消化的有机物含量影响，并且可通过 pH 和竞争性阳离子（如 Ca^{2+}）在生理学上进行调节。

当研究金属生物利用度时，土壤或水的 pH 是最重要的参数之一。对于可电离的有机物，如氯苯酚，pH 可能会影响其生物利用度。环境房室中条件的变化可能会影响其周围环境和气候变化，pH 是这些属性中可以产生大变化的属性之一。

在水生系统中，除了天然有机物对金属离子的络合作用外，金属的生物利用度、生物累积和毒性都受到水的硬度和碱性的较大影响（Banks et al., 2003）。这也适用于金属混合物，即使只有单一化合物存在时，金属的络合作用也可以以更高的速率发生。

有机物的生物利用度主要取决于其水溶性。平衡分配理论已经应用于沉积物毒性的研究，并且发现从土壤沉积物以及从（孔隙）水的摄入可能同时发生。然而，平衡的暴露途径不一定重要。对于 $\lg K_{ow} < 5$ 的物质，平衡分配理论用于评估风险被认为是可接受的。对于 $\lg K_{ow} > 5$ 的物质，为将沉积物的额外摄入量包括在内，将安全系数设为 10（Loonen et al.，1997）。

　　生物利用度可随化学物质与土壤或沉积物颗粒成分的接触时间而变化。新沉积的沉积物中的化学物质可能比旧的沉积物的生物利用度更高。土壤中也存在同样的情况。一项研究比较了 70 年前和新鲜铜污染的土壤，在 70 年前被污染的土壤中，虽然铜浓度高达 2911 mg/kg，但没有观察到铜对跳虫的毒性。然而，新采集的土壤中铜的浓度为 337 mg /kg，但导致跳虫的增殖减少了 10%（Scott Fordsmand et al.，2000）。在 Smit 和 Van Gestel（1998）的研究中，老化也被证明对于理解 Zn 对念珠菌的毒性很重要。在一段时间内，土壤 pH 会发生变化，而这会通过改变 Zn 对土壤颗粒的吸附来诱导 Zn 的毒性发生变化。例如，土壤 pH 的增加会导致 Zn 吸附量增加。对于化学混合物，土壤特性对化学物质之间的相互作用以及吸附到土壤颗粒上的影响可以导致相似的情况发生。对于有机物，有人提出分子在土壤基质中慢慢地被隔离，因此对生物体来说可利用性更低。除了非生物参数，生物相互作用也可能发挥作用。细菌、真菌和土壤无脊椎动物可能改变土壤中化学物质的行为，改变它们对土壤颗粒的持久性和吸附性。当对土壤毒性和风险进行评估时，这些事实对决策者和清除目标是至关重要的（Alexander，1995）。

　　当暴露于混合物时，暴露介质中的化学物质可能以类似于环境物种概述的某些生物利用度效应的方式影响人类对其的摄取。例如，EPN[O-乙基-O-（4-硝基苯基）苯基硫代膦酸酯, 苯硫膦]的神经毒性由于皮肤对脂肪烃的吸收而增强（Abou-Donia et al.，1985）。还有研究表明，饮食中的锌会抑制铅中毒，这可能是由饮食中的铅因为锌导致的吸收减少造成的（Cerklewski and Forbes，1976）。表 1.3 总结了人体摄取阶段化学物质相互作用的实例，可能部分与生物利用度相互作用有关。

表 1.3　化学物质在人体摄入和吸收层面相互作用实例

抗菌剂	其他药物	机制
	减少吸收	
林可霉素	高岭土-果胶	对高岭土-果胶的不可逆吸附
林可霉素	环磺酸盐	可能存在络合作用
利福平	PAS（氨基水杨酸）"颗粒化"	吸附膨润土颗粒
四环素	碳酸氢钠、西咪替丁	pH 呈碱性可抑制溶解
	双价和三价金属阳离子	溶解可能减少
	阿托品	螯合，减缓肠道蠕动
匹氨青霉素 PAS	苯海拉明	减缓肠道蠕动
新霉素	地高辛	诱导吸收不良
新霉素	华法林	诱导吸收不良
新霉素	青霉素 V	诱导吸收不良

抗菌剂	其他药物	机制
增加吸收		
四环素	甲氧氯普胺	增加肠道蠕动
匹氨青霉素	甲氧氯普胺	增加肠道蠕动

资料来源：CalabreseE J. 1991. Multiple Chemical Interactions. Part 4: Drugs; Part 5: The Drug-Pollutant Interface. Chelsea(MI): Lewis Publishers: 389-578。

1.3.3.3　金属形态决定生物利用度

为了理解化学暴露和生物利用度，开发了针对单一（阳离子）金属的生物配体模型（BLM），假设与敏感生物配体结合的金属量决定其毒性。这种与生物膜结合的部分被认为是生物可利用部分。除金属外，其他阳离子也可与生物膜上的相同靶位点结合。另外，游离金属离子的浓度和活性由存在的有机和无机配体决定。BLM 结合了游离金属离子、其他天然存在的阳离子及其与非生物配体（如可溶性有机质、氯化物、碳酸盐、硫化物）可能的络合作用对有机体的毒性作用位点的竞争性和亲和力。在这个基础上，该模型包括了可以量化化学特征的离子吸收途径，如金属亲和力和体内容量。通常，对结合位点的亲和力越大，特定金属的毒性越高。BLM 也应用于混合物以评估当使用经典毒性单位的可加性概念时如何响应。离子竞争从一开始就包含在 BLM 中，因为 Ca^{2+} 和 H^+ 等离子会减少配体上的金属积累（Playle，2004）。

例如，Sanchez-Dardon 等（1999）将虹鳟鱼（*Oncorhynchus mykiss*）暴露于 Zn，通过鱼鳃细胞的入膜竞争或细胞内结合位点的竞争，或者通过诱导金属硫蛋白的合成，降低了 Hg 和 Cd 的毒性。另一个例子是大型蚤暴露于 Zn，从而增加了对 Cd 的耐受性，这可能是由于肠道末端部位的竞争或通过诱导合成金属硫蛋白（Barata et al.，2002）。上述研究是关于离子在摄取和细胞内位点结合竞争的两个例子。第 2 章还将讨论与毒物代谢动力学和毒物效应动力学有关的 BLM 相互作用。

1.3.3.4　物种特异性

生物利用度也被认为是物种和器官或组织的特异的，因为一个物种可获得的物质与另一物种相比可能不同，并且对于一个生物体内的不同器官或组织也是如此。Barahona 等（2005）发现，燕麦、小麦和太阳花根之间的生理差异，如根部蜡质成分，可能是非极性化合物渗透性产生差异的原因，因此对根伸长过程的敏感性也不同。

　　关于化学混合物生物利用度差异的另一个例子是 Loureiro 等（2005）的研究。他们研究了废弃金矿附近 2 种土壤中蚯蚓和等足类动物的规避行为。结果显示，等足类动物出现了规避行为，而蚯蚓则没有，这表明对于这些含有金属混合物的土壤，等足类动物比蚯蚓更敏感。虽然目前尚不清楚哪些因素可以解释这种差异，但是接触途径和生物利用度差异可能发挥了作用。

　　由于生物利用度是估计化学物质内部剂量（或靶向组织剂量）的一个不可或缺的因素，因此在人体研究中考虑摄取部位的环境和生理特征及其相互作用非常重要，因为这些对于定义暴露的程度非常重要。当通过食物暴露时，胃肠道及其生理因素对摄取的不同化学物质的量有重要影响。例如，肠道摄取 2,3,7,8-四氯二苯并二噁英（TCDD）和相关化合物是可变的、不完全的、具有相似相溶性和溶剂特异性，脂溶性更强的同源物，如 2,3,7,8-四氯苯并呋喃几乎完全被吸收，而极难溶的八氯二苯并二噁英则吸收不良，这取决于给药方式。高剂量可以以较低的速率吸收，而低浓度多次重复给药可以更高的速率吸收，从而有可能根据基于外部暴露浓度的假设改变内部暴露。目前，唯一关于人体 TCDD 生物利用度的研究由 Poiger 和 Schlatter（1986）提出，该研究仅基于一位男性测试者，当在玉米油中添加 TCDD 时，TCDD 在胃肠道的吸收率大于 87%。实验室数据表明在二噁英和二苯并呋喃的胃肠道吸收方面没有存在明显的种间差异。TCDD 的过度吸收取决于土壤介质的条件和特征。在动物中，不同土壤对 TCDD 的吸收范围为 0.5%（Umbreit et al., 1986a, 1986b）至 50%（Lucier et al., 1986）。大鼠的饮食吸收为 50%~60%（Fries and Marrow, 1992）。因此，以食物而不是油作为载体的暴露与土壤的暴露更密切相关。在计算假设的摄取剂量时必须考虑生物利用度。

1.3.3.5　组成成分

　　关于化学混合物生物利用度的另一个重要问题是将制剂用于多种目的，如农业、兽医学、人体健康。为了比较纯化合物和制剂的毒性，已经进行了一些研究。一种植物提取物——印楝素，常用作驱虫剂。几种昆虫的拒食剂和蜕皮调节剂可以作为几种制剂，如 Azantin-EC、Bioneem 或 Neemix。当暴露于纯化合物和两种制剂时，蚤状溞显示出明显的灵敏度差异。制剂 Bioneem 和 Neemix 的 LC$_{50}$ 值分别为 0.07 μg/L 和 0.03 μg/L，比纯化合物的毒性（0.382 μg/L）高 50~100 倍。两种制剂较高的毒性表明，印楝素不是其中唯一的活性化合物，或者惰性配体显著增加了印楝素的毒性。然而，仍然不清楚这是否由制剂中更高的生物利用度造成的，尽管它表明制剂也可能影响印楝素的归趋（吸附、生物降解）（Goktepe and Plhak, 2002）。

　　Garcia-Ortega 等（2006）报道了纯烯虫磷及其制剂 Ectomort Centenary（活性

成分为烯虫磷，占 8%）在沉积物中的归趋和效应的相互冲突的结果。在制剂中，烯虫磷对沉积物的吸附更强，生物降解速率随着吸附的增加而降低，但不受制剂的影响。对于沉积物微生物群落的毒性，商业制剂比纯化合物更强。这不能从制剂中较高的烯虫磷可利用性来解释。Garcia-Ortega 等（2006）因此认为该制剂的成分增强了活性成分的毒性。

这些研究并未确定制剂对化合物生物利用度的影响，但确实强调了在对商业杀虫剂进行风险评估时测试制剂（接近或代替活性成分）的必要性（Garcia-Ortega et al.，2006）。

1.3.3.6　分析化学过程

已经开发了几种使用化学分析程序进行生物利用度评估的方法。为了确定土壤和沉积物中金属或有机物的生物可利用度，可以应用如提取等方法。这些方法通常需要解吸程序，即用萃取剂从土壤或沉积物中提取化学物质。虽然有一些限制，但水相萃取可能是最简单的选择。与天然（孔隙）水相比，去离子水具有非常低的离子强度。这就是有时优选弱盐提取物，如 0.01 mol/L CaCl$_2$ 的原因（Houba et al.，1996），即它能更好地模拟土壤溶液。这种水和中性盐提取可用于确定分配系数（K_d）。

特定萃取剂和连续分馏也是用于估计植物中的金属或养分可利用性的方法（Houba et al.，1996）。可以考虑几种萃取试剂，如二亚乙基三胺五乙酸（DTPA）、乙二胺四乙酸（EDTA）、乙酸、硝酸、盐酸或其他无机酸（Allen，2002）。每种试剂都可被认为是提取某一定量金属的特定试剂。例如，EDTA 和 DTPA 经常被用作交换剂和有机结合的痕量金属萃取剂，也可以溶解金属沉淀物。这些步骤也可以考虑螯合树脂萃取，表明水和总消化萃取之间具有相关性。另一种可用于与金属相关的固相鉴定技术是扩展 X 射线吸收精细结构（EXAFS）（Manceau et al.，2003）。

最近，已经尝试开发模拟植物吸收金属的仿生方法。这种方法的例子之一是由 Zhang 等（2001）开发的用于测量植物的金属可利用性的薄膜扩散梯度（DGT）方法。在这种情况下，测量了在螯合树脂层中的金属积累。通过考虑涵盖了螯合树脂层与土壤样品的接触时间的扩散层厚度，可以估计土壤溶液中的可用金属浓度。DGT 方法也可用于估算地表水中的金属形态（Zhang，2004）。

已经开发了类似的仿生方法来评估水、沉积物和土壤中有机物的可利用性（Mayer et al.，2003；Ter Laak et al.，2006）。这些非消耗技术，如固相微萃取（SPME）方法的主要优点是可以在不影响地表水、土壤或沉积物中的化学分布的情况下使用。

1.3.4　混合物中化学-化学相互作用

改变混合物中化学物质暴露性质的另一种相互作用是通过化学物质之间的直接相互作用，例如非致癌的硝酸盐和胺在胃中形成致癌的亚硝胺（Klaassen，1996）。已有体外试验证实，阿特拉津和亚硝酸盐在人的胃液（pH 1.5～2.0）中 37℃下温育 1.5～12 h 可生成 N-硝基阿特拉津（Cova et al.，1996）。N-硝基阿特拉津的生成率在 3 h 达到峰值，之后由于可降解为阿特拉津而逐渐下降。0.05 mmol/L 阿特拉津和 0.5 mmol/L 亚硝酸盐时的 N-硝基阿特拉津的生成率峰值为 2%，0.05 mmol/L 阿特拉津和 3 mmol/L 亚硝酸盐时的 N-硝基阿特拉津的生成率峰值为 23%，1 mmol/L 阿特拉津和 3 mmol/L 亚硝酸盐时的 N-硝基阿特拉津的生成率峰值为 53%。体内试验也证明了阿特拉津和亚硝酸盐可生成 N-硝基阿特拉津，生成量取决于阿特拉津和亚硝酸盐的浓度比与 pH（Krull et al.，1980）。

1.4　环境归趋建模

环境归趋模型利用化学性质来描述转移、分配和降解（Mackay et al.，1992a；Cahill et al.，2003）。可以使用定量结构-性质关系（QSPR）来根据物理化学性质（如 K_{ow} 和 K_{oa}）预测有机物的分配。这些性质也可用于预测化学物质在房室间的转移。最近还进行了一些尝试，成功预测了化学物质的持久性（Raymond et al.，2001），尽管主要是考虑了标准化条件下的降解速率（Posthumus et al.，2005）。但在大多数情况下，需要使用降解途径的相关知识来预测代谢物的形成。OECD（2004）概述了多介质归趋模型，以预测环境总持久性（P_{ov}）和有机物远距离迁移潜力（LRTP）。P_{ov} 和 LRTP 均源于化学物质特性和环境条件。在暴露评估期间可以使用多介质归趋模型来识别空间暴露程度、环境分区（关注的介质）和化学物质在特定环境房室的停留时间。从平衡的封闭系统到动态的开放系统等对模型复杂性的四个水平进行了识别。OECD（2004）确定了通用多介质模型、特定区域多介质归趋模型和多区域多介质模型（图1.1）。这些模型可能有助于描述全球尺度（Toose et al.，2004）、区域尺度（Mackay et al.，1992a）或更小尺度（如地表水）的分布，如暴露分析模型系统（EXAMS）（Schramm，1990）。

多介质归趋模型所需的输入包括化学物质的性质（如在空气、水、土壤或沉积物中的分布）、环境或含有污染物的场所的特征，以及化学物质进入环境的排放模式（OECD，2004）（图1.1）。Fenner 等（2005）利用 3175 个假定化学物

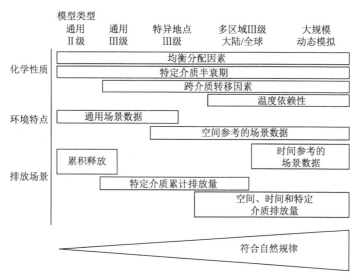

图 1.1　可用于评估化学物质 P_{ov} 和 LRTP 的多介质归趋模型的连续体
根据 OECD(2004)重新绘制

质,比较了 9 种多介质归趋模型的结果,这些化学物质涵盖了 25 种半衰期组合(水、空气、土壤或沉积物)和 127 种分配系数[空气-水分配系数(K_{aw})、K_{ow} 和 K_{oa}]组合。结果表明,P_{ov} 预测的模型之间具有很大的相似性,但是对于 LRTP 来说相似性较低,这是由于 P_{ov} 比 LRTP 对化学性质的依赖程度更低。模型在化学空间的特定区域内显示出了显著的差异,在 LRTP 预测的情况下,模型的不确定性高于参数的不确定性,对 P_{ov} 来说相反。在此分析的基础上,Fenner 等(2005)认为最好不依赖于 1 个模型,而要使用更多的模型。模型的选择不能随意,需要仔细考虑评估的问题和背景。因此,Fenner 等(2005)提供了为特定任务选择最合适的模型的指导。

截至目前,多介质归趋模型的研究主要聚焦于单一化学物质,但它的扩展模型可以涵盖转化产物的归趋。这为将这些模型用于混合物研究开辟了道路(OECD,2004)。最初,在假设物质之间没有相互作用时,通过单一化学物质的归趋分析以及它们可能的浓度变化就能简单实现。这样的分析对于广泛使用的"下水道"中的大部分物质来说是可行的,并且正在向个人护理化学品和人类药物等其他产品扩展。这样的综合分析实际上在揭示混合物可能的真实暴露本质方面迈出了很大的一步;然而,如果要考虑化学物质与环境以及化学物质之间的相互作用,那么这将需要相当大的努力来理解和纳入现有模型中涉及的主要过程。

1.5   暴露场景和监测

污染管理中的一个重要问题是识别对人体或环境具有相对较高风险的暴露场景（Thomsen et al.，2006）。应优先考虑对这些高风险场景的监管，以实现总风险的有效降低。可以将暴露场景广义地定义为能共同确定风险水平的一组参数，包括排放负荷参数、排放房室参数、归趋参数（持久性、生物降解性、蒸气压）和毒性参数等。因此，暴露场景是一组需要作为风险评估条件的参数集。Thomsen 等（2006）描述了一种新的方法学，用于识别对环境或人体健康造成高风险的暴露场景。他们将场景类型定义为在分析问题树后认为重要的一组标准。标准必须通过数据来描述，因此，在将其作为场景选择的条件之前，可以将经验知识考虑在内。描述特定标准的数据类型表示为描述符。特定场景被定义为现实的描述符值的组合。在此过程中，参考了排放的描述符（不同产品组的描述符），因为这可以被视为对进一步研究的相关潜在混合物的第一次筛选。

根据这一新系统，有害混合物由具有相同靶点的物质组成，并且具有可能产生有害影响的毒性作用。因此，可以基于两种主要方法中的一种来定义实际存在的混合物：

1）观察混合物常见毒性从而基于作用模式的毒性驱动方法，在该方法中，物质的组合被确定为由于添加剂或协同混合物的毒性机制而产生高的联合毒性；

2）共暴露的暴露驱动方法，在该方法中，需要调查能引起共暴露的物质的联合毒性。

这些方法中的一种通常不是最佳方法，因为它们彼此互补，最好是将它们组合起来应用，这样效果更理想。方法是将浓度加和作为混合物毒性研究的出发点，因此相同的风险描述符可以指示不同的物质之间相互增加的毒性作用（Thomsen et al.，2006）。

1.5.1   人体暴露

在环境中存在任何单一化学物质或混合物并不表明一定存在健康威胁。混合物风险评估的一个重要步骤是完成暴露途径的评估。完整的暴露途径是将污染源、环境介质、暴露点、暴露路径和受体群连接在一起。这意味着如果没有化学物质实际进入（或接触）人体的可能性，就不存在威胁。

个体的行为和活动使对个体总暴露量进行评估的复杂程度进一步增加。许多文献报道了大量饮酒、吸烟、滥用药物或在宗教活动中使用水银的有害影响。所有这些化学物质都会导致整体暴露，并可能影响进入人体的其他化学物质的毒性（Calabrese，1991）。这样的人体暴露模式可以在由环境污染扩散导致的更多的区域环境暴露基础上叠加。本节首先考虑人体暴露的不同途径以及不同生命阶段相关的暴露。其次，讨论使用监测数据来评估混合物暴露。

1.5.1.1　除食物外的环境暴露

环境暴露贯穿于人的一生。然而，环境暴露可能随着时间的推移在相同的位置发生很大变化，例如排放和环境污染水平的局部或全球变化。人体的环境暴露包括户外和室内以及工作场所的暴露，这些环境可能会有显著差异。暴露途径包括空气、水、土壤和灰尘。从历史上看，人体暴露于化学物质和相关健康影响的研究主要针对单一化学物质进行。此外，一些研究涉及复杂的混合物，如柴油和汽油、煤燃烧的副产品和烟草烟气。复杂混合物的普遍问题是从一种暴露到另一种暴露可能会有所不同，因此相关的毒性可能会有所不同。为了更好地理解化学物质的联合毒性作用及其对人体健康的影响，重要的是确定代表最常出现的简单混合物的化学物质组合。

一些研究试图解决这一需求。例如，对有害废弃物场地及其周围混合物的 ATSDR 数据进一步分析（见 1.2 节），认为完整暴露途径如表 1.4 所示（De Rosa et al.，2004；Fay，2005）。结果表明，在完整暴露途径中混合物位点的数量低于被分析出仅有共发生频率位点的数量。来自 1706 个有害废弃物场地的数据表明，完整暴露途径存在于 743 个（44%）场地中（Fay，2005），其中 588 个在完整暴露途径中有两种或更多种化学物质。这意味着 79% 的位点暴露为混合物暴露。如表 1.4 所示，无机混合物主要存在于土壤中，有机混合物主要存在于空气中，无机混合物和有机混合物均存在于水中。

表 1.4　美国有害废弃物场地内及周围具有完整暴露途径的化学混合物

排序	位点序号	二元组分		排序	位点序号	二元组分	
水							
1	120	TCE	Perc	10	45	氯仿	TCE
2	64	1,1,1-TCA	TCE	12	42	TCE	1,1-DCA
3	58	1,1-DCE	TCE	13	40	1,1,1-TCA	1,1-DCA
4	55	苯	TCE	13	40	1,1,1-TCA	1,1-DCE
5	54	TCE	铅	13	40	TCE	trans-1,2-DCE
6	51	1,1,1-TCA	Perc	16	39	铅	镉
7	49	1,1-DCA	TCE	16	39	Perc	铅
8	47	1,1-DCE	Perc	18	38	氯乙烯	TCE
9	46	TCE	甲苯	19	37	1,1-DCA	Perc
10	13	铅	砷	19	37	MeCl	TCE

续表

排序	位点序号	二元组分		排序	位点序号	二元组分	
土壤							
1	60	铅	砷	10	34	铅	镍
2	56	铅	铬	12	33	铜	锌
3	52	铅	镉	13	32	砷	锌
4	47	砷	铬	13	32	PCB	铅
5	46	砷	铬	15	30	镉	铜
6	44	铅	铬	16	29	镍	铬
7	39	砷	锌	17	28	锑	砷
8	38	镉	铬	17	28	砷	铜
9	36	铅	铜	17	28	铬	铜
10	34	铬	锌	17	28	铅	锑
空气							
1	18	苯	甲苯	11	10	1,1,1-TCA	甲苯
2	16	苯	TCE	11	10	1,1,1-TCA	TCE
3	15	苯	Perc	13	9	苯	二甲苯
4	15	TCE	Perc	13	9	乙苯	Perc
5	14	苯	乙苯	15	8	1,1,1-TCA	Perc
6	13	乙苯	甲苯	15	8	苯	氯苯
7	12	苯	1,1,1-TCA	15	8	苯	MeCl
8	12	TCE	甲苯	15	8	乙苯	氯苯
9	11	甲苯	Perc	15	8	TCE	乙苯
10	11	甲苯	二甲苯	20	7	1,1,1-TCA	乙苯

资料来源：De Rosa C T, El-Masri H E, Rohl H, Cibulas W, Mumtaz M M. 2004. J. Toxicol. Environ. Health, 7：339-350。

注：1188 个站点的二元组分已确定。MeCl=氯甲烷；PCB=多氯联苯；Perc=全氯乙烯（四氯乙烯）；1,1,1-TCA = 1,1,1-三氯乙烷，TCE =三氯乙烯，*trans*-1,2-DCE =反式 1,2-二氯乙烯，1,1-DCA = 1,1-二氯乙烷，1,1-DCE =1,1-二氯乙烯。

　　美国地质调查局的一项研究确定了美国用作饮用水的地下水中的化学混合物（Squillace et al., 2002）。1992～1999 年，对从 1255 个美国国内饮用水井和 24 个公共供水井采集的样品进行了分析。其中，11.6%样品中的水不符合美国环境保护署（USEPA）制定的有效饮用水标准或人体健康标准。在 44%的样品中检测到挥发性有机化合物（VOC），38%的样品中检测到农药，28%的样品中检测到硝酸盐。在样品中发现了许多混合物（即化学物质的可能组合）。然而，在至少 15 次（检测频率>1%）的检测中仅检测到 402 种混合物。在所有样品中，有 47%含有至少 2 种分析化合物，33%含有至少 3 种分析化合物。表 1.5 列出了最常检测到的前 25 种混合物。由于该研究是在饮用水中进行的，因此可以假设人体暴露。除了地下水中的这些化合物外，饮用水中还含有消毒过程中产生的复杂混合物，包括三卤甲烷、卤代乙酸、卤代乙腈和溴酸盐（Teuschler et al., 2000）。

表 1.5　美国饮用地下水中最常检测的前 25 种混合物

排序	混合物成分				混合物样品序号（共 1497）
1	阿特拉津	去乙基阿特拉津			284
2	去乙基阿特拉津	硝酸盐			214
3	阿特拉津	硝酸盐			198
4	阿特拉津	去乙基阿特拉津	硝酸盐		179
5	阿特拉津	西玛津			138
6	去乙基阿特拉津	西玛津			127
7	阿特拉津	去乙基阿特拉津	西玛津		120
8	硝酸盐	西玛津			111
9	阿特拉津	异丙甲草胺			103
10	去乙基阿特拉津	异丙甲草胺			99
11	去乙基阿特拉津	三氯甲烷			97
12	阿特拉津	扑灭通			96
13	阿特拉津	去乙基阿特拉津	异丙甲草胺		95
14	阿特拉津	硝酸盐	西玛津		92
15	去乙基阿特拉津	硝酸盐	西玛津		92
16	去乙基阿特拉津	扑灭通			90
17	阿特拉津	去乙基阿特拉津	扑灭通		87
18	硝酸盐	三氯甲烷			86
19	四氯乙烯	三氯甲烷			86
20	阿特拉津	去乙基阿特拉津	硝酸盐	西玛津	86
21	阿特拉津	三氯甲烷			78
22	异丙甲草胺	硝酸盐			76

续表

排序	混合物成分			混合物样品序号（共 1497）
23	硝酸盐	扑灭通		73
24	去乙基阿特拉津	异丙甲草胺	硝酸盐	71
25	阿特拉津	异丙甲草胺	硝酸盐	70

资料来源：Squillace P J, Scott J C, Moran M J, Nolan T, Koplin D W. 2002. Environ. Sci. Technol, 36:1923-1930。

　　USEPA 的总暴露评估方法学（TEAM）研究发现，室内有大约 12 种常见有机污染物的含量比室外高 2～5 倍，无论这些住宅是位于农村还是高度工业区（USEPA，2006b）。有关室内空气污染对人体暴露于化学混合物的影响的证据也已在其他领域获得，如欧盟赞助的欧洲住宅健康空气项目（THADE）（Franchi et al.，2006）。消费者在室内使用含有有机和无机化学物质的产品时，不仅会使自己暴露在高浓度化学物质下，而且在使用之后很长时间内这些化学物质的浓度还会持续增加。室内常见的化学物质有一氧化碳、二氧化氮、甲醛、氯甲烷和四氯乙烯。一氧化碳是家用炉和壁炉等不完全燃烧的产物。类似地，二氧化氮可能出现在具有通风不良的壁炉和炉子的房屋中。在生产生活中使用的许多产品中都含有甲醛，如防腐剂、药品、化妆品、餐具洗涤液、织物柔软剂、汽车用品、地毯清洁剂、黏合剂、清漆、塑料和某些类型的木制品。氯甲烷广泛用作工业溶剂和除漆剂，也出现在某些气溶胶和农药产品以及喷漆和汽车清洁剂中。四氯乙烯由于用于纺织品干洗，因此可以在室内环境中被检测到。另一组重要的室内污染物是农药。例如，有机磷杀虫剂"毒死蜱"是美国室内和室外使用最广泛的杀虫剂（ATSDR，1997）。基于对不同室外和室内介质的监测，一项研究表明，室内灰尘和空气是居民的主要暴露介质（Whyatt et al.，2002）。在孕妇群体中获得了类似的结果，没有表现出任何季节变化的毒死蜱体负荷被认为主要来自室内暴露（Berkowitz et al.，2003）。金属也在住宅中被检测到，例如，铅污染是由劣化铅漆引起的，儿童暴露于铅污染的室内灰尘也引起了人们的担忧（ATSDR，1999）。此外，氡在美国各地的许多住宅中被检测到（ATSDR，1998b）。

1.5.1.2　食物

　　人体另一个主要暴露途径是通过受污染的食物。例如，北美洲的五大湖是世界上最大的淡水水体，受到大约 362 种污染物的污染，这些污染物在水、沉积物和生物群中可以被量化（IJC，1983；USEPA，1994）。关键污染物被确定为多氯联苯、DDT、狄氏剂、毒杀芬、灭蚁灵、甲基汞、苯并（a）芘、六氯苯、多氯代二苯并二噁英（PCDD）、多氯代二苯并呋喃（PCDF）和烷基化铅。其中一些污染物在非洲食物链中被生物放大，并且可以在煮熟的五大湖的鱼中检测到含量增加。因此，与不吃这种鱼的人相比，食用受污染的五大湖的鱼的消费者的血清中这些化学物质的含量显著增加（Humphrey，1983；Fiore et al.，1989；Sonzogni et al.，1991）。

另一个例子是人体暴露于 PCDD、PCDF 和 PCB 的混合物中。一般人群的主要暴露途径是食物供应（ATSDR，1998a）。美国环境保护署和美国农业部（USDA）完成了 PCDD 和 PCDF 在牛肉脂肪（Ferrario et al.，1996；Winters et al.，1996）、猪肉脂肪（Lorber et al.，1997）、家禽脂肪（Ferrario et al.，1997）和美国牛奶（Lorber et al.，1998）中的浓度的第一次统计调查，其中，猪肉的总 TEQ[①]值最高，鸡肉和牛奶最低。对于二噁英类物质（PCDD、PCDF）与多氯联苯（PCB）的混合物，这种暴露的身体负荷约为 5 ng TEQ/kg bw（USEPA，2000a）。对鱼油膳食补充剂的分析表明，大约 30%的样品中二噁英含量超过了 WHO-TEQ 的 2 ng/kg 的限值。当与整个饮食摄入量相结合时，成人暴露于二噁英类物质的估计量为 1.8～8.9 pg WHO-TEQ/(kg bw·d)，儿童为 1.4～14 pg WHO-TEQ/(kg bw·d)（Fernandes et al.，2006）。

1.5.1.3　不同生命阶段的人体暴露

对于给定地区和时间段的人群，大多数环境暴露是相似的，然而，人体暴露于化学物质也具有一些与生命阶段有关的特征（图 1.2）。

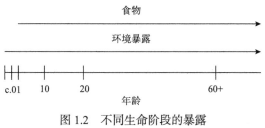

图 1.2　不同生命阶段的暴露

c 表示受孕

1.5.1.3.1　胎儿

子宫内暴露是新生生命与环境污染物的第一次接触。不到一半的人类受孕结果是生下一个完全正常的、健康的婴儿。例如，大约 60%的自然流产被认为与遗

[①] 类二噁英物质的毒性用毒性当量（TEQ）来表示。TEQ 被定义为复杂混合物中一种类二噁英化合物的浓度（C_i）与其相应于 TCDD（2,3,7,8-四氯二苯并二噁英）的毒性效应因子（TEF_i）的乘积。TEF 是基于特定同源物的数据，它表征类二噁英化合物相对于 TCDD 的毒性（ATSDR，1998a）。1998 年，世界卫生组织（WHO）发布了一个更新的体系，将 TCDD 和 PCDD 的 TEF 均赋值为 1。

传、感染、激素和免疫因子有关（Bulletti et al.，1996）。然而，环境在自然流产病因学中的作用仍然知之甚少。胎盘通过帮助控制血液流动，提供转运屏障和化学物质代谢，在影响胎儿暴露方面起着关键作用（Shiverick et al.，2003）。然而，胎盘并不是一个完整的屏障，实际上，母体血浆中存在的任何物质都在一定程度上被胎盘运输。直接和间接发育毒物之间存在明显区别。沙利度胺和类维生素 A 等化学物质会直接引发发育毒性，而不会产生母体毒性。乙醇和可卡因等间接化学物质在对胎儿具有影响的浓度水平时，大多也对母体有毒。流行病学研究表明，某些化学物质的低浓度环境暴露可能会导致微妙的神经元变化（Jacobson and Jacobson，1996）或可能破坏内分泌系统（Kavlock et al.，1996）。

1.5.1.3.2　婴儿

母乳喂养可以为发育的婴儿提供均衡营养和被动免疫接种来对抗感染，然而，婴儿通过母乳暴露于人为的化学物质是一个值得关注的问题。许多化学物质长期存在于环境中，它们在生物体内累积，并通过食物链被生物放大。在母乳中发现的环境污染物包括 PCDD、PCDF、PCB、金属和农药。考虑到相对较短的母乳喂养期和相对较高的每日摄入量，这种暴露可能很严重。例如，Schecter 和 Gasiewicz（1987a，1987b）估计美国受护理婴儿（10 kg）中 PCDD 和 PCDF 的每日摄入量为 83 pg TEQ/kg bw。后来，Schecter 等（1994）估计婴儿（7.3 kg）PCDD 和 PCDF 的摄入量较低，为 35～53 pg TEQ/(kg bw · d)（暴露变化参见 1.5.1.2 节）。相比之下，喂食大豆配方奶粉的婴儿的摄入量显著降低，为 0.07～0.16 pg TEQ/(kg bw · d)。Schecter 等（1994）估计成人（70 kg）PCDD 和 PCDF 的摄入量为 0.26～2.75 pg TEQ/(kg bw · d)。Koppe（1995）报道哺乳期间每日膳食摄入 PCDD 量仅占母乳中 PCDD 每日分泌量的14%。他们认为，其余（约 86%）为储存在脂肪组织中的 PCDD。全球母乳中化学物质的含量见表 1.6。

表 1.6　一般人群母乳样品中各种化学物质的含量

化学物质	平均浓度或中位浓度范围/（ng/g 脂质）	新生儿通过母乳的摄入量 [a]/[μg/(kg · d)]	国家和地区	参考文献
PCDD 和 PCDF	0.013～0.028[b]	0.00009～0.00057[c]	美国、加拿大、德国、新西兰、日本、俄罗斯	Pohl 和 Hibbs（1996）
总汞	130～793[c]	0.922～5.625	日本、德国、瑞典	Abadin 等（1997）
六氯苯	5～63	0.035～0.447	新西兰、巴西、美国阿肯色州、澳大利亚、加拿大、墨西哥、加拿大魁北克省高加索人	Pohl 和 Tylenda（2000）
六氯苯	100～>1000	0.0709～7.094	法国、西班牙、加拿大魁北克省因纽特人、斯洛伐克、捷克	Pohl 和 Tylenda（2000）

化学物质	平均浓度或中位浓度范围/（ng/g 脂质）	新生儿通过母乳的摄入量 [a]/[μg/(kg·d)]	国家和地区	参考文献
p,p'-DDE	300 至>3000	2.128～21.281	新西兰、巴西、法国、澳大利亚、加拿大魁北克省高加索人和因纽特人、美国阿肯色州、斯洛伐克、捷克、德国、加利福尼亚州北部	Pohl 和 Tylenda（2000）；Rogan 等（1986）
PCB	167～1770	1.185～12.556	日本、加拿大魁北克省魁北克高加索人和因纽特人、纽约、密歇根州、荷兰、波兰、芬兰、克罗地亚、北加利福尼亚州	De Koning 和 Karmaus（2000）

资料来源：Pohl H R, McClure P, De Rosa C T. 2004. Environ Toxcol Phol, 18: 259-266。

a 从 0.6 μg Hg/dL 转化成 3.6 μg Hg/dL，转换因子为 45.4 g 脂质/10 dL 奶（De Koning and Karmaus, 2000）。有机汞占总汞的 7%～50%（Abadin et al., 1997）。

b 以 2,3,7,8-TCDD 毒性当量（TEQ）为基准测量。

c 假设体重 3.2 kg，45.4 g 脂质/L 奶和 0.5 L 奶/d 进行计算（De Koning and Karmaus, 2000）：5 ng/g 脂质 × 45.4 g 脂质/L×0.5 L/d×1/3.2 kg×1 μg/1000 ng =0.035 μg/(kg·d)。

1.5.1.3.3　儿童

儿童和成人之间存在许多差异。第一个明显的区别在于大小，儿童每千克体重消耗更多的食物和水，他们有更高的吸入率，并且他们的表面积与体积比大于成人。例如，Schecter 和 Li（1997）对美国快餐中的 PCDD、PCDF 和类二噁英多氯联苯进行了特异性分析。他们报道，麦当劳大麦的 TEQ 值为 0.03～0.28 pg/g 湿重，必胜客的个人份一整个披萨的所有配料为 0.03～0.29 pg/g，肯德基炸鸡的 3 件套套餐为 0.01～0.49 pg/g，哈根达斯的巧克力冰淇淋为 0.3～0.31 pg/g。假设成人每天每千克体重消耗的 TEQ 为 65 kg，从每份测试的快餐食品中摄取 0.046～1.556 pg/kg。一个 20 kg（6 岁）的孩子每天从每份测试的快餐中摄入量为 0.15～5.05 pg TEQ/kg。平均每名儿童每千克体重消耗的 TEQ 比吃任何一种测试快餐的成人高 3 倍。

由于吸收、排泄和新陈代谢的差异，儿童也可能对有害的环境化学物质更敏感（见第 2 章）。一些系统（如免疫、神经系统）的不成熟也导致儿童易受化学物质的影响。

儿童和成人之间的另一个不同之处在于他们的行为。儿童在室外度过更多时间并在脏乱的环境中玩耍。与此活动相关的是土壤摄入，其中手到口摄取被认为是主要的暴露途径（Clark et al., 1996；Hemond and Solo-Gabriele, 2004）。基于许多研究估计了正常儿童群体的平均土壤摄取量（Binder et al., 1986；Clausing et al.，1987）。其中一份报告表明，一般儿童每天摄入的土壤有 25～40 mg（Gough，1991）。然而，1%～2%的儿童患有食土癖（"异食癖儿童"），每天摄取 5～10 g 土壤（USEPA，1989a）。美国环境保护署已经综述了已知的儿童特定暴露因素（USEPA，2002a）。

1.5.1.3.4　成人

职业暴露在成年期间起着重要的作用，通常持续多年，暴露水平远高于一般人群。工作场所监管的一些常见复杂混合物包括煤焦油沥青挥发物、矿物油雾、石油馏分和斯托达溶剂[①]（Hearl，2005）。在工作场所发现了许多可能的化学物质组合，也就是说，大多数暴露是化学混合物。

具有共同毒性靶点的化学物质的加和效应和协同效应在职业环境中是非常值得关注的。例如，同时暴露于丙酮、乙酸仲丁酯和甲基乙基酮会引起皮肤刺激增加；同时暴露于庚烷、甲基氯仿和四氯乙烯会增加对中枢神经系统的影响（Hearl，2005）。此外，个人行为也可以影响职业暴露的结果。例如，吸烟会增加职业性暴露于石棉（Selikoff et al.，1980）和氡（Lundin et al.，1969；Archer，1985）的癌症发生风险，乙醇会增加职业性暴露于肝毒性物质（如四氯化碳）对肝脏的影响（Manno et al.，1996）。膳食蛋白摄入不足会增强七氯等杀虫剂的毒性（Boyd，1969；Shakman，1974）。包括儿童在内的家庭成员可能通过接触污染的工作布（如四氯乙烯的废气）而暴露于工作场所的化学物质。

1.5.1.3.5　老年人

老年人显然不是暴露于药物的唯一年龄组别，但他们是生命过程中暴露最多的年龄组。描述所有暴露场景和可能的交互作用不在本章范畴。我们鼓励有兴趣的读者查阅有关该主题的其他详细文献（Calabrese，1991）。

1.5.1.4　人体暴露建模和测量

几种暴露模型可用于人体健康风险评估，其中一些在 Fryer 等（2006）的综述中进行了总结。他们根据暴露途径对暴露模型进行分类：

1）环境，区分环境浓度模型（参见 1.4 节）和人体摄入量模型；

2）饮食；

3）消费品；

---

① 斯托达溶剂是一种无色易燃液体，闻起来像煤油一样。它会在 150~200℃下变成蒸气。斯托达溶剂是一种石油混合物，也称为干洗安全溶剂、石油溶剂，其注册商品名为 Texsolve S® 和 Varsl I®。它是一种类似于白酒的化学混合物。斯托达溶剂作为涂料稀释剂，用在某些类型的复印机墨粉、印刷油墨和黏合剂中，也用作干洗溶剂以及一般清洁剂和脱脂剂。

4）职业；

5）集合体，包括多个暴露途径；

6）累积，包括多次化学物质暴露。

Fryer 等（2006）得出结论，使用的人体暴露模型仍然是不完整的，不同机构使用不同的模型进行非常类似的暴露评估。模型研究中的主要问题是输入数据的缺失以及输入数据和模型输出缺乏相关验证。因此，他们建议对人体暴露（和风险）评估进行整体研究。

在评估人体暴露于污染土地时遇到的一个问题是污染的空间异质性。为了解决这个问题，Gay 和 Korre（2006）提出了用于绘制土壤浓度的空间统计方法和基于概率的人体健康风险评估方法的组合方法。他们运用空间统计学方法绘制了土壤中的浓度。随后，绘制了污染区域人群的年龄分层，并使用污染土地暴露评估（CLEA）模型的修改版本计算了个体摄入量。该方法能测定人体暴露明显升高的部位，并且还可以测定化学混合物的暴露。

Weis 等（2005）报道了环境暴露技术开发专门委员会的结果。他们确定了一种测量外部（环境）和内部（生物）暴露的方法工具箱，并评估人类行为影响暴露的可能性。环境暴露方法工具箱包括：环境传感器（如个人剂量计这样的体外传感器），可以用来检测和量化环境暴露，以及地理信息系统（GIS）技术，可以用来绘制和连接环境暴露和个人暴露。GIS 技术也可用于识别有风险的人群。内部暴露方法包括生物传感器、毒理基因组测量和身体负荷分析。后者还包括暴露的生物标记物的分解，如 DNA 加合物。所有这些方法都可用于确定单一化学物质和混合物的暴露。

1.5.1.5 人体暴露生物信息库和志愿者暴露监测

监测化学物质在人群中的身体负荷可能有助于更好地了解哪些化学物质以及这些物质以多大浓度被摄入。对于已知毒性水平的化学物质，可能会使浓度超过毒性水平的人群患病。但应该注意的是，一般人群中的大多数生物监测研究都是作为调查研究而设计的。许多研究没有考虑暴露史。因此，结果通常代表一个时间点的简单现象。

美国疾病控制与预防中心（CDC）发布了第三份关于人体接触环境化学物质的国家报告（CDC，2005）。该报告显示了 2001~2002 年间在美国普通民众中发现的 148 种环境化学物质（或其代谢物）的血液和尿液水平。该研究是美国国家健康与营养调查（NHANES）的一部分，旨在深入了解美国居民的健康和营养状况。未来后续的行动计划长达两年，其中包含按年龄、性别和种族定义的人群暴露的趋势信息。第三份报告监测的化学物质比第二份报告（1999~2000 年）多 32 种（CDC，2003）。监测的主要化学物质包括金属、植物雌激素、多环芳烃、多氯代二苯并对二噁英、多氯代二苯并呋喃、共面和单邻位取代联苯、非二噁英类多氯联苯、氨基甲酸酯类杀虫剂、有机氯农药、拟除虫菊酯类杀虫剂（第三次报告加入）、邻苯二甲酸盐、有机磷杀虫剂和除草剂。可替宁是烟碱的主要代谢产物，作为吸烟的标志物而被测量。尿液肌酐作为尿液中可测量的连续变化的化学物质而被分析，用来调整尿液的稀释度。每个类别下的样本量从几百到几千不等。

大规模监测研究使研究人员能够在既定时间段内追踪人群暴露水平的趋势，并评估公共卫生工作的有效性，以减少对特定有害化学物质的暴露。Aylward 和 Hays（2002）总结了美国和西欧二噁英摄入量的近期变化趋势。摄入量评估显示这些国家的二噁英暴露明显减少。例如，2000 年美国环境保护署对 PCDD/Fs 的摄入量估计值为 0.6 pg TEQ/(kg·d)，比 1994 年估计的 1.7 pg/(kg·d)低 66%。在英国，1982 年、1992 年、1997 年 PCDD/Fs 的摄入量分别为 4.6 pg TEQ/(kg·d)、1.6 pg TEQ/(kg·d)和 0.9 pg TEQ/(kg·d)。同样地，荷兰 PCDD/Fs 摄入量估计为 1978 年 4.2 pg TEQ/(kg·d)、1984 年 1.8 pg TEQ/(kg·d)和 1994 年 0.5 pg TEQ/(kg·d)。PCB 摄入量也有类似的趋势（Aylward et al.，2002）。这些摄入量的减少使人体负荷降低。1972～1999 年，对美国、加拿大、德国和法国的一般人群进行了大量研究，结果显示，仅 TCDD 在此期间对人体负荷呈现大幅下降（近10 倍）趋势（Aylward and Hays，2002）。考虑到 TCDD 的长半衰期，一房室药物代谢动力学模型估计摄入量必须降低 95%以上。最近一项回顾性时间趋势研究分析了人类血清中主要卤代芳烃的水平，结论是自 20 世纪 70 年代以来，多氯联苯和多溴联苯（PBB）水平也在下降（Sjodin et al.，2004）。相比之下，近年来美国多溴二苯醚（PBDE）的浓度一直在增加。这是因为它们被用作阻燃剂。在欧洲尚未观察到如此大幅度的增长，其中人血清中的 PBDE 水平比美国低约 10 倍（Thomas et al.，2006）。

欧洲也在进行大规模的监测工作（Pohl et al.，2005）。2003 年，欧盟委员会发起了一项名为 SCALE 的倡议，SCALE 指的是科学、儿童、增强意识、法律文书和评估。目标是减少环境因素造成的疾病负担，识别和预防新的环境威胁，并加强欧盟的决策能力。欧盟委员会要求所有利益相关方合作，确定并解决最相关的儿童环境健康问题。生物监测在一个文件中被特别说明，该文件要求在整个欧洲进行统一测试以使研究结果可比较（Pohl et al.，2005）。2003～2005 年，Robert Koch 研究所在 3 年的时间里监测了德国 150 个不同地方的 1800 名 1 岁以下至 18 岁的儿童。对孕妇、父母和孩子进行了详细访谈并进行医学检查，关注现代生活中的健康风险、相关的环境污染、心理健康和儿童时期的运动发育情况。同样，鹿特丹的伊拉斯姆斯医疗中心监测了从早期胎儿到青年期年龄跨度 20 岁的约 10 000 名受试者。该项目于 2002 年开始，进行体格检查、问卷调查、访谈和超声波检查，也收集了生物样本，研究重点是儿童发育、神经行为发育、儿科疾病及母婴预防保健。

1.5.2　生态系统中的暴露

通过测量组织中的化学物质浓度或通过环境物种（或合适的替代品）的体液（如血液、尿液）来评估暴露由来已久，可以追溯到很多年前。最近，人们对"生物监测"方法的兴趣已经发展到成为《自然》杂志社论的焦点，明确关注这一方法在发达地区和发展中地区的应用（Whitfield，2001）。目前的一些监测项目一直在测量生物样品中多种化学物质的残留水平，而其他一些项目是对特定部位或问题的针对性研究。每项研究背后的主要驱动因素通常不是量化多种化学物质暴露的确切性质，而是评估所关注的特定污染物（如金属、多氯联苯、有机氯杀虫剂）的暴露水平的空间和时间变化。尽管如此，许多监测方案可以提供有关复杂暴露场景的有价值信息，有些甚至明确报道了多种化学物质暴露可能导致的潜在影响。

不同环境房室的性质不同意味着选择用于暴露监测的物种可能在不同的环境类型（如空气、沉积物、淡水和海水）之间变化。同样，被研究化学物质（通常是持久性污染物）的特征也可以影响物种选择。对于一些环境性的共生物，如土壤和沉积物，可以选择通过不同途径暴露的监测物种，如通过孔隙水或摄入受污染的颗粒物质。由于在空气和自来水等移动介质中可能存在脉冲暴露，因此可能需要重复对这些生态系统中的暴露生物监测进行抽样，以避免遗漏对移动或短暂污染物的潜在重大暴露。在污染物沉积的土壤和沉积物中，这种时间重复可能不是问题，尽管这取决于所评估的化合物的持久性。进一步来说，在这些环境中，空间异质性可能成为一个问题。会对不同的环境房室和结果细节有不同的方法，下面详细介绍各自相关的特定方案。

1.5.2.1　空气

对于气体、挥发性化合物和可在空气中传播的小颗粒物质表面来说，通过空气暴露尤为重要。由于植物通过叶表皮和气孔与气体紧密接触，因此被广泛用于空气污染物监测。生物监测植物的首次广泛应用是支持有关酸化和富营养化问题的政策实施（Cape et al.，1990；Bobbink et al.，1992）。基于这项工作进行了硫和营养物质的研究，金属也是许多测量植物叶片中时空积累情况研究的主题。Burton 等（1986）报道，许多涉及地衣中金属分析的调查反映了金属沉积物的空间分布差异性。Bargagli 等（2002）比较了在一个密集的矿区周围的两个常见的生物监测物种苔藓和地衣中金属的浓度。苔藓和地衣都能够表明发生在该地区的复杂大气排放的特征，但分别累积了不同浓度的不同金属。这强调了全面理解物种之间暴露场景的难度。然而这个问题并不是植物特有的，实际上适用于许多分类群（Hopkin et al., 1993；Morgan and Morgan, 1993；Newton et al., 1993）。通过对植物标本馆中储存的苔藓和地衣样本的分析，对了解其当前和过去的污染趋势做出了重要的贡献。这些样本提供了有关沉积时间趋势的有用信息，可用于动态模型的开发，以描述陆地环境中的污染物负荷和归趋（Hassanin et al., 2005）。这个问题在描述导致当前环境和人体健康问题的过去暴露（如过去的致癌物质暴露）方面可能特别相关。

使用植物进行空气污染物生物监测的一个明显问题是它们也可能通过土壤暴露。这种混杂的影响是到现在一直使用苔藓和地衣作为潮湿的和干燥的沉积物监测研究的原因之一。这些苔藓和地衣缺乏根，因此依赖大气沉积物到达表皮表面以获得适当的营养。对于 PAH 及其他亲脂性有机化合物，土壤吸收也可能受到与根细胞相关的土壤和脂质物质的吸附的限制（Watts et al., 2006）。因此，这些化合物在植物叶面、叶子里面及其他地上组织的吸收主要通过空气途径来完成。这使得苔藓和地衣成为有机污染物极好的潜在监测器，叶子的生理学，如叶毛的存在和性质以及表皮蜡的存在形式，对摄取速率有重要影响（Bakker et al., 1999；Jouraeva et al., 2002）。

1.5.2.2　水

针对在河岸、湖泊、河口和沿海系统中存在持续和脉冲式暴露的可能性，已经建立了生物监测作为表征这些地方的化学物质状态的潜在有用工具。为了监测水柱中的污染物，通常倾向于使用滤食物种或者带有扩展鳃系统的物种。这是因为生物膜与这些物种中的水柱之间的广泛接触确保了明显的暴露。一个比较好的使用滤食物种来监测水体污染物的例子是由美国国家海岸带海洋科学中心实施的贻贝观察项目。该项目测试了来自美国近 300 个地区的海洋贻贝组织中 100 多种污染物的浓度，这些地区覆盖了大西洋、太平洋和海湾地区，以及五大湖之中的三个湖（密歇根湖、休伦湖和伊利湖）的美国海岸。测试的化学物质包括 18 种元素（17 种金属元素和硅元素）、50 种多环芳烃、31 种多氯联苯、31 种有机氯化合物、有机金属（如丁基锡化合物）、多氯代二苯并二噁英和多氯代二苯并呋喃。迄今为止，这项调查得出的主要结论包括：广泛存在但不断减少的多种有机氯的暴露；广泛存在但随着时间的推移而不断减少（但不像有机氯那样快）的多种多氯联苯的暴露；广泛存在但仍无大的变化的多环芳烃，除了特定的偶然暴露外（Page et al., 2005）；不断减少的有机锡暴露，以及部分减少（如铅）但是其他仍未变化的金属（如铜和锌）暴露（National Oceanic and Atmospheric Administration, 2002）。

当然，美国贻贝观察项目的大规模实施激励了其他国家和地区的许多小规模项目的发展，这些项目反映了使用贻贝作为生物监测的主题（Sole et al., 2000；

Kim et al., 2002；Rainbow et al., 2004；Mendoza et al., 2006）。其他方案也使用其他双壳类物种（如牡蛎和扇贝）作为贻贝的替代品（Daskalakis, 1996；Silva et al., 2003；Norum et al., 2005）。这些生物监测研究包括针对特定污染物群体（如金属、多环芳烃、多氯联苯）进行的小规模国家或区域海岸线调查，以及与美国计划相媲美的主要区域调查（Tanabe, 2000）。因受到研究资金制度的影响，往往难以获得足够的资金进行重复调查，以致在某些情况下丢失了贻贝观察项目中非常重要的时间元素。在亚洲地区的沿海水域设立的大规模调查，正逐渐开始得到适合推导时间趋势的数据（Sudaryanto et al., 2002；Monirith et al., 2003）。

　　建议用于海洋生物监测的第二大类无脊椎动物物种是甲壳类动物。藤壶（*Balanus improvisus*）已被用作 Gdansk 湾中金属 Cu、Zn、Cd、Fe、Pb、Mn 和 Ni 的监测物种（Baumard et al., 1998）。昆虫也被用作淡水的监测物种（Fialkowski et al., 2003）。除了无脊椎动物外，鱼类也被推荐作为暴露于多种污染物的潜在监测物种。尽管使用鱼类监测有机污染物存在特殊问题（见下文），生物监测研究已经能够将个体与采样区域（近海与大洋具有不同程度的普遍污染）分开（Stefanelli et al., 2004）。鱼类（在水生食物网中处于中等到高等水平）是水生生态系统中丰富而重要的组成部分，并且因为鱼是人重要的食物来源，所以监测鱼类中的污染物水平可以得知暴露于环境的多种化合物与人通过饮食暴露于相同的化合物之间的联系（Meili et al., 2003）。

　　虽然生物监测研究无疑提供了有关混合物暴露评估的有用信息，但在特定物种中存在或更加重要的是，缺少一种化合物，则不能提供全面的暴露信息。生理学可能对生物体积聚某些化学物质的倾向有影响。例如。鱼类有可能代谢有机物，其含量比无脊椎动物监测中最常见的无脊椎动物类群高。这意味着更多顽固的持久性有机污染物（如多氯联苯和有机氯杀虫剂）低浓度下在鱼类体内累积，易生物降解的化合物（如多环芳烃和氯化苯酚）不会累积（Van der Oost et al., 2003）。水中的另一个问题是潜在暴露的脉冲式特性，特别是在河流中。如果表面流动等条件造成污染物流动（如来自可耕地的农药），这种暴露会对排污河流生态系统造成不利影响。然而，如果这种化合物能在河流沉积物中降解或者被所选择的监测物种快速代谢，那么后一种化学物质监测研究可能就不能对这种暴露进行识别。这个问题可以被视为使用生物监测来检测易于代谢化合物的复杂暴露的更广泛问题的一部分，这将在后面叙述。

1.5.2.3　沉积物

　　由于沉积物在水生系统中起着污染物的作用，它们可能成为暴露的重要来源，也是化学物质进入水生食物链的重要来源。沉积物是许多释放到水中的污染物最终在所在位置的残留物。因此，在沉积物中广泛存在着复杂的污染物的混合物，可能在任何位置发生多个局部和扩散污染源向天然水体释放化学污染物。沉积物在化学物质吸附和再释放到水相中的作用意味着有必要监测不同时空尺度上的沉积物化学污染物负荷。因为一方面沉积物沉积过程和化学吸附过程以及另一方面溶解和再悬浮，均与沉积物和水柱的污染物负荷相关联，许多物种可用于对水生污染物进行环境采样（像贻贝这样的滤食物种等），贻贝也可以描述沉积物中存在的污染物负荷（Bamard et al.，1998）。

使用滤食动物作为沉积物暴露的指示生物的替代方案是完全利用沉积物栖息物种。第一个是环节动物，在淡水中，最常研究的是蠕虫。颤蚓（Egeler et al.，1999）在海洋沉积物中具有重要作用——多壳类沙蚕和沙蠋已被用作单次和多次化学暴露的生物监测，取得了不同程度的成功（Kaag et al.，1998；Poirier et al.，2006）。用于生物监测的第二个沉积物栖息物种是昆虫，特别是摇蚊（Bervoets et al.，2004；Martín-Diaz et al.，2005a）。总体而言，沉积物栖息物种的使用不像淡水和海水贻贝等双壳类物种那样成熟，因此，双壳类仍然是水生系统多重化学物质接触评估的首选类群。

1.5.2.4　土壤

由于土壤是陆地生态系统中污染物的重要汇合处，因此可以通过测量被暴露的生物体中的浓度来评估人体和生态物种的暴露程度。这种测量结果可以反映化学物质作为杀虫剂或固体废物直接应用于土壤，或通过空气沉积污染物到土壤表面的浓度（Van Brummelen et al.，1996b；Filzek et al.，2004）。与空气和浅层水的处理不同，土壤是不可移动的，难以稀释，因此，与移动介质相比，长期暴露在时间上可能更稳定，尽管在相对较小的空间尺度下，暴露也可能是异常的。真正的土壤生物，如蚯蚓、线虫和跳虫，具有低流动性，这意味着这些物种中的组织残留浓度可以提供比活跃的表面栖息物种（如甲虫）更可靠的局部暴露估计。蜈蚣、蜘蛛和小型哺乳动物，其组织残留浓度提供了整个活动区域范围内污染物浓度的平均值。因此，依据选择不同的土壤物种进行监测的要求，对全部和部分忽略的局部尺度的空间异质性进行直接分析是可能的。例如，通过使用蚯蚓，Marinussen 和 Van der Zee（1996）能够对工业设施所在地区异源污染土壤中的暴露的空间模式进行模拟。然而，对于单一化合物来说，这种分析对移动性的物种或具有复杂生命周期的动物而言更加复杂，更不用说如果要考虑多种化学物质及其联合效应。

尽管存在化学物质的差异和随后选择的监测物种的问题，但是贻贝观察海水项目的成功激发了在土壤中进行类似于在海水中观察的计划。与海洋工作一样，在设计和解释任何监测方案的输出时，重要的是要考虑空间的形态学。例如，在实验室试验中，蚯蚓已显示出对金属污染敏感，被认为可用于土壤暴露的生物评估（Marigomez et al.，1998）。因此，评估蚯蚓作为监测生物潜力的工作在被铜污染的地区进行，最终发现：蚯蚓作为暴露和效应生物标志物可能是土壤中金属污染物敏感、快速且廉价的指示物（Marigomez et al.，1998）。类似地，Hopkin等（1986）使用潮虫在英国 250 000 人的中型城镇通过源于扩散和当地工业的多种金属绘制了可靠的暴露地图。Jones 和 Hokin（1991）也研究了潮虫和软体动物的生物监测潜力，得出的结论是两组都具有潜力，并且两组采用类似的方式进行暴露。测试不同孢子之间发现的每种金属的组织浓度之间的高度相关指示了该结论。上面提到的测试证明了使用土壤物种易于获得环境暴露的情况。然而，对已发表的研究成果的回顾发现，这一系列的研究均是 10 年前的研究，目前关注度正在降低，最近很少有论文关注这种空间上基于不同组织浓度的评估。

1.5.2.5　食物链传递监测

一些化学物质通过食物链转移的潜力导致了一系列长期大规模监测研究的发展，这些研究通过量化组织（如肝脏）和蛋中的化学物质浓度来测量顶级捕食者（掠食性鸟类和哺乳动物）的暴露程度。对顶级捕食者的监测首先让人们想到了有机氯杀虫剂对鸟类种群的影响（Newton and Wyllie，1992；Walker et al.，2001），其次是认识到这些污染物有可能在各地区之间传播并最终传播到全球（Wania and Mackay，1996；Gouin et al.，2004）。对顶级捕食者的关注，可以跨越大片区域，意味着测量的残留水平代表通过传递而累积的暴露，而不是它们被采样的特定区域。特别是对于某些鸟类，由于迁移，暴露也可能发生在不同的区域，这可能导致不同的组织浓度模式，取决于特定区域中的化学物质使用模式（Minh et al.，2002）。

有很多相当小的学术研究报道了禽类或哺乳动物的早期污染物浓度（Kenntner et al.，2003a，2003b；Berger et al.，2004；Jaspers et al.，2005；Hela et al.，2006）。通过食物链量化野生动植物暴露的两个最重要的长期大规模计划是英国掠食性鸟类监测计划（UK-PBMS）和美国环境保护署的北极监测计划（US-AMP）。简而言之，自 20 世纪 60 年代中期以来，UK-PBMS 一直在运行，并测量了志愿者收集的鸟类组织中的化学物质浓度，以及在巢穴许可条件下收集的非孵化（无菌）卵。像许多监测方案一样，重点是量化暴露，包括空间（Alcock et al.，2002；Broughton et al.，2003）和时间（Newton et al.，1991，1993）趋势。目前测量的分析物包括有机氯及其代谢物、多氯联苯、第二代杀鼠剂、汞、多溴化合物和多环芳烃。

UK-PBMS 的分析集中在使用单一方法测量化学物质特定分类亚组的浓度，而不是应用各种方法来检测可能存在的全部残留物。报告还侧重于在分离过程中获得单一化学物质的趋势。例外情况是 PCB，其中该方案明确地考虑了使用

Ahlborg 等（1994）和 Van den Berg 等（1998）的 TEQ 方法测试存在于鸟类组织中的组合化学剂量。对于其他化学物质分类亚组，如有机氯和多环芳烃，也可以报道浓度总和。虽然相对粗糙，但这些总和值提供了一种相对简单的方法来定义组织中这些污染物组的测量全部浓度的变化。

US-AMP 可能是目前最大规模的污染物监测计划。该计划的重点是测量高纬度土壤、水和生物群中的化学物质浓度。对极地纬度的关注可能与持久性有机污染物（POPs）随时间推移到全球较高纬度地区的可能性有关（Wania and Mackay，1996）。由于在低纬度下更高的温度有利于持久性有机污染物的挥发，而在高纬度下较低的温度有利于沉积，因此该过程发生了。因此，较低纬度的这种挥发循环和较高纬度的沉积（通常称为全局蒸馏）可导致极地地区较高浓度的累积，以及易挥发的化合物的贡献增加。

在 US-AMP 中测试的生物群样本包括北极植物（如苔藓），大型陆生食草动物（如驯鹿），水禽和顶级食肉动物，包括猛禽和鼬类（水貂和貂），还测试了水生无脊椎动物和一些鱼类。与 UK-PBMS 一样，US-AMP 的重点是个体污染物组的空间和时间趋势，而不是多种化学物质暴露的整体评估。总体而言，如 US-AMP 和 UK-PBMS 以及类似的小规模国家计划（Sørensen et al.，2004）等可以提供通过食物链暴露于混合物的顶级捕食者的情况。这些计划产生的数据库可以成为进一步数据挖掘的重要数据资源，用于野生动植物甚至人类的历史和当前混合物暴露评估。

监测残余物中化学物质水平可以提供一些当前暴露的化合物组的范围和程度的概况，但该方法的确有一定的局限性。鸟类、鱼类和哺乳动物对某些有机污染物具有很高的代谢潜力。这意味着一些易于快速降解和代谢的化学物质不易被有效地检测到。这有利于测量更多的顽固污染物，如多氯联苯和有机氯杀虫剂以及一些金属，如汞和镉，通过建模（Romijn et al.，1993a，1993b；Spurgeon and Hopkin，1996）和测量（Hunter et al.，1987，1989；Read and Martin，1993；Kooistra et al.，2005）表明浓度可能达到组织中潜在的有害水平（Nicholson et al.，1983）。对于快速衰变的有机化合物或受到强有力稳态调节的金属，分析顶级捕食者可能对于当前暴露能提供的信息有限，即使这些化合物可能对毒性作用产生实质性贡献。

1.5.2.6　多介质暴露场景

上文详述的暴露场景侧重于使用适用于所考虑的特定环境的生物监测物种的单独评估。环境区间的这种暴露分离并不反映许多物种暴露的真实性质。例如，高等植物可能通过叶子表面和土壤溶液暴露于空气污染物，生活在沉积物中的滤食物种通过间隙水和主水柱受到暴露，顶级捕食者可以通过空气、水和食物链受到暴露。阐明不同物种的主要暴露途径是水生和陆地环境中非常活跃的研究领域

（Vink et al.，1995；Irving et al.，2003；Jager et al.，2003），并且对于暴露的评估有明显影响。因此对于不同的暴露途径，需要仔细考虑评估。这些评估可能是每个分类单元的特定评估，需要考虑生物体的主要生活史和行为特征。

比多次暴露的情况更复杂的是物种在生命周期的不同阶段在不同环境之间移动的情况。最简单的场景可能是在一年中的不同时间在不同的地方进食。更复杂的场景是物种在不同环境中度过生命周期的不同阶段。Linkov 等（2002）给出了一个很好的例子。在该模型中，描述了美洲拟鲽中的 PCB 暴露和生物累积，同时考虑了空间和时间的特征。其他例子包括许多种类的昆虫（如蜉蝣、旋毛虫、摇蚊），它们的幼虫阶段在水中，成年阶段在陆地野外生态系统中并可以迁移。对于这样的物种，难以确定暴露的真实复杂性，因此测量可能是评估确切场景的唯一合适方法。考虑到空间、时间和多重应激源的相互作用，以及情形差异的解释问题，可尝试模拟空间明确的陆生生物的生态风险（Hope，2001，2005）。除了化学方面的因素外，Hope（2005）还确定了物理方面（失去生命）和生物学方面（缺乏足够的食物）的因素。通过地质统计学或基于地理信息系统方法研究空间暴露模式的其他实例包括 Clifford 等（1995）和 Kooistra 等（2005）分别对陆地食物链中狄氏剂和 Cd 累积的研究。

1.5.2.7　对复杂暴露评估进行生物监测研究的评论

生物监测是提供当前暴露于环境混合物情况的最佳方式之一。但是，必须谨慎设计监测计划，并谨慎审查结果。即使是规模很大、很全面的研究，其范围也是有限的，通过测量全部潜在污染物来评估复杂环境暴露的真实情况是不可行的。在大多数情况下，方案旨在满足特定的政策目标（如暴露于持久性有机污染物的捕食者）或特定地点特定的场景（如金属冶炼厂中的金属水平）。即使化学物质可以测量，新陈代谢的潜在作用也会带来严重的问题。这不仅与能快速代谢的化合物有关（其会导致在显著的暴露后也难以检测），而且与个体间的差异有关，如由于酶的多态性（其可能会导致个体的差异以至于会掩盖时间依赖或空间暴露的趋势）。

如上文所述，在审查生物监测数据时要考虑的一个重要事实是目标物种的行为特征和生活方式。最简单的情况是监测固定物种，这有助于提供局部尺度的暴露视角，而高度流动物种的测量可提供区域尺度暴露情况。即使物种（如猛禽）具有大致相似的生活方式，行为和猎物的差异也意味着生物修复可以对不同的物种表现出不同的结果。虽然监测研究中的直接测量可以解释这些不同，但这提出了一个特殊问题。用于推理具有不同栖息地、食物来源和行为的物种的暴露场景，只有在对暴露性质影响最大差异是已知的情况下才有可能对特定暴露场景进行跨物种预测。

1.5.2.8 效应导向评估

最后评估联合暴露的方法是通过直接应用生物学试验以基于效应评估的方式来评估复杂污染介质。使用生物直接评估复杂的混合物，可参见第4章。

已经开发出了生物标志物搭配生物分析的方法来评估复杂暴露。该领域已经成为一系列详细评论的主题，一些人全力推荐这种方法，而另外一些人多有批判（Decaprio，1997；Kammenga et al.，2000；Gagneand Blaise，2004；Forbes et al.，2006）。无论生物标记物的利弊如何，使用基于效果的分析显然对评估混合物的暴露及其后果具有吸引力。这些方法已被用于人体监测。例如，代谢物监测常用于职业人群暴露监测，并且很容易将这些数据用于环境物种的评估。

可被用于暴露监测的直接效应评估的最终形式是通过监测社区对微观、中观和大型动物以及植物的影响。这种方法的基础是，特定污染混合物的暴露可能会导致消除敏感的分类群和物种。基于生理学和群落多样性的微生物分析方法对微生物和微型脊椎动物越来越普遍。开发基于群落的监控系统，如英国的河流无脊椎动物预测与分类系统（RIVPACS）计划（Hawkins et al.，2000；Wright et al.，2000）以及其他国家的类似计划，正在被广泛地用于评估受监管制度（如《欧盟水框架指令》）监管下的生态条件。在这些情况下，挑战实际上在于对"难以分类"的情况提供所需的分类决策水平，并在观察到的群落变化与多个应激因子的综合暴露的复杂性质之间进行解释。

1.6 总 结

混合物暴露的估算需要评估化学物质的排放、环境中的归趋、不同环境房室中的生物利用度以及摄取水平的相互作用的所有步骤。此外，还必须考虑行为方面和特定生命阶段的暴露。

排放估算方法可用于几种原料和化学物质（或化学物质组），但重点通常是单一化学物质而不是混合物。多介质归趋模型可用于评估环境中化学物质的归趋和分布。这些模型可应用于不同的尺度，但预测的精度通常随着所需细节水平的增加而提高。化学物质的物理化学性质和环境特征决定了在特定位点或某个地方的混合物的组成。暴露由影响化学物质生物利用度的因素决定，如与土壤或沉积物标记的结合强度。化学物质相互作用也可能影响生物利用度。此外，包括人在内的生物的个体行为可能会影响暴露。确定暴露的方法主要是对暴露介质如空气、水、土壤或食物，或暴露的生物组织中的残留物进行分析。此外，这些监测方法通常侧重于单一化学物质而不是混合物。这些长期和大规模的数据集可以提供必要的信息，可用于验证排放场景和环境归趋模型的结果。

1.7　建　　议

尽管存在多种释放登记，但这些登记主要集中在单一（组）化学物质上，而不是评估混合物暴露。此外，释放估计或登记似乎主要是临时进行的，且几乎没有国际合作。

1）生成排放数据可能有助于更好地估计混合物暴露。

a）收集现有化学物质的评估数据，以确定它们是否适合混合物场景预测。

b）通过国际合作来交换排放数据。

c）特别需要考虑一些新的不断发现的化学物质的排放，如纳米颗粒。

当前排放估算方法不关注混合物的原因之一可能是化学物质的组合很多。通过对最相关或最可能导致问题的化学物质组合的一些指导，将更容易集中注意力。

2）优先对最常见和最相关的混合物排放场景的排放进行评估。

a）进一步开发一些可操作的方法，以识别最可能的混合物场景和模型结果的广泛发布。

b）优化规模监测计划，如北极监测和评估计划（AMAP）和欧洲监测和评估计划（EMEP）等全球计划，重点关注包含最相关的新发现和以前监测的单一化学物质以及由它们形成的混合物。

虽然最近的几项研究表明，化学物质的归趋过程可能会对混合物的组成产生很大影响，而模型通常只关注单一化学物质。然而这些模型对于预测混合物的组成可能是有用的，但是需要验证。

3）对环境中化合物归趋的研究应包括导致混合物组成从排放变为暴露的方面。需要验证在环境中描述混合物分布的模型。

一些因素和过程可能导致环境中化学物质之间的相互作用。这种相互作用不仅决定了化学物质在环境中的归趋和传递，而且还可能决定它们的吸收。为了实现更多目标，需要更多地了解这种相互作用以便准确评估混合物暴露。

4）研究可能影响混合物的暴露、可利用性或毒性的单一化学物质之间的潜在相互作用，并将结果纳入混合物的多介质归趋模型。

监测计划主要侧重于测量环境或生物体内的（单一）化学物质，作为暴露的指标。在许多情况下，没有提供额外的信息，妨碍了这些数据的适当相互关联。

5）测量总浓度的监测项目应包括参数测量[环境特征，如黏土、有机碳含量、pH、可溶性有机碳（DOC）]和有助于评估生物利用度的化合物的物理化学性质。

已经开发了几种模型来将化学物质在生物体内的生物利用度或摄入与它们在

环境中的物种形成联系起来。同样，重点通常是单一化学物质，而需要在混合物中使用。

6）需要进行研究以评估是否可以扩展集成模型（如 BLM），来预测混合物的暴露毒性。与许多数据一样，释放和暴露数据表示为常数值，通常是标准偏差的平均值。然而，在环境风险评估中，越来越意识到随机或概率方法更适合了解化学物质可能存在的风险。这也要求将数据表示为统计、概率分布。同样在这种情况下，重点应扩展到混合物。

7）改进识别生态系统和人体可能的化学混合物短期和长期暴露的概率分布的方法。

对混合物暴露的充分评估可能需要开发用于改善测量或检测化学物质的工具，也需要开发改善用于评估暴露的时间方面的工具。

8）生成可能有助于估计混合物暴露的数据。

a）分析方法应该适用于进入市场的新型高产量化学物质（如农药）。

b）同时暴露和顺序暴露之间的差异。

i）同样的长期趋势；

ii）同时进行空间采样。

c）更好地理解人体对新化学物质以及由它们组成的混合物的暴露路径、潜在接触点和暴露。

评估人体暴露是非常复杂的，因为暴露取决于生命阶段，可能受到行为模式的影响。通过考虑这些方面，可以改善对预期的讨论。

9）改进具有不同行为模式的化学混合物对人类不同生命阶段的暴露预测。

致　　谢

感谢 Fred Heimbach 在克拉科夫举行的国际 SETAC/NoMiracle 关于混合物毒性研讨会的讨论，以及对本章的讨论，同时感谢 Ad Ragas 对本章非常重要且有价值的评论。

第2章 毒物代谢动力学和毒物效应动力学

Claus Svendsen, Tjalling Jager, Sami Haddad, Raymond S. H. Yang, Jean Lou C. M. Dorne, Mieke Broerse, and Paulina Kramarz

2.1 引　言

第1章讨论了混合物中的化学物质如何相互作用并影响彼此的生物利用度。本章介绍解决以下两个方面的问题的途径：①这些生物可利用部分是如何在生物体内被吸收、分布和分泌的（毒物代谢动力学）；②这些物质一旦到达生物体内的生物靶点，混合物的毒性是如何引起的（毒物效应动力学）。简而言之，毒物代谢动力学（TK）是身体对化学物质的作用，而毒物效应动力学（TD）是化学物质对身体的作用。通常很难区分毒物代谢动力学结束和毒物效应动力学开始的地方。

本章分为四个主要部分。第一部分介绍了毒物代谢动力学和毒物效应动力学的基本原理以及它们对风险评估的重要性，特别是混合物的风险评估。第二和三部分分别叙述了毒物代谢动力学和毒物效应动力学的现状。这两部分侧重于阐述毒物代谢动力学和毒物效应动力学在人体毒理学和生态毒理学中的应用，以及它们在每一个领域中的差异和限制。最后是讨论、总结和建议，这些讨论、总结和建议是针对未来研究探索方法的应用，特别是关注人体毒理学和生态毒理学之间的相互借鉴以及它们可能的一些应用前景。

2.2　基　本　原　理

2.2.1　化学混合物在生物体内的吸收、分布和效应

　　一种化学物质暴露的级联效应包括吸收、内部分布以及在靶位点产生效应。这里仅简要介绍级联效应的基本原理，更深入的讨论将在下一部分进行。化学物质通常通过食入、吸入或皮肤渗透进入生物体内，这与化学物质的物理化学性质有关，摄入的过程可以是被动的或载体（介导）主动的。中性有机物通常是被动摄入的，而带电有机物和金属大部分是主动摄入或携带摄入的。

　　有机物和金属一旦进入体内就会以不同方式发挥作用。有机物一般基于它们的化学特征（如分子大小、亲脂性、立体化学）进行分布，并通过代谢（Ⅰ相或Ⅱ相）或母体化合物或代谢物的分泌（如哺乳动物的肾排泄物）来消除。另外，金属可以分为重要金属和非重要金属两类。生物化学机制已经发现了参与调控生理功能的重要金属。然而，物理化学性质的相似性使得一些非重要金属也会参与这些通路中的一部分并影响重要金属的稳态。

　　生物体内的有机物和金属的游离非结合状态可能会与生物系统如代谢通路相互作用。一旦超过某个临界浓度阈值，这些相互作用就可能会引起一些不良效应。化学物质诱导毒性作用的机制可能是多样的。在给定的浓度下，酶促反应的速率可能会受到影响，而且该影响会通过与简单 Michaelis-Menten 动力学原则上相关的途径得到加强。有些化学物质可以通过一些特定的相互作用与生物体作用，如可以抑制乙酰胆碱酯酶（AChE）的有机磷农药（OP）。另外一些化学物质通常在生物转化后具有很强的生物活性，并能与脂质、蛋白质或 DNA 这样的大分子结合从而引起细胞毒性或突变（Hermens et al.，1995c）。因为即使单一的有机物质或金属也可能与多种生物靶标相互作用，所以混合物在分布水平（毒物代谢动力学）和毒性表达（毒物效应动力学）上存在复杂相互作用的可能性很大。

2.2.2　毒物代谢动力学和毒物效应动力学——打开黑匣子

　　已发表的大多数混合物毒性研究已经将生物体视为"黑匣子"。其原因是试验物种暴露于混合物后，只能在暴露结束时观测单一终点的毒性作用。之后，将效应与外部浓度进行关联并与浓度加和（CA）[或相似作用（SA）]或独立作用（IA）作为参考模型获得的预测值进行比较。然后从这种比较中推断混合物组分之间的相互作用。但是，当结果与 CA 一致时，我们能否确信混合物组分之间没有相互作用？单个化学物质或它们之间相互作用的效应可能会相互抵消，特别是对于含有大量化合物的混合物。因此我们观察到的结果与 CA 可能具有一定的偏差（如

"拮抗"或"比率"依赖性相互作用），那么其根本原因又是什么？实际上，简单的动力学或效力学过程便可以产生非常复杂的效力学行为。例如，含有两种不同毒物代谢动力学化合物的混合物，在人体内可以产生一种随时间变化的具有特定剂量-响应曲面（即使混合物组分之间没有任何实际的相互作用）模式的混合物。此外，代谢转化可能会使单个化学物质在体内变成随时间变化的复杂混合物。在这种情况下，将观测的毒性效应和外部基质中的浓度进行关联几乎是没有意义的；影响生物体的是在靶点、器官或组织中的最后浓度（McCarty et al.，1992）。

　　为了说明从外部暴露到效应产生的整个过程，需要从药理学中借用一些概念（Ashford，1981）。可以用三个主要概念来描述毒物对特定终点（E）的效应：刺激（此处为毒物 C）、作用位点（A）和受影响的子系统（S）（图 2.1）。

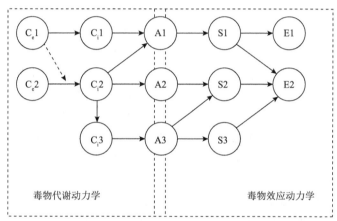

图 2.1　两种组分混合物的毒物代谢动力学和毒物效应动力学假设方案

注：C_e1、C_e2 表示化学物质 1、化学物质 2 的外部浓度；C_i1～C_i3 表示化学物质 1～化学物质 3 的内部浓度，其中，化学物质 3 是化学物质 2 的代谢物；A 表示作用位点；S 表示子系统；E 表示最终的毒性效应。进一步的解释见正文

　　要充分了解单个化合物或化学混合物的毒理学效应，必须对毒物代谢动力学和毒物效应动力学进行了解。然而，图 2.1 表明单一代谢化学物质（C）的 TK 和 TD 模拟已经相当复杂，因此要完全了解一个混合物的毒理学效应将更具挑战。化学物质可能会干扰彼此的摄取（C2 上的 C1）或转化（C2 和 C3 上的 C1），并且它们可能影响多个作用位点（A1 和 A2 上的 C2）。此外，它们可能还会影响彼此的效力（受 A2 影响的 C2 上的 C1），且可能会影响不止一个子系统的作用位点（S2 和 S3 上的 A3）。观测效应也可能涉及不止一个子系统（E2 上的 S1、S2 和 S3）。由于在这个一般方案中的任何一步都具有发生相互作用的可能，因此对于大多数实际应用来说，得到的详细的 TK/TD 模型非常复杂。同时，即使是经过充分研究的生物，也需要对许多累积和降解的生理和生化途径进行解释。这就提出了一个证明 TK 和 TD 模拟是否合理的问题。答案是，虽然混合物的某些特征

可能从未被充分认知或理解，但对一般生理和生物化学途径的正确理解也是具有科学价值的，并最终还是有助于混合物的风险评估。此外，有可能使其更具成本效益。

2.2.3　毒代学和毒效学在风险评估建模中的应用

当无法直接在身体或实践或伦理上对混合物的风险进行测量时，TK 和 TD 建模可能有助于风险评估。基于生物学的建模可以根据了解的情况进行外推（如物种之间）。与不能轻易测试相关的最明显例子是人体毒理学研究的伦理局限性。大多数混合物对人体的毒性只能通过其他物种试验得到的数据进行外推得到。特别是，（可疑的）致癌化学物质不能用于人体，但毒理学终点和模型可以根据替代物种（如大鼠）的数据或从每天接受这些化学物质的受试者（如吸烟）或某些事故（如放射）中得到。在野生动物毒理学中，由于测试受保护的生物是不可能或不切实际的，因此也可以使用类似的方法。此外，TK/TD 为涵盖某些敏感亚群（如儿童）或生理状态（如进行长期的距离迁移或冬眠的生物）的种间外推提供了基础。

另外，有些风险评估应用需要复杂的暴露场景，如脉冲方案（农药应用或某种消费品的使用），随时间变化的混合物组成（如石油混合物的差异性降解）和顺序暴露于化学物质（如存在于不同食品中的化学物质）。显然，我们不能对所有这些方案和所有器官进行体内测试，因此不得不求助于建模。同样地，环境中的化学物质数量非常大，可能的混合物数量近乎无穷多。因此，运用已有的知识来构建 TK/TD 模型能够提供一个很好的起点。

为了对混合物风险进行合理的评估，需要对混合物的毒性机制进行了解。虽然混合物组分的外部浓度常是可利用的唯一数据，但是这些并不能完全满足毒性效应预测的需求，因此无论是内部浓度的测量还是使用最可能的数据集去评估它们都可以提高预测的准确性。另外，还要了解混合效应如何随时间变化，以及为什么在同一测试中终点结果有所不同。例如，Van Gestel 和 Hensbergen（1997）观测到镉和锌对白符跳虫（*Folsomia candida*）繁殖的影响主要表现为"浓度加和"效应，而对其生长主要表现为"拮抗效应"。此外，随着暴露时间的增加，混合效应变得越来越拮抗。为了理解这些观察结果，需要从定性和定量方面对 TK 和 TD 进行调查。

重要的是，人体毒理学和生态毒理学的知识状态和方法之间存在着重要差异，这些差异源于这两个学科的目标不同。读者可参考第 5 章有关人体和生态风险评估差异的扩展部分。一方面，人体风险评估旨在保护个人的健康，而生态风险评估旨在保护生态系统（个体效应 *vs* 生态系统效应）。这两个领域是在不同层次的生物组织上进行操作的（个体生物 *vs* 群体和生态系统）。因此，它们的出发点是不同的。人体毒理学侧重于将机制信息（如代谢、毒性机制）纳入某一特定物种（人类）的受试者特性中，而生态毒理学主要运用物质特性来处理作用模式不同的物种及具有高度多样性的受试者（Dorne et al.，2006，2007a）。对于人类来说，研究兴趣通常有一个非常特定的终点范围，如酶诱导或抑制，肿瘤的诱导和生长，肝坏死或任一靶器官毒性，诱导生殖毒性，以及子代生长体重的变化。在生态毒理学中，感兴趣的终点往往与更高水平的生物组织有关，如总生殖量、死亡率和人口增长。濒危野生动物是一个特例，相比于一般生态毒理学，其保护目的和方法往往与人体毒理学更为接近。最后，对于人体的暴露要考虑的暴露途径一般包括口腔、皮肤和吸入途径，这比生态毒理学中那些生活在暴露介质（水、土壤或沉积物）中的生物更好定义（Dorne et al.，2006，2007a）。

2.3　毒物代谢动力学

TK 建模的最终目的是预测从生物体外的暴露浓度（外剂量）到生物体内的毒物浓度（内剂量）的时效过程，特别是在靶位点的浓度。这需要考虑吸收、分布、代谢和排泄，这些通常也称为 ADME（见 2.3.1 节）。原则上，对于所有被研究的物种，无论是人，还是其他的脊椎动物、无脊椎动物、植物或微生物，其研究目的都是相同的。主要的差异是对每类物种的了解水平不同；对于脊椎动物特别是哺乳动物来说，相关信息一般已有或可以轻易获得，可以在组织水平上进行细致的 TK 建模（见 2.3.2.2 节）。对于无脊椎动物来说，常常没有可用的物种水平的代谢和生理信息，且测量组织水平的浓度通常很困难甚至不可能。因此，无脊椎动物 TK 建模可能只局限于外部与内部总浓度之间的简单关系（见 2.3.2.1 节）。在稳态时，可以使用生物浓度或生物积累因子（BCF/BAF）。然而，由于缺乏时间进程信息，在技术上可能不具备 TK 建模的条件，但在某些时候，这些信息容易获得（如不能进行试验的物种和仅有随机可用的野外观测）。

2.3.1　吸收、分布、代谢和排泄

2.3.1.1　吸收

一般认为被动扩散过程是控制中性有机物吸收的主要机制理论，且这类物质的积累主要是基于辛醇-水分配系数（K_{ow}）。该理论认为，由于这些化学物质具有亲脂性和疏水性，所以它们可以从环境的水相通过生物膜的脂质双层扩散到生物体的脂质相。另外，金属和极性有机物一般是游离且带电荷的，不能穿过生物膜而必须通过介质运输，如离子通道和特定的载体蛋白和酶。由于金属可能会竞

争摄取混合物的介质，因此考虑混合物中的化学物质吸收时，一般认为有机物各自之间的直接相互影响比金属对吸收率的影响更小。虽然已有的数据表明几乎没有理由怀疑中性有机物的吸收方式为被动吸收，但是近十年的研究表明有很多与有机物运输密切相关的转运蛋白（Dorne et al.，2003）。Dobson 和 Kell（2008）在最近发表的针对药物吸收和生物利用度的研究中指出，载体介导的细胞摄取可能比目前所认知的更为广泛。他们认为决定药物与脂质相互作用的生物物理力类型和那些参与它们与蛋白质相互作用的生物物理力类型没有什么不同。Dobson 和 Kell（2008）指出单独扩散过于简单，无法用于解释人体细胞对药物的吸收。另外，他们提供了一个载体介导的药物吸收作用影响列表。环境污染物的初步研究比较支持 Dobson 和 Kell（2008）的主张。Lohitnavy 等（2008）提供了多药耐受相关蛋白 2（Mrp2）参与 PCB126 药物代谢动力学的证据，并证明了在纳入肝脏中 Mrp2 的作用后，PBPK 模型的模拟效果明显改善。因此，在考虑单一或混合物的环境污染物的毒物代谢动力学时，必须认识到运输载体的重要性。此外，即使没有直接的相互作用，暴露于恒定外部浓度的两种化学物质（但具有不同的吸收动力学）的混合物中，会导致时间依赖性的内部混合物的形成，如图 2.2 所示。因此，吸收动力学信息对理解可能发生的效应至关重要，在那些不能及时追踪这些影响的情况下，估计何时达到稳定状态且观察到这种长期影响也很重要。

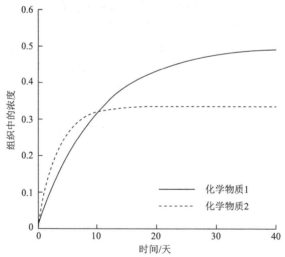

图 2.2　两种具有不同代谢动力学的化学物质在体内的浓度变化，这种变化可导致体内混合物组成随时间的变化且与体外混合物不同

2.3.1.2　分布

在生物体内的系统循环中，化学物质可以发生代谢失活。亲脂性化学物质可

能最终会以原样形式"储存"在脂肪组织中，当脂肪组织被动员起来时，它们可能会被释放出来（如在饥饿期间或鸟类长距离迁移时）。相反，由于体内的区块化以及主动调节和解毒机制的存在，金属可以被主动排泄出去或以惰性形式储存。有些生物体可以无害地将惰性形式的过量金属储存在特定的细胞器内（如等足细胞中的颗粒）。影响金属毒性效应的因素不是金属的内部总浓度，而是"生物活性"比例。Rainbow（2002）及 Luoma 和 Rainbow（2005）最近的工作揭示了金属积累在生理学上的差异，这也有助于解释物种之间金属积累程度的不同，并提倡运用生物动力学建模的方法来帮助理解如何将内部金属浓度与毒性联系起来。尚未以非活性形式或在组织中储存的在体内循环的化学物组分，在特定组织中的总累积速率可通过如生物转化（如肝脏中的代谢或分隔）或排泄（如尿中的肾排泄物）过程而受到影响。在考虑混合物时，有机物和金属之间存在许多相同的问题，因为一种混合物组分可能会影响另一种组分的生物化学反应速率，无论是有机物的酶促转化还是金属与蛋白质的结合。然而，有机物转化为代谢物之后，增加了混合物的复杂性，与金属物质相比，混合物更具复杂性。这些代谢物可能具有与母体化学物质不同的毒理学特征，或者可能会影响混合物中其他有机物的转化。

2.3.1.3　代谢和排泄

多年来，来自学术界、工业界和政府机构的生物医学科学研究成果取得了许多有关人类和脊椎动物代谢和生理学方面的成功，并且已经开发了很多 TK 模型。发展这种模型的一个关键因素是确定特定化合物代谢所涉及的特定酶。目前，对于脊椎动物体内的这些酶了解的相对清楚（至少就结构而言），但对非脊椎动物的酶情况了解很少。在人体中，物质的代谢途径可分为 I 相、II 相和肾脏排泄。然而，最近有关转运蛋白（如 p-糖蛋白）的研究已经将转运蛋白作为 0 期或III期引入代谢系统中，因为它们可以运输母体化合物或代谢物。主要的代谢途径包括负责氧化还原和水解的 I 相酶（如 CYP1A2、CYP2A6、CYP2E1、CYP3A4、CYP2C9、CYP2C19、CYP2D6、醇脱氢酶和酯酶）以及负责将 I 相代谢物与含有离子化基团的内源性物质连接[如葡萄糖醛酸化、甘氨酸结合、硫酸盐结合，甲基转移酶、N-乙酰转移酶和谷胱甘肽 S-转移酶（GST）]以促进它们在水中的溶解和分泌的 II 相酶。群体的亚群代谢途径的个体差异很大，如快和慢代谢型（源于多态性的 CYP2C9、CYP2C19、CYP2D6 等）和跨年龄（如新生儿、儿童和老年人）以及种间差异。这些差异的整合对用于人类风险评估的 TK 研究和模型的有效性和可靠性越来越重要（Dorne et al.，2005；Dorne，2007）。

在处理化学混合物时，对代谢变异性进行评估也很关键，但该工作十分困难，因为需要在 TK 和 TD 水平上评估混合物组分之间的分子相互作用，以确定这些相互作用是否可能增强毒性。最近，有文献分析了 CYP2D6、CYP2C9 和 CYP2C19 多态酶的数据，以量化每种同型的探针式底物与抑制剂（竞争型和非竞争型）及诱导剂之间的相互作用程度。总体而言，抑制或诱导会增加或减少快代谢型（EM）[和诱导慢代谢型（PM）] 中化学物质的暴露。如果化合物被激活为毒性物质，则 EM 易中毒。如果母体化合物为毒物，则 PM 易面临风险。该数据库是在量化人治疗性用药剂量的 TK 相互作用中的体内数据变异性的基础上建立的（Dorne et al., 2007a，2007b；Dorne and Papadopoulos，2008）。许多已知的农药和环境污染物在动物和人体中能够抑制或诱导 CYP 亚型，因此需要更多地使用重组技术和毒物代谢动力学分析的研究来表征其在目前暴露水平下的潜在体内效应（Hodgson and Rose，2005）。

2.3.2　基于数据和生理学的毒物代谢动力学模型

在人体和生态毒理学领域，常用于建立单个物质毒物代谢动力学模型的方法基本上有两种：①基于数据的毒物代谢动力学（DBTK）建模；②基于生理学的毒物代谢动力学（PBTK）建模。不能因为 PBTK 的名称就觉得该建模方法不是基于数据进行的。实际上，PBTK 建模在科学性上比 DBTK 更为严格，它也被称为"经典的 TK"。这两种建模的不同之处主要在于 DBPK 模型中的数学公式（常指经典的 TK 模型）纯粹是试验动力学数据（如血液、组织或全身浓度-时间曲线）的描述，而 PBTK 建模的公式可以描述 ADME 的机制过程。有趣的是，DBTK 建模中的参数值来源于试验数据（如总吸收及清除率）拟合。另外，PBTK 使用的参数可以表征生物特异性或物质特异性，这些特性通常是直接就可用的或是可以根据毒物代谢动力学数据独立评估获得。然而，这两种类型的建模方法都是使用质量守恒微分方程的原理来阐述模型中小室内的浓度随时间的变化过程。需要指出的是，在下面讨论的一些模型中很难区分混合物随时间的变化过程（如基于经验导出 K_{ow} 值的模型可能具有机制性）。此外，还存在混合模型，这些模型有些是通过对经验数据进行统计学回归得出的，而有些则是基于机制建模获得的。

2.3.2.1　基于数据的毒物代谢动力学模型

众所周知，最简单的 DBTK 模型是 1-室模型（图 2.3）。在这种方法中，整个生物被视为一个单一的混合单元。假定这是一级动力学，内部浓度的时间过程可以用两个参数描述（如摄取和消除速率常数）。尽管 1-室模型很简单，但是它能很好地描述大多数生物体中的摄取和清除动力学。假设化学物质的体内再分配很快，那么相对于摄取和清除动力学来说，这种方法可能更适用。这些方法的参数一般是通过拟合体内残留物的数值来获得。但是对于有机物，这些参数还可以预测一种物质的亲水性（如 K_{ow}）（Barber，2003）。类似地，脂质体-水在 pH 为 7 时的分配系数（D_{lipw}[pH 7]）可以作为离子化物质的指示器（Escher and Sigg，2004）。Mayer 和 Hohmstrup（2008）最近发现弹尾虫致死性与 PAH 暴露中的 K_{ow} 的相关性很差，而与 PAH 化学活性密切相关的参数与观测效应的相关性更强。

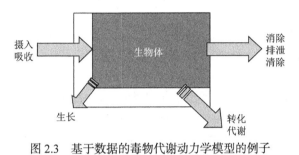

图 2.3　基于数据的毒物代谢动力学模型的例子

此例是一个 1-室模型。生物体内的化学物质浓度可以通过摄入和吸收增加，但是由于生长、转化或代谢、排泄而减少

当无法测得内部浓度，但是效应数据的时间系列数据可以使用时，那么 1-室模型可以有效地描述和分析物质的毒物代谢动力学行为。时间效应模式可以提供毒物代谢动力学和毒物效应动力学信息。Jager 和 Kooijrnan（2009）证明了相关的 TK 参数通常可以从存活数据中准确地推导出，并且还可以用来讨论这些规模化的毒物代谢动力学与整个身体动力学有多相关。

1-室模型很容易被扩展来处理体生长（Kooijman and Bedaux，1996）、代谢（通过在清除速率中加一个初始速率常数）（Mackay et al.，1992b）或者多室模型。根据观察到的毒物清除方式，有时需要增加额外的区室（Janssen et al.，1991；Steen Redeker and Blust，2004），这些区室通常被称为"中心"和"外围"或"快"室和"慢"室。有时候也需要增加区室以能提供生理学细节。这样的例子有，增加肠室来处理食物摄取（Gobas et al.，1993；Jager et al.，2003；Steen Redeker et al.，2004），描述与某一部分紧密结合的储存金属（Vijver et al.，2005），或在不同的组织中分割有机体。高等植物的根、茎、果和叶中的 TK 模型有时是不同的（Trapp and Matthies，1995；Trapp and McFarlane 1995）。有些 TK 模型方法含有更复杂的动力学过程，这些动力学包括与受体蛋白的特定相互作用（Legierse et al.，1999；Jager and Kooijman，2005）或者作为附加变量引入对细胞成分的损伤（Lee et al.，2002a）。尽管这些方法中的大部分是描述性的，但是我们仍然有时可以应用机制知识或者类比法将其从一种物种复制到另外一种物种，或者从一个小的个体复制到一个更大的个体（Sijm and Van der Linde，1995；Kooijman，2000）。

本章（Renwick and Hayes，2001）和关注于该主题的书（Rowland and Tozer，1995；Gabrielsson and Weiner，2000；Tozer and Rowland，2006）中对 DBTK 建模在人体毒理学中的方法都做了很好的阐释。想要了解更详细的生态毒理学 TK 模型信息，读者可以参考相关的评论（Mackay and Fraser，2000；Barber，2003）、书籍（Nagel and Loskill，1991；Van Leeuwen et al.，2007）和 2.3.4 节。

2.3.2.2　基于生理学的毒物代谢动力学模型

除了脊椎动物的描述性 DBPK 模型外，人们已经开发出了许多用于人和啮齿动物 PBTK 模型的方法。此外，在一定程度上，生态毒理学领域中的鱼类（Nichols et al.，1990；Law et al.，1991）和海洋哺乳动物（Hickie et al.，1999）也有相关的案例。人们对使用 PBTK 模型去推断野生动物物种也愈发感兴趣（National Health and Environmental Effect Research，2005）。为此目的，已经确定了一些候选物种，包括野鸡、日本鹌鹑、雉鸡和家鸡。另外，开发一些其他的哺乳动物、野生动物物种和两栖动物模型来解决特定研究和风险评估的需求的兴趣也越来越大。

研究者对 PBTK 建模越来越感兴趣的原因之一是这些方程描述了 ADME 中涉及的不同机制，并且这些公式还纳入了关于生理学、生物解剖学和所研究化学物质生理化学特性的相关信息。生物体与化学物质之间的生物化学相互作用可以用数学方法尽可能真实地描述以达到所关注的目的。以下几段叙述了如何开发 PBTK 模型及其组成部分。PBTK 模型开发可以分为以下几步：模型描述、模型参数化和模型模拟、验证和细化。这些步骤在 Krishnan 等（2001）的综述中已有详尽的叙述。

2.3.2.2.1　PBTK 模型描述

在 PBTK 建模时，将整个生物体表示成由血液循环来连接的不同组织或器官区室（图 2.4）。化学物质通常通过肠壁吸收、肺部吸入或者皮肤渗透进入生物体。一旦这些化学物质被吸收，就会通过血液循环到达各个组织，它们在这些组织中的积累是动脉血带入的速率与静脉血排除速率作用的最终结果（图 2.4）。化学物质必须穿过从血浆到器官细胞之间的生物膜。其扩散速率决定了物质在房室中的分布是否可以通过灌注极限或者扩散极限来描述。例如，大鼠体内苊的 PBTK 模型（Haddad et al.，1998）对肌肉和脂肪房室的扩散分布有限，然而其他组织的分布情况可以通过灌注极限来描述。对这种差异的一个合理解释是，毛细血管壁的孔隙率与其他组织具有很大差异。组织中积累的速率也可能被某些形式抵消，如生物转化（如肝脏中的代谢）或者排泄（如尿液的肾脏排泄或粪便排泄）。

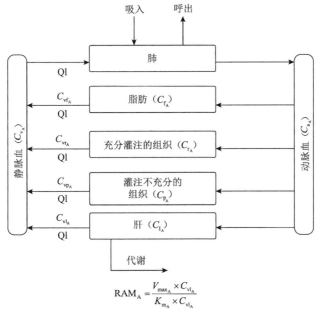

图 2.4　挥发性有机化合物 A 的一种典型的 PBTK 模型的概念表征

每一个框代表一种组织房室，箭头代表动脉血和静脉血循环。RAM 表示代谢率；V_{max} 和 K_m 分别表示最大代谢速率和 Michaelis-Menten 亲和常数；C 表示血液（v_A）、脂肪（f_A）、充分灌注的组织（r_A）、灌注不充分的组织（p_A）、肝脏（l_A）和动脉血（a_A）中的浓度；Ql 代表血流量

2.3.2.2.2　PBTK 模型参数化

PBTK 模型所需的参数可分为三类（表 2.1）：生理学、物理化学和生物化学参数。虽然生理学参数是针对特定感兴趣的生物，但是物理化学和生物化学参数是特别针对化学物质和一般物种的。

表 2.1　人和哺乳动物 PBTK 模型最常使用的参数

生理学	物理化学	生物化学
心脏输出量	崩解系数	代谢速率常数（V_{max}、K_m）
体重	组织-血液	尿液排泄
组织体积	血液-空气	胆汁排泄
组织血流量	血液-水（鱼）	大分子结合常数
肾小球滤过率	皮肤-空气	B_{max}
组织血液含量	皮肤-水	K_d
组织脂质和水分含量	渗透系数	
皮肤表面积		

这些参数值的来源通常有多种。人和其他哺乳动物（如啮齿动物、狗和一些灵长类动物）的生理参数通常是已知的，且这些参数在毒理学和药理学实验室得到了广泛应用，这些情况在文献中均能找到（Brown et al., 1997）。生理学参数如何随年龄（Price et al., 2003a, 2003b; Ginsberg et al., 2004; Bjorkman 2005; Nong et al., 2006）变化以及在特殊生理条件如怀孕（Clewell et al., 2003; Gentry et al., 2003）的信息也是可用的。生理学参数值还可用于一些与生态毒理学相关的物种并且已经用于 PBTK 模型建立，如鳟鱼（Law et al., 1991; Nichols et al., 2004a, 2004b）、星状牙鲆（Namdari, 1998）、鲑鱼（Brocklebank et al., 1997）、斑点叉尾鮰（Albers and Dixon, 2002）和白鲸（Hickie et al., 1999）。当这些值不可用时，可使用类比法对它们进行评估（Young et al., 2001）；否则，在进行 PBTK 建模之前，必须对目标物种进行测量或者估算（见下文）。

实际上，由于物理化学和生物化学参数具有化学和物种特异性，因此它们很少可用（除非在先前的研究中进行过测定），必须进行估计。这些估计值可以通过体内、体外或者计算方法来获得。可以查阅使用有关这些参数估计的综述（Krishnan et al., 2001; Theil et al., 2003; Nong et al., 2006）。简单来说，分配系数可以使用如超速离心法或平衡透析法或基于机理的计算机法等体外方法来评估得到（Haddad et al., 2000a; Poulin et al., 2001; Poulin and Theil, 2002; Rodgers et al., 2005; Rodgers and Rowland, 2006），或使用 QSAR 的方法来评估得到（Fouchecourt et al., 2001; Beliveau et al., 2003, 2005; Beliveau and Krishnan, 2005）。大分子结合参数通常可以通过体外技术来测定，这些参数可以极大地反映出一种物质在血液和组织中的分布情况。许多体外模型都可以用于测量生物化学参数，如代谢速率常数（如内在清除率、$V_{\max}$、K_m），可以使用体外培养的肝细胞、微粒体提取物、胞质物或线粒体提取物来进行测定。目前，许多用于测量肝清除率参数的体外方法已经成功地用于推断体内参数（Mahmood, 2002; Ito and Houston, 2004, 2005; Riley et al., 2005; Skaggs et al., 2006）。另外，还正在开发一些计算模拟方法，这些方法在预测配体-蛋白质相互作用和酶代谢速率方面非常有前景。这些计算模拟方法是以已知的化学结构（QSAR）和它们对蛋白质或酶的亲和性为基础来开发的。此外，最近这些采用更强大的计算机技术开发的方法主要以酶的初级结构和 3D 计算为基础（De Groot and Ekins, 2002; Ekins, 2003; Balakin et al., 2004; De Groot et al., 2004; De Graaf et al., 2005; Ekins et al., 2006）。当然，这些技术和知识的使用前提是预先知道哪些酶参与了代谢。

2.3.2.2.3　PBTK 模型模拟、验证和细化

PBTK 模型另一个吸引人的特点是，它可以对机制研究进行假设检验。由于这些模型是由涉及化学物质毒物代谢动力学的不同机制的机理性表述构成，因此

对特定机制进行假设并通过将模型模拟和试验数据进行比较来对模型进行检验也许是可行的。当模型存在争论时，可以进一步修改模型以使其能测试其他的目标毒物代谢动力学机制，模拟结果甚至能和试验数据一致。然后可以通过体外或体内试验来进一步验证该假设机制。这种 PBTK 建模方法在以毒理学机制为目的的研究中非常有用。

2.3.3　混合物 TK 建模在人和哺乳动物毒理学中的应用

在哺乳动物毒理学中，人们对模拟混合物毒物代谢动力学的研究已经做出了相当大的努力。这主要是通过 PBTK 建模方法完成的。这样做的原因在于它们的机制基础，即 PBTK 模型在进行不同类型外推方面具有其独特的优势：如从一条暴露途径到另外一条途径，从一种物种到另外一种物种，从高剂量到低剂量暴露，从一种暴露方案到另一种方案，以及如下所述的从二元混合物到多组分混合物。

2.3.3.1　化学混合物的 PBTK 建模

PBTK 建模的一个关键特征是，它常用于整合毒理学相互作用的信息。为了建立相互作用物质的 PBTK 模型，理想情况下，人们可以使用目标混合物中单个物质的 PBTK 模型，且这些单个物质的 PBTK 模型是经过验证的。基于相互作用的 PBTK 模型可以根据已知的或假设的毒物代谢动力学相互作用机制，用数学表达将单一物质模型联系起来从而进行开发。例如，化学物质 A 可能会通过活性酶竞争性抑制化学物质 B 的肝脏代谢，反之亦然。化学物质 A 和 B 的代谢率（RAM）则可通过考虑肝脏中另一物质的浓度来进行调节。对于化学物质 A，可以通过米氏常数 $K_{M, A}$ 乘以（$1+C_{v1, B}/K_{i, AB}$）获得，其中，$K_{i, AB}$ 为物质 B 对物质 A 代谢的抑制常数。现在有很多基于相互作用的二元混合物 PBTK 模型（Krishnan et al., 1994；Yang and Andersen, 2005），在所有的这些模型中，二元混合物毒物代谢动力学之间的相互作用主要用校正的功能参数来表示。尽管在许多研究中已经发现了很多的非生物化学相互作用（Krishnan and Brodeur, 1991），但是迄今为止由 PBTK 建模方法描述的毒物代谢动力学相互作用主要包括的还是生物化学参数的校正。之所以会这样，是因为生物化学相互作用是最常见的毒物代谢动力学相互作用。在所有已知的毒物代谢动力学相互作用中，代谢抑制是最常见的机制，可分为两类：不可逆机制和可逆机制。酶诱导（即酶水平的增加）和竞争性结合血浆或组织蛋白（如血浆蛋白或子宫雌激素受体上的化学位移）是在生物化学水平观察到的其他类型的 TK 相互作用之一。

2.3.3.1.1　可逆代谢抑制

在迄今为止发表的所有基于相互作用的 PBTK 模型中，可逆代谢抑制是最常

见的相互作用类型。可逆酶抑制可分为三种：竞争性的、非竞争性的和无竞争性
的（表2.2），表2.3 中列出了相关的例子。在人和试验动物中的这种代谢抑制的
例子为 CYP 酶和常用药物之间的相互作用（Dorne et al., 2007b）。

表 2.2　可逆代谢抑制对参数 V_{max}、K_M 和固有清除率的影响

	竞争性抑制	非竞争性抑制	无竞争性抑制
平衡式 [a]	E+S ⇌ ES→E+P	E+S ⇌ ES→E+P	E+S ⇌ ES→E+P
	+	+ +	+
	I	I I	I
	⇅	⇅ ⇅	⇅
	EI	EI+S ⇌ EIS	EIS
实际的 K_M	αK_M	K_M	K_M/α
实际的 V_{max}	V_{max}	V_{max}/α	V_{max}/α

注：$\alpha = 1 + \dfrac{[I]}{K_i}$，E 表示酶；S 表示底物；P 表示产物；I 表示抑制剂，K_i 表示描述竞争性代谢抑制的常数，K_M 表示代谢消除的米氏常数，V_{max} 表示最大代谢速率。

　a　Segel I H. 1975. Enzyme Kinetics: Behavior and Analysis of Rapid Equilibrium and Steady-State Enzyme Systems. Toronto(CA): John Wiley & Sons。

表 2.3　用于二元混合物可逆抑制的基于相互作用的 PBTK 模型

物质1	物质2	类型	参考文献
苄丙酮香豆素	溴代硫酰	C	Luecke 和 Wosilait（1979）
甲苯磺丁脲钠	磺胺苯醌	N	Sugita 等（1982）
	磺胺甲基噻唑钠	N	
	磺胺二甲氧基磺酸钠	N	
二溴甲烷	异氟烷	C	Clewell 和 Andersen (1985)
三氯乙烯	1,1-二氯乙烯	C	Andersen 等（1987）
酚磺酞	羧苯磺丙胺	C	Russel 等（1987）
	唾液酸	C（2个位点）	
唾液酸	酚磺酞	N	Russel 等（1987）
碘吡拉普	羧苯磺丙胺	C	Russel 等（1987）
苯	甲苯	N	Purcell 等（1990）
甲苯	间二甲苯	C	Tardif 等（1993）
1,3-丁二烯	苯乙烯	C	Filser 等（1993）
1,3-丁二烯	苯乙烯	C	Bond 等（1994）
1,3-丁二烯	苯	C	Bond 等（1994）

续表

物质 1	物质 2	类型	参考文献
1,1-二氯乙烯	氯乙烯	C	Barton 等（1995）
甲苯	间二甲苯	C	Tardif 等（1995）
甲苯	二氯乙烯	C	Krishnan 和 Pelekis（1995）
三氯乙烯	1,1-二氯乙烯	C	EI-Mastri 等（1996a, b）
1,3-丁二烯	苯乙烯	C	Leavens 和 Bond（1996）
甲苯	二氯甲烷	C	Pelekis 和 Krishnan(1997)
雷尼替丁	西咪替丁	C	Boom 等（1998）
	酚磺酞	C	
甲苯	正己烷	N	Yu 等（1998）
甲苯	正己烷	U 或 N	Ali 和 Tardif（1999）
甲基氯仿	间二甲苯	C	Tardif 和 Charest-Tardif（1999）
甲苯	三氯乙烯	C	Thrall 和 Poet (2000)
乙苯	二甲苯	C	Jang 等（2001）
辛伐他汀	伊曲康唑	C	Ishigam 等（2001）
氯仿	三氯乙烯	C	Isaacs 等（2004）

注：C 表示竞争性抑制；N 表示非竞争性抑制；U 表示无竞争性抑制。

当化学物质互相争夺一个酶活性位点的空间时，竞争性抑制就发生了，这会导致酶和底物的亲和性降低（即增加了 K_M），从而降低了底物浓度较低时的代谢速率。无论竞争性抑制剂是一种底物还是一种抑制剂，其数学描述都是相同的（表 2.2）。一种竞争性底物的抑制常数（K_i）应该和它与所参与酶的 K_M 具有相同的值，因为这两个参数都反映了化学物质对酶位点的亲和力作用。

当一种物质能与催化活性远端的酶结合（无论该酶是游离的还是与底物形成的复合物）时就会发生非竞争性抑制。这种结合会改变酶的构象并导致催化活性降低（即 V_{max} 降低）。

当一种化学物质与酶-底物复合物结合时，很少见的无竞争性抑制就发生了。在这种情况下，酶的催化功能受到影响但不影响其与底物的结合。抑制剂可以引起活性位点的结构变形并使其失活（Voet and Voet，2004）。这使得酶促反应中可利用的酶减少，导致 V_{max} 降低，且还会使 E+S $\rightleftharpoons$ ES 反应向右移动，进而降低 K_M。

值得注意的是，这些可逆代谢抑制类型也适用于主动运输过程。事实上，Sugita 等（1982）已经描述了非竞争性抑制是甲苯磺丁脲钠和三种药物（磺胺苯醚、磺胺甲基噻唑钠和磺胺二甲氧基磺酸钠）的二元相互作用机制（表 2.3）。

代谢产物也可能会与其母体的生物转化相互作用。这种现象称为"产物抑制"，可使用竞争性、非竞争性或无竞争性机制来对其进行解释。例如，正己烷被代谢成甲基正丁基酮（MnBK）。MnBK 然后被进一步通过 ω-1 氧化转化为神经毒性代谢物 2,5-己二酮，并通过 α-氧化和脱羧转化为戊酸。为了模拟 2,5-己二酮的动力学，Andersen 和 Clewell（1983）不得不考虑发生在正己烷和其代谢物之间的多种相互作用（图 2.5），所有的这些相互作用都是竞争性抑制的。

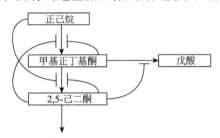

图 2.5　正己烷和其代谢物之间的相互作用（Andersen and Clewell, 1983）

箭头（→）代表酶反应，终止线（—|）代表竞争性抑制

2.3.3.1.2　不可逆代谢抑制

当一种抑制剂与酶的活性位点不可逆地结合时，通常会使酶的催化活性丧失。这种类型的抑制会减少功能性酶的浓度，并因此会导致 V_{max}（即酶活性的不可逆损失）降低。简而言之，不可逆代谢抑制的建模通常根据与抑制剂浓度相关酶的活化来描述底物 V_{max} 的变化。最近，这种类型的抑制已经应用于三唑仑和红霉素（Kanamitsu et al., 2000a），5-氟尿嘧啶和索罗维定(sorovidine)（Kanamitsu et al., 2000b），三氯乙烯及其代谢物二氯乙酸盐（Keys et al., 2004）等混合物的相互作用 PBTK 模型中。

2.3.3.1.3　酶促诱导

众所周知，暴露于某些化学物质会导致特定酶的水平升高（如 TCDD 可以诱导 CYP1A1，乙醇可以诱导 CYP2E1），因此暴露于某些物质可能会导致其他共暴露化学物质的代谢率发生变化。这种现象称为"酶促诱导"，可以引起 V_{max} 增加。由于酶的水平取决于其合成和降解速率，因此酶水平的变化速率取决于这两种机制作用的结果：酶合成的增加或酶降解的减少。如在酶抑制中所提及的治疗性药物数据库中的许多人体内特定 CYP 酶诱导剂的例子（Dorneet al., 2007b）。

通过增加酶合成的酶促诱导已经用于八甲基环四硅氧烷诱导的 CYP2B1/2（Sarangapani et al., 2002），以及 TCDD 与 Ah 受体相互作用诱导的 CYP1A1 和 CYP1A2 的描述中（Andersen, 1995；Andersen et al., 1997）。通过减少酶降解的酶促诱导有 Chien 等（1997）描述的被乙醇、丙酮和异烟肼通过酶稳定性诱导的 CYP2E1。暴露于这样的酶诱导剂可能会导致所有其他共暴露的化学物质通过酶代谢被清除。

2.3.3.1.4　可逆蛋白结合的相互作用

在血液循环过程中，化学物质可能与蛋白质（即"结合蛋白"）结合，这可以使化学物质不能进行酶代谢或诱导毒性效应。因此，化学物质可以通过与蛋白质结合水平上的相互作用来改变其"游离和可用"的浓度，其与蛋白质的结合要么是竞争结合位点，要么是诱导改变结合蛋白的水平（通过之前酶促诱导的类似机制）。Sugita 等（1982）开发了一种 PBTK 模型，其描述了甲苯磺丁脲和磺酰胺（磺胺二甲嘧啶、磺胺二甲氧嘧啶、磺胺甲噁唑）与血浆蛋白结合的竞争。虽然该模型在数学表达上与竞争性代谢抑制类似（除了化学和抑制剂竞争同一酶外），但是"抑制剂"可以结合到能与酶竞争底物而使代谢速率降低的蛋白质上。

2.3.3.2　多组分混合物建模

迄今为止所引用的基于相互作用的 PBTK 建模的例子都是关于二元混合物的，多组分混合物的 PBTK 建模尚处于萌芽阶段，为了解决这个问题，目前提出的一些明确的和不明确的混合物建模策略如下。

加拿大蒙特利尔大学 Kannan Krishnan 教授领导的一个研究小组在更复杂化学混合物 PBTK 建模方面进行了开拓性研究。他们早期多集中在甲苯和苯（Pelekis and Krishnan，1997），甲苯和间二甲苯（Tardif et al.，1995），甲苯和乙苯（Tardif et al.，1995）等两种化学物质之间的相互作用和 PBTK 建模研究中。随着有关研究的进展，研究人员开始构建混合物和更复杂化学混合物的 PBTK 建模。该研究小组提出了一个假设，即如果模型可以描述混合物中所有的二元相互作用，则可相互作用的化学混合物组分的药物代谢动力学就有可能被模拟出来。简而言之，该方法包括对每种混合物组分采用 PBTK 建模，并通过二元毒物代谢动力学相互作用描述将其联系起来。该方法的特征是演绎推理。使用该方法会形成二元毒物代谢动力学相互作用网络（图 2.6），而且混合物各组分的动力学具有相互依赖性。因此，混合物组分浓度的任何变化都必然对作为相互作用网络一部分的化学动力学产生直接或

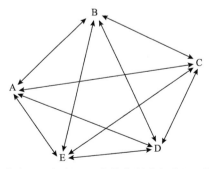

图 2.6　5 种物质（A～E）的二元毒物代谢动力学相互作用网络示意图

通过该相互作用网络，所有可以相互作用的混合物组分都直接或者间接相连

间接的影响（Haddad and Krishnan，1998；Krishnan et al.，2002）。理论上，只要在模型中考虑了所有相互作用的信息，这种方法就可以应用于任何复杂的混合物。

Tardif 等（1997）使用这种方法模拟了三元混合物甲苯、间二甲苯和乙苯混合物中发生的相互作用。然后，Haddad 等（1999，2000b）的研究表明额外的混合物组分可以通过简单地将机制信息合并到新的二元相互作用中而加入到该模型中（图 2.7）。这使得 4 种物质（苯、甲苯、间二甲苯和乙苯）混合物的相互作用PBTK 模型得到了开发与验证，甚至可以用于开发 5 种化合物（苯、甲苯、间二甲苯、乙苯和二氯甲烷）的 PBTK 模型。Raymond S. H. Yang 教授的研究小组应

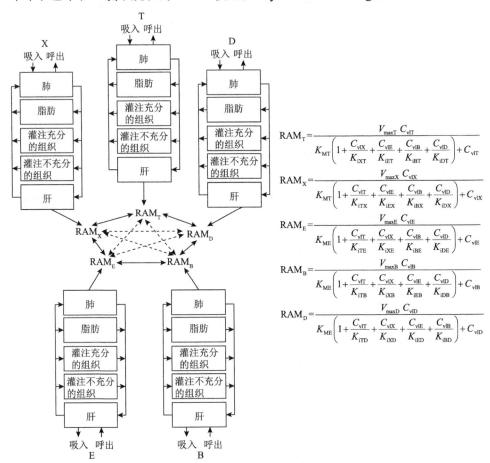

图 2.7　5 种 VOCs（间二甲苯、甲苯、乙苯、苯和二氯甲烷）混合物开发的 PBTK 模型
（Krishnan et al.，2002）

混合物所有组分间在代谢率（RAM）水平上的二元相互作用如虚线箭头所示。由于所有的化学物质均通过竞争性抑制相互作用，因此所有混合物组分的 K_M 值由 RAM 公式中的其他化合物决定。C_{vl} 表示静脉血浓度；V_{max} 和 K_M 分别表示最大代谢速率和 Michaelis 亲和常数；K_{ij} 表示化学物质 j 对化学物质 i 代谢的竞争性抑制常数

用同样的方法能够在人和大鼠上模拟三氯乙烯（TCE）、四氯乙烯（PERC）和 1,1,1-三氯乙烯[甲基氯仿（MC）]三元混合物中发生的相互作用，并能在大鼠上模拟复杂混合物汽油的相互作用（Dobrev et al., 2001, 2002; Dennison et al., 2003, 2004a, 2004b; Yang et al., 2004）。尽管所有的这些研究都对具有代谢竞争性抑制性质的相互作用进行了严格调查，但是没有一个理由可以让人相信使用二元相互作用网络可能不适用于所有类型的毒物代谢动力学相互作用。

为了使用这些混合物建模方法，必须对混合物中存在的所有二元相互作用先进行研究，以获得可以描述它们机制和参数的信息。混合物建模中的一个主要限制是二元相互作用的数量（N）会随着混合物组分的数目（n）成倍增加，即 $N=n(n-1)/2$。因此，对于 5 种和 10 种化学物质的混合物来说，必须分别先对 10 个和 45 个二元相互作用进行研究。考虑到人和其他物种接触到的一些混合物的复杂性，对其中所有的二元相互作用进行表征是非常费劲甚至是不可能的，因此研究者提出了一些可替代的混合物建模方法。

最先一个可替代基于相互作用的混合物 PBTK 建模方法是 Haddad 等（2000c）提出的。他们建议，当二元相互作用或混合物组成的机制信息或数据不足时，可以通过模拟相互作用对化学物质动力学的最大影响得到一个最坏情况的估计值。虽然这种方法不能准确地预测静脉浓度，但是它能够预测存在相互作用物质时的上限和下限浓度。他们证明了这种方法适用于多达 10 种组分的挥发性有机化合物（间二甲苯、乙苯、苯、甲苯、二氯甲烷、四氯乙烯、对二甲苯、邻二甲苯、苯乙烯和三氯乙烯）。他们认为这些化学物质的相互作用可能仅发生于肝脏代谢水平，并将肝脏代谢率（RAM）描述为肝脏提取率（E）（即物质被清除或从流过肝脏的血流中被代谢的百分比）的一个函数，如下所示：

$$RAM=Ql \times E \times C_a$$

其中，C_a 为动脉浓度；Ql 为流入肝脏的血流。E 的值在 0（即最大抑制效应）到 1（最大诱导效应）之间，因此他们模拟了 $E=0$ 和 $E=1$ 时的 10 种化学物质在各种混合方案中的一种确定暴露条件下的浓度-时间曲线。他们的研究结果表明有 9 种化学物质的极限值预测得很好（图 2.8）。当混合物中二元相互作用的信息不足时，该方法可以为以风险评估为目的的内暴露提供保守而准确的预测。

最近提出的一种针对非常复杂或未知混合物的方法是化学物质集总。Dennison 等（2003, 2004a, 2004b）模拟了两种汽油混合物（即夏季混合物和冬季混合物）成分的毒物代谢动力学。在他们的研究中，混合物被当作是 6 种物质混合后的物质，即苯、甲苯、乙苯、邻二甲苯、正己烷和一种伪化学物质，这种伪化学物质指的是混合物中所有其他物质的综合（如芳香族化合物、异链烷烃、萘、烯烃、链烷烃、含氧化合物和 $C_4 \sim C_{10}$ 烷烃）。他们使用了基于二元相互作用的方法在估计

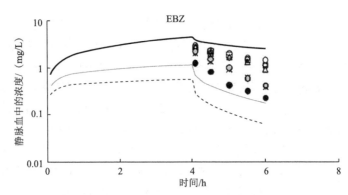

图 2.8　当大鼠在 100 ppm 浓度下持续暴露 4h 过程中考虑最大抑制效应（$E=0$）（粗线）和最大诱导效应（$E=1$）（虚线）时，甲苯和乙苯的静脉血浓度模拟。图中所展示的试验数据是这些物质单独暴露和由 2～10 种 VOCs 构成的混合物共同暴露的结果，每一种数据均由不同的符号表示。细线代表单个物质暴露的模拟[根据 Haddad 等（2000c）的图重新绘制得到]

参数值基础上模拟了这 6 种组分的毒物代谢动力学。竞争性抑制是这 6 种化学物质之间药物代谢动力学相互作用的主要机制。计算机模拟源于 6 种物质相互作用模型，该模型与来自单个物质、5 种物质混合物及两种汽油混合物的气体吸收药物代谢动力学的试验数据吻合得很好。此外，该方法还能很好地预测伪化合物的动力学，其原因是相互作用对总的静脉血浓度的影响很小。这种集总法对于减少二元相互作用研究数量来说非常重要，而且还适用于毒物代谢动力学行为和相互作用机制相似的物质的分类。

　　Price 和 Krishnan（2005）提出，对于已知的具有同一种酶的底物的化学物质，二元抑制常数的提前表征对于模拟多组分混合物内的相互作用并不是必需的。经过检验，由于这些化学物质的代谢相互作用通常是竞争性抑制，因此共底物的抑制常数（K_i）应该能反映它们对酶的亲和力，这与前面所述的 K_M 一样。他们在大鼠身上用挥发性有机化合物（二氯甲烷、甲苯、乙苯、间二甲苯、邻二甲苯、对二甲苯、三氯乙烯和苯乙烯）的混合物验证了这一假设。此外，值得注意的是，该研究中化学物质的 V_{max} 和 K_M 是通过 QSAR 方法估计的。与试验值相比，用此模拟方法最终获得了误差范围在 1.5 倍以内的毒物代谢动力学预测。在混合物 PBTK 建模中使用这种方法应该能大大减少用于开发多物质 PBTK 模型的二元相互作用研究的数量。如果所有化学物质都是有效、严格竞争同一个酶且相互之间不以任何方式相互作用，那么运用该方法就是合适的。这种方法可用作识别和验证竞争性抑制是否是二元相互作用机制假设的第一步。

　　最近，Emond 等（2005）模拟了 6 种 PCB 同源物在大鼠体内的混合物毒物代谢动力学。由于这些 PCB 是高亲脂性的，因此仅通过每个组织区室的脂质含量和血液循环中的脂质流量模拟了它们的动力学。他们没有对混合物中的所有 15 种二元代谢相互作用进行表征，而是使用所有这些化合物以混合物形式给药时的毒物代谢动力学数据来优化每种物质的代谢速率。代谢率通常随着剂量的增加而增加，这与（可能在 PCB 之间被预测的）酶促诱导机制一致。虽然这种混合物建模方法能在不需要所有 15 种二元相互作用的全部数据的情况下模拟混合物成分的后验动力学，但是该方法仅能用于预测代谢率被优化过的混合物的暴露情况（即比例和浓度）。这种方法在阐明混合物组分之间毒物代谢动力学相互作用机制方面具有重要的价值。

2.3.4　混合物 TK 建模在生态毒理学中的应用

由于生态毒理学旨在保护人口或群落组织中的物种，因此从逻辑上说，风险评估的监管测试侧重于评估人口或群落对化学物质的敏感性（即生存、发育和繁殖）。出于道德和成本的考虑，开发标准测试系统主要使用无脊椎动物进行试验，以尽可能减少脊椎动物测试。这样做的结果是，在生态毒理学方面没有很多可用的数据用于开发 PBTK 模型，而且可利用的测试系统经常无法提供获得所需数据的简单方法。对于脊椎动物来说，它们的大小应便于将其器官细分成不同的区室，且能够探索生物体内的化学物质分布。虽然基因组学、蛋白组学和代谢组学在研究靶器官方面相对适用，但是脊椎动物试验的主要限制是在伦理学方面，因此相关的研究很少。相反，虽然无脊椎动物物种中有许多相关研究，但是所用的生物体（如跳虫、线虫、等足动物、水蚤、藻类）非常小，很难研究化学物质在这些生物体内的分布和生物转化。因此，利用这种类型的生物研 TK 和 TD 特别难，而且在这种研究中仅能观测化学混合物诱导的效应，然后试着模拟在生物体内发生了什么。即使对一种生物进行了详细的研究，据此结果来对其他生物进行推测也很难。因为无脊椎动物由大约 50 种物种组成，它们在生理和生物化学上的差异很大。这就意味着，为了进行有用的推断，需要对每种最常见物种都开发一些模型。一般来说，研究中使用最多的物种是水生物种，它们的暴露和摄取途径类似，这对研究结果的外推很有帮助。采用陆地物种为研究对象的试验不太常见，因为最常见的陆地测试物种蚯蚓、拟蚓动物、等足动物和跳蚤等的接触和摄取途径差异非常大，此外它们的生理学和生物化学方面信息也常未知。采用秀丽隐杆线虫和果蝇作为后基因组研究中的目标生物，以及采用节肢动物如蜜蜂和熊蜂作为抵抗农药化学物质研究中的目标物种，可能会对基于生态毒理学的 TK 建模提供更多可用的毒性机制信息。

然而，目前大多数生态毒理学 TK 研究侧重于吸收和消除动力学，并且只能通过 DBTK 方法来模拟。这些研究通常只阐述了可检测化学物质的吸收和消除，以及这些化学物质如何受到其他化学物质的影响。此外，它们仍然属于黑盒模型。然而，对于许多应用方面来说，这种类型的研究可能已能满足需要了。

在目前的生态毒理学混合物毒性研究实践中，通常不会明确考虑毒物代谢动力学。有时候被测量的全身浓度会被用于剂量-响应分析中的附加剂量度量（Van Gestel and Hensbergen，1997）。许多 TK 方法都适用于单一化合物，很少有专门针对混合物的 TK 方法。然而，需要指出的是，在生态毒理学中常需要研究混合物的吸收和消除动力学。虽然它们可以提供可用的混合物数据，例如，许多研究进行了源于各领域被污染样品中各种化合物的吸收和消除的时间过程，如蚯蚓（Janssen et al.，1997；Matscheko et al.，2002；Jager et al.，2005），但通常还是认为这些研究属于"生物积累研究"而非"混合物研究"。在实验室动力学研究中，常将有机物掺杂到培养基中，如蚯蚓（Belfroid et al.，1994；Jager et al.，2003），这样做的优点是在同时暴露后，可以研究所有化合物的动力学信息，故而减少了测试所需的动物数量。在这些研究中，其默认的假设是化学物质不会影响对方的毒物代谢动力学。只要将剂量设置到无毒水平，这种假设就可能适用于大多数有机物，但是可能仍不适用于金属物质。以下的内容涵盖了当前生态毒理学中与 TK 相关的理论并列出了一些混合物相互作用的案例。

2.3.4.1　有机物

与在摄取和分布时有机物之间不存在相互作用的一般性假设相反，有很多例子证明了 TK 相互作用的存在，尽管这些相互作用一般与生物转化相关。例如，三嗪是一种已知的会通过增加活性氧的产生量来增强有机磷（OP）毒性的农药（Lydy and Link，2003）。PAH 是一种很均一的混合物，并且通常在风险评估和质量标准制定时考虑总 PAH 浓度，然而，PAH 在鱼类、等足类和弹尾类（如蚯蚓）动物体内代谢广泛，因此在混合物中它们及其代谢物之间相互影响的方式非常复杂，甚至表现出协同效应（Willett et al.，2001；Wassenberg and Di Guilio，2004）。汽油添加剂甲基叔丁基醚在鱼类体内可以增强荧蒽的生物转化（Cho et al.，2003），这可能与 PAH 生物转化的相互作用相关。增效醚是一种众所周知的混合功能氧化酶（细胞色素酶 P450）的抑制剂，可以作为拟除虫菊酯类杀虫剂的增效剂（Amweg，2006），也可能是 PAH 的增效剂（Lee and Landrum，2006a）及需要通过该途径活化的有机磷酸酯的拮抗剂（Ankley et al.，1991）。这些相互作用可能不仅具有化学特异性，而且具有生物物种特异性（如 P450 系统活性的变化），因此很难找到一个一般规律。从代谢角度来说，有机物发生相互作用的可能性很高，特别是像农药这样的物质，它们通常用于研究特定生物效应。在研究中，有些相互作用很容易预见，如使用增效醚作为拟除虫菊酯的增效剂，而另外一些相互作用却很难预见。例如，不同农药与 AChE 的可逆结合具有差异性；有机磷农药比氨基甲酸酯更倾向于可逆的结合。尽管它们具有相同的作用模式，并且在理论上都遵从 CA 模型，但是这两种化学物质之间的作用可能不是加和效应。此外，大多数有机磷农药需要经过代谢活化，而氨基甲酸酯则不需要经过代谢活化。因此，有时可以发现氨基甲酸酯和有机磷农药（二者均为 AChE 的抑制剂）之间没有交互作用，但是正如 Scholz 等（2006）在鲑鱼中所发现的，也有很多研究可以观察到该相互作用。马拉硫磷和麦角甾醇生物合成抑制（EBI）类杀菌剂在鸟类体内的相互作用是在代谢水平上相互作用后发生协同作用的案例（Walker and Johnston，1993；Johnston et al.，1994）。

Mackay 等（1992b）以预测毒性为研究目的，首次提出了将 1-室 TK 模型应用于混合物。在这个简单扩展的 1-室模型中，假设化学物质没有进行转化且它们在毒物代谢动力学过程中没有相互作用。最近，Baas 等（2009）针对有机物的复杂混合物也提出了一个类似方法。有些方法能清楚地模拟代谢，因此基本算是混合方法。Lee 和 Landrum（2006b）的损伤评价模型（DAM）假设了一个 1-室模型，可用于预测母体化合物的积累以及 Michaelis-Menten 生物转化（化合物经过该转化可生成一种不用考虑相互作用的代谢物）。母体化合物和代谢物都可在生物体内引起"损伤"。这种损伤的一部分可以被修复，并且随着时间的推移，损伤的总量会使得生物体发生死亡（图 2.9）。Ashauer 等（2007a）提出了一个针对混合物的类似于 DAM 的扩展模型，并且将其应用到 *Gammarus Pulex* 间断暴露于 2 种 AChE 抑制剂的研究中。

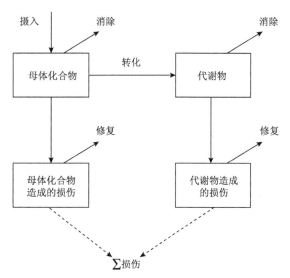

图 2.9　Lee 和 Landrum（2006b）的多组分损伤评价模型

2.3.4.2 金属

对于金属来说，吸收水平和动力学研究更为常见。原因是，大部分游离金属都是带电荷的离子，且需要转运蛋白（如离子通道）和特定的载体酶的辅助才能穿过生物膜。更为复杂的是，有些金属（如 Zn、Cu 和 Fe）是体内生理过程中必要的，因此它们是经过主动运输进入体内的。此外，为了在这样一种环境（不同条件如 pH、水的硬度和配体等常造成游离金属离子的吸收利用出现差异的环境）中生存，生物体已经进行了进化，形成了各种各样的生理机制来吸收机体所需的金属或处理过量水平的金属（Posthuma and Van Straalen 1993；Rainbow，2002）。因此，关于金属吸收的 PBTK 模型可能比有机物同等模型更加复杂。此外，由于金属之间具有相似性，它们可以在蛋白质的功能域进行相互替换并且可截断彼此的生物化学代谢途径，因此过量的金属在体内可能会发生相互作用。例如，对岸蟹的研究表明，重金属诱导产生的金属硫蛋白在这些金属二元混合物中要么表现为协同效应，要么表现为拮抗效应（Martín-Díaz et al.，2005b）。此外，这些相互作用可能具有物种特异性，如在蜈蚣中可以发现 Zn 对 Cd 的摄取具有拮抗效应（Kramarz，1999a），但是在地甲虫中却不是这样（Kramarz，1999b）。与之相似，Fraysse 等（2002）将亚洲蚬（*Corbicula fluminea*）和斑马贻贝（*Dreissena polymorpha*）暴露于 Cd 和 Zn 后，测定 ^{57}Co、^{110}Ag 和 ^{134}Cs 的吸收和净化作用。Zn 和 Cd+Zn 混合物增加了蚬和贻贝对 ^{110}Ag 的摄取。这两种金属也增加了这种放射性核素在贻贝中的净化作用，虽然这种现象只能在暴露于 Cd 的蚬中观测到。但这说明在种间进行外推时必须要非常小心。即使所涉及的功能性生物化学单元可能高度保守，但它们在不同生物间的调控可能也是不一样的。

金属 TK 模型的复杂性可通过生物配体模型（BLM）来说明（Paquin et al.，2002a）。在这些模型中，一般假设有毒金属的靶点位于生物表面，如鱼类的鳃膜。BLM 方法明确地考虑了物种形态，其与介质中有机和无机配体的相互作用，以及与靶点上其他离子（如 Ca^{2+} 和 H^+）的竞争作用。然而，正如 Slaveykova 和 Wilkinson（2005）讨论的那样，BLM 目前只能模拟均衡分布的情况，因此可能不是严格的 TK 模型。而且，BLM 没有考虑内部的再分配[一般认为毒性与外膜上的靶点相关，这在淡水鱼对部分金属的急性效应的诱导中已被广泛认可（Paquin et al.，2002a）]，因此该模型近期才应用于多种有毒金属暴露中（Playle，2004）。正如 Playle（2004）所证明的那样，BLM 虽然在实践中应用可能相当难，特别是对于靶配体不同的金属（Paquin et al.，2002a），但是仍为处理金属混合物提供了选择。此外，BLM 方法还有往更加复杂动力学方向发展的可能性（Paquin et al.，2002b）。

Bass 等（2007）用类似于有机物的讨论方式，运用没有 TK 相互作用的 1-室

模型分析了白符跳虫（*Folsomia candida*）暴露于二元重金属混合物后其生存数据
随时间的变化。需要强调的是，在这些试验中，Bass 等没有检测白符跳虫体内的
金属浓度；该研究中的毒物代谢动力学参数仅来自一段时间暴露后的生存模式。
在此案例中，在没有假定相互作用的情况下，可以很清楚地描述毒性数据，这说
明即使我们知道在毒物代谢动力学中可能会发生相互作用，但这并不意味着它们
能显著影响有机体中每种金属混合物的毒性。

2.3.4.3　有机物和金属的混合物

金属与有机物之间也可能发生 TK 相互作用。菲可以增加端足类动物 *Hyalella
azteca* 从沉积物中摄取镉（Gust and Fleeger，2005）。毒死蜱可增加同一物种对
甲基汞的积累，但甲基汞降低了由毒死蜱引起的乙酰胆碱酯酶的抑制作用，这可
能是因为形成了毒死蜱-甲基汞复合物（Steevens and Benson，1999）。

2.4　毒物效应动力学

2.4.1　概述

前面内容主要涉及的是化学物质的毒物代谢动力学方面，主要叙述了了解
和预测哺乳动物毒理学和生态毒理学研究中混合物行为的新方法（如基于生理
学的建模）。如前所述，很难区分毒物代谢动力学终点和毒物效应动力学的开
始（图 2.1）。因此，为了充分了解单个化合物或化学混合物的毒理学，应该对此
两方面均进行考稿。本节将讨论化学物质的毒性，并用哺乳动物生物学和生态学
中的例子来加以说明。

毒物效应动力学是关于生物系统毒性作用的研究，包括对细胞组分的影响和
与细胞组分的结合，以及这些反应的生物化学和生理学后果（IUPAC，1997）。
在生态毒理学中，毒物效应动力学研究的许多方面都比人体毒理学研究更复杂。
在毒物效应动力学研究中，主要争论事实上很简单，即生态学涉及动态环境中大
量相互作用的物种，而人体毒理学只涉及人类（详见 2.2.2 节）。就效应而言，与
人体有关的效应通常是一些特定的终点，如个体出生体重、肿瘤发生和生长、肝
脏或任一靶器官的坏死或酶诱导等。因此，在人体 TD 研究中，主要感兴趣的终
点是非常具体的，与有关效应机制有关而且研究可能还处于初级水平。相比之下，
生态毒理学通常涉及在个体或群体表现出的综合性的终点，如总体消退量、死亡
率和群体增长；以及在某些情况下发生的整体生物化学参数改变的水平，如小分
子代谢物分析（代谢组学）、基因表达（基因组学）和蛋白质谱（蛋白质组学）。

即使在生态毒理学中某些地方涉及了基因和代谢物的水平，它们也很少能直接与相关终点进行机制关联。生态毒理学能用于研究混合物，然而，正如 Bundy 等（2008）所表明的，生态毒理学研究有利于后期进行机制研究。Bundy 等发现能量代谢是 Cu 在红蚯蚓（*Lumbricus rubellus*）中的主要靶点。

　　实际上，这些差异意味着，对人体毒理学来说，一旦知道了特定靶器官中的最大化学物质浓度或者时间加权平均（曲线下的区域）（TK）和毒性终点，那么就有可能对潜在的健康风险进行预测。反过来，在生态毒理学中，通常将更多基于过程的方法用于研究内部浓度与研究终点的关系。例如，Poet 等（2004）描述了有机磷农药二嗪酮在人和大鼠体内的 TK/TD 模型，他们的 TD 终点是对几种酯酶的抑制，且是与轻微病态或长期神经问题相关的可接受抑制。在生态毒理学中，AChE 抑制并不是毒性终点，也不能进行测量，除非它与生活史的变化相关（Callaghan et al.，2001: Fulton and Key，2001）并可作为生物暴露标志物，而且可能与像存活和增殖这样的效应相关。循着这个思路，Jager 及其同事尝试了将有机磷农药的 TK 模型（包括与 AChE 的相互作用）与将受体占用和生存（Jager and Kooijman，2005）、生长和增殖（Jager et al.，2007）相关联的 TD 模型进行联合。

2.4.2　基础药效学、毒物效应动力学和动态能量预算模型

2.4.2.1　人和哺乳动物毒理学中的药效学研究

　　在制药工业的早期开发中，研究者引入了用于模拟生物体生物化学和生理学效应的方法，这些方法通常被称为"药效学"（PD）。对化学混合物进行研究，在很大程度上是因为对潜在药物-药物相互作用的关心和对联合治疗（多药疗法）的兴趣。研究中涉及的 PD 终点范围很广，包括对中枢神经系统、肾脏、心血管和抗微生物活性的影响。这些研究主要是为了获得某种形式的预测能力，并且可通过各种数学和统计分析对药效学相互作用的结果进行分析。因此，人们开发了不同的药效学建模方法。在制药相关文献中可以看到很多这样的 PD 建模例子，本书并未对该领域进行深入的研究，有兴趣的读者可以参考对计算毒理学书籍进行总结的综述（Reisfeld et al.，2007），或者可以参考其中引用的单篇文章。2.4.3.1节主要集中讨论了药效学或者毒理学家所说的毒物效应动力学（TD），它们与基于生物体毒理学相互作用的毒物效应动力学建模相关。

　　早期，在与药物相关的模型中通常没有将时间作为一个独立变量。虽然在本章中将这些模型说成是 PD 模型，但无论是否从严格的意义上讲，这都是一个具有潜在争议的话题，本章将这样的模型视为药效学模型。最近的模型除了包括基于描述和回归的数学分析，还纳入了机制信息或生理信息。这些最近开

发的药效学和毒理学模型被称为基于机制的药效学模型和生理药效学模型（见 2.4.3.1 节）。

　　为了对制药文献中早期 PD 模型开发和相关内容进行概述，简要总结了由 Jonkers 等（1991）所做的关于 S 形 E_{max} 模型的工作。这些研究人员研究了外消旋美托洛尔（一种选择性 β-受体阻滞剂）以及两个人类亚群中活性 S-异构体的药效学，这两个人类亚群是：快代谢型（EM）和慢代谢型（PM）。他们所研究的药物效应是美托洛尔对间羟异丁肾上腺素诱导的低血钾症具有拮抗作用。通过 S 形函数（即药效学模型），他们成功模拟了人体血钾浓度与药物浓度的关系（即药效学相互作用），该函数是对 Hill 方程进行改进后得到的，其中 Hill 方程源于 Holford 和 Sheiner（1981）早期对竞争性拮抗（即 S 形 E_{max} 模型）的研究。该模型可用下列等式表示：效应（E，血钾浓度），间羟异丁肾上腺素浓度（C，β-2 肾上腺素受体激动剂）和抑制剂浓度（IC，美托洛尔，外消旋或对映体，β-受体阻滞剂）：

$$E = E_0 - \frac{(E_0 - E_{max}) \cdot C_e^n}{EC_{50}^n + \left[EC_{50}^n \cdot \dfrac{C_{meto}}{IC_{50}} \right] + C_e^n}$$

其中，E_0 为没有间羟异丁肾上腺素时的血钾浓度；E_{max}、EC_{50} 和 n（Hill 系数）为安慰剂预处理后评估得到的间羟异丁肾上腺素的"药效学参数"，而且，EC_{50} 为 E_0 和最大效应（E_{max}）的平均等价效应，因此 EC_{50} 和 E_{max} 与间羟异丁肾上腺素处理有关；C_e 为间羟异丁肾上腺素在"效应室"中的浓度[正如 Jonkers 等（1991）所定义的那样，它是一种假设的由一级过程与血浆或中心区室相连的区室]；C_{meto} 为美托洛尔的浓度；IC_{50} 为与最大受体占用率的 50%相对应的美托洛尔的浓度；指数 n 为"表示关系 S 形的因子"（Jonkers et al., 1991），是决定拟合实验数据曲线形状的重要因子。需要注意的是，这种改良过的 Hill 方程主要用于实验数据的曲线拟合，没有太多的生物学意义。

　　基于如上所述的 S 形 E_{max} 模型，类似的方法和药效学分析已经被用于很多药物-药物相互作用的研究中（Mandema et al., 1992a, 1992b; Mould et al., 1995; Lau et al., 1997; Strenkoski-Nix et al., 1998; Tuk et al., 2002; Jonker et al., 2003; Huang et al., 2005）。然而，需要说明的一点是，除了 S 形 E_{max} 模型外，制药文献中还有很多不同的药效学模型。

2.4.2.2　毒物效应动力学的生态毒理学方法

　　如之前所述的原因，与人体毒理学（如酶的抑制）相比，生态毒理学主要使用了更高水平的生物组织（如生长速率）作为处理终点。由于生态毒理学涵盖的物种具有多样性，因此生态毒理学研究和建模机制的多样性更丰富。在考虑物种间差异的复杂性（如在生命阶段和性别之间的差异复杂性）之前，需要考虑每一种物种都有其独有的特征和所在的生物类群物种。由于传统的保护生态系统的观念以及相关知识的缺乏，因此进行生态毒理学研究非常困难。为了解释生物和系统间如存活、总生长和增殖这样的终点，必须了解化学物质暴露和测量效应之间的机制，但在生物和系统内的很多机制联系仍然未知。当以存活和亚致死为研究终点时，情况有所不同，将在下面予以阐述。

2.4.2.2.1 用于生存分析的方法

目前，死亡的确切机制尚不清楚；一种动物可能会死于体内各种有毒物的入侵。目前有两个基本竞争概念：个体耐受概念和随即死亡概念。个体耐受概念认为动物体内浓度超过某个临界水平时就会发生死亡（Kooijman，1981；Mackay et al.，1992b；McCarty and Mackay，1993）。并不是所有被暴露的动物都会死亡，因为个体的临界值不同。这个概念与临界体内残余（CBR）密切相关（McCarty and Mackay，1993）。一般认为在 CBR 内的水平会导致被测试群体产生一定大小的效应（通常为 50%的死亡率）。这种方法在生态毒理学中应用得非常普遍，并且通常认为其是典型 S 形剂量-响应曲线中的隐含机制（如在概率分析中群体灵敏度的对数分布假设）。不过，这种方法存在一些严重的缺陷。大量的研究表明 CBR实际上并不是恒定不变的，而是随时间的推移不断减少（De Maagd et al.，1997；Lee et al.，2002b；Landrum et al.，2004；Schuler et al.，2006）。另一个问题是存在潜在死亡率；也就是说，暴露停止后死亡率也会一直存在（这在个体耐受性理论中是不可能的）（Zhao and Newman，2004）。换言之，全身残留物的动力学与观察到的死亡率动态不相符。为了解决这种差异，Lee 等（2002a）引入了损伤评价模型（DAM，见 2.3.4.1 节和图 2.9）。该模型包含了一个附加的"损伤"状态变量，从而使动力学的自由度更大（以一个附加参数为代价）。根据个体耐受性理论，当损伤超过某个关键水平，动物会立即死亡。该模型已经被成功地应用于若干案例（Landrum et al.，2004；Schuler et al.，2006），但是它仅在单一效应水平下进行过测试（即描述 LC_{50} vs 时间）。与个体耐受性理论一样，目前还没人尝试描述整个剂量-响应-时间曲面。

大部分关于个体耐受性理论的工作主要集中在有机物中。其中一个原因可能是，对于金属而言，CBR 在整个机体内的适用性有限。由于体内金属的区域化以及调节和解毒机制的存在，全身残留物不可能仅与毒性相关（Lock and Janssen，2001；Vijver et al.，2004）。尽管人们已经提出了很多类似 TD 的方法（Paquin et al.，2002b），生物配体模型（BLM）认为金属积累的临界水平取决于生物配体，而不受时间影响。

个体耐受性理论有一些不切实际的特点（Kooijman，1996；Newman and

McCloskey 2000）。其中最重要的是，如果进行敏感性分布，那么试验结果便表明试验中的幸存者是相对不敏感的个体。顺序暴露的试验表明这种（至少作为主导机制）预测是失败的（Newman and McCloskey, 2000; Zhao and Newman, 2007）。有足够的理由可以得出这样一个结论：个体阈值模型不足以解释观察到的剂量-响应关系，并且死亡率在个体水平上是一个随机过程（Bedaux and Kooijman, 1994; Kooijman, 1996; Newman and McCloskey, 1996; Zhao and Newman, 2007）。在恒定暴露下，根据这两种理论会得到到不同的死亡率时程关系（Kooijman, 1996）（图 2.10），并且对顺序暴露来说会得到非常不同的结果（Newman and McCloskey, 2000; Zhao and Newman, 2007）。实际上，敏感性差异和随机性都能影响死亡率。个体的灵敏度也会有所不同，特别是在野外种群中，但是很清楚的是随机成分也会影响死亡情况。处理随机事件的方法包括生存分析或时间-事件分析（Bedaux and Kooijman, 1994; Newman and McCloskey 1996）。对于工业实践来说，这种方法在很长一段时间内都是失败的（Muenchow, 1986）。Bedaux 和

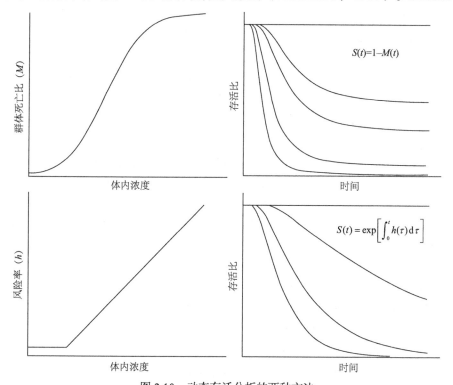

图 2.10　动态存活分析的两种方法

图中所示存活比（S）是在一定浓度范围下的存活比（每条线代表一个不同的剂量）。顶部：个体耐受概念认为当生物体暴露超过其个体耐受阈值时，会立刻死亡（此例中的阈值是正态分布的，体内浓度与死亡率之间呈现 S 形曲线关系，M）。底部：随机模型认为体内浓度（在一定的阈值内）会增加生物体的死亡率（体内残留与风险之间是一种线性关系，h）

Kooijman（1994）将生存分析与 TK 模型联系起来，将存活描述为时间的函数（即危险率与高于阈值的浓度成正比）。Newman 和 McCloskey（1996）在外部浓度和危险率之间建立了一种经验关系。

2.4.2.2.2　用于生长和增殖分析的方法

个体耐受性理论不能用于亚致死终点。生态毒理学家通常不对量子式效应（对响应个体的数目进行计数）进行研究，而仅对连续效应（增殖产量或体重克数）进行研究。在 LC_{50} 水平浓度下，测试群体中的 50%会发生死亡。相比之下，在 EC_{50} 水平，无法观察到群体中的一半数量的个体停止增殖且另一半以对照组一样的速率持续增殖。相反，往往观察到的是所有个体的增殖产量都会下降（平均值比对照低 50%）。因此，S 形的剂量-响应关系不是个体之间差异作用的结果[见 Lutz 等（2006）的进一步讨论]。此外，将某种效应大小与体残留物进行关联也是不现实的（如在 CBR 方法中对生存分析所做的那样），因为即使是在不断暴露的情况下（Alda Álvarez et al., 2006a），EC_x（和 LC_x）值也可能会以相当奇怪的方式发生改变。对于连续效应来说，无法观察到像"EC_x初始暴露"一样的效应。

应激源可以通过扰动正常系统中的某些过程而产生效应，因此必须先了解正常系统。对于生态毒理学而言，这意味着我们必须对生长和增殖紧密连接在一起的过程进行及时处理，并对毒物如何干扰这些过程进行假设。由于所处理的终点是高度集成的，因此仅在分子水平上试着对过程进行详细模拟是不够的。除了参与如增殖这些生理过程的化合物、基因和酶的数量外，最终得到的模型也具有高度的物种特异性。相反，把重点放在资源分配和能量预算水平上是比较实际的做法。有机体对应激源应答的整个过程的分子研究结果对能量水平或分配如何受到影响能提供很好的提示（Swain et al., 2010）。因此，分子应答分析要么可以提供一个基于能量预算分析的起始假设，要么可以协助解释它的发现。

所有动物都是通过食用食物来进行生长、发育及繁衍后代。能量预算方法主要是应用质量和能量守恒定律来理解食物中的能量转化为代谢过程中燃料的过程。当毒物可以减少有机体的增殖时，动能学必然参与了这个过程；显然，用于繁衍后代的能量较少意味着生物体只吸收利用（如摄食率的减小）了较少的资源或资源主要用于其他代谢过程（如防御毒性损害过程）。另一种可能性是毒物会影响生育过程，从而对繁殖产生间接影响，因为身体的大小决定了摄食率并影响增殖的起始。因此，要对生长和繁殖的毒性效应进行理解就需要将摄食、生长、发育和繁殖作为一个紧密相连的动态过程进行量化理解。生态毒理学中最完全和能得到最佳能量预算的方法可能是动态能量预算（DEB）（Kooijman，2000，2001；

Nisbet et al.，2000）。该理论阐述了代谢组织系统中的简单规则，即生物如何获取并利用资源来进行生长、发育和繁殖。实际上，可以将毒性效应看作是一个正常分配过程的中断。其作用模式是基于生理学分配过程，因此与描述分子机制（如AChE 抑制）或总毒性表现（如麻醉）的作用模式方法并不直接相关。Kooijman和 Bedaux（1996）首次将 DEB 理论应用于处理生态毒理学的测试数据，并将 TK建模（一个解释生长的 1-室模型）与水蚤（*Daphnia*）的生长和繁殖效应及时联系起来。一般认为毒物的内部浓度可对资源分配的一个或多个过程产生影响。在大多数的生态毒理学研究中，人们对于毒物代谢动力学和动能参数一无所知，仅对效应的时程关系有些了解。因此，要得到这些参数一般必须从毒性的时程关系中进行独立推导。而且，生理作用模式也必须根据效应的时程关系推导得出。然而，不同的作用模式对生长和繁殖的影响可能不同（Kooijman and Bedaux 1996；Jageret al.，2004；Alda Álvarez et al.，2006b）。因为一般情况下没有关于毒物对能量影响方面的可用信息，所以生理作用模式只能代表相当宽泛的分配模式（图 2.11）。

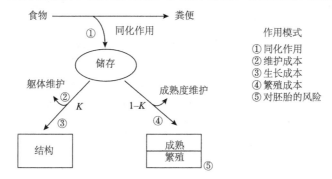

图 2.11　动态能量预算模型示意图（Kooijman and Bedaux，1996）

数字代表毒物可能影响资源分配的地方

　　当然，模型复杂性的可接受度与试验数据的详细水平密切相关。在大部分生命周期中，如果身体大小和繁殖产出随时间变化的数据可用的话，那么得到的能量预算方法通常信息最全面。Jager 等（2004），Alda Álvarez（2005）和Pieters 等（2006）的研究是将 DEB 理论应用于单个物质的生命周期毒性数据方面的很好例子。要建立相对复杂的 TD 模型还需要其他类型的试验数据（如分子水平的数据），当研究终点是生长和繁殖这些类型时，不应忽视资源分配情况。

　　DEB 理论在鸟类和哺乳动物中也适用（Kooijman，2000），但是迄今在毒性效应预测方面尚未得到广泛应用（因为比起资源分配改变，人体毒理学更关注一些特定效应）。然而，van Leeuwen 等（2003）关于肿瘤生长的研究表明 DEB 方法在该领域具有一定的应用潜力。

2.4.3　混合物 TD 在人和哺乳动物毒理学中的应用

2.4.3.1　使用基于生理学或生物学的模型研究化学混合物的毒物效应动力学

由于基于生理学的化学混合物毒效应 PBTD 建模仍处于初级阶段，因此通过一些出版的和一份未出版的二元混合物研究案例对 PBTD 进行简要讨论。关于 PBTD 建模基本原理的更多细节以及一些案例的具体信息将在下面进行讨论，建议读者去查阅相关原始文献。

化学混合物非癌效应的毒物效应动力学建模

非癌效应的一个最早案例是：基于可导致死亡的交互式肝毒性机制，应用计算机对甲基吡咯酮（也称十氯酮）和四氯化碳（CCl_4）之间的毒理学相互作用进行 PBDT 模拟。简而言之，CCl_4 是一种众所周知的肝毒剂。CCl_4 通过细胞色素 P450 酶系统代谢形成自由基之后产生毒性，CCl_4 的毒性效应是一种脂质积累（脂肪变性、脂肪肝）和可导致肝细胞死亡（坏死）的退化性过程。十氯酮是在环境中发现的灭蚁灵（一种用于控制红火蚁的农药）的光解氧化产物排放后的一种污染物。在相对较低的水平下（如以 10 mg/kg 的剂量通过饮食摄入），通过饮食重复给药十氯酮 15 天不会对肝脏产生明显的毒性。一般认为十氯酮和 CCl_4 之间的毒理学相互作用是肝脏再生过程中由酮类物质诱导引起的损伤。有些已发表的文章对这些机制研究进行了总结（Mehendale，1984，1991，1994）。图 2.12 显示了这种毒性相互作用的理论模型。

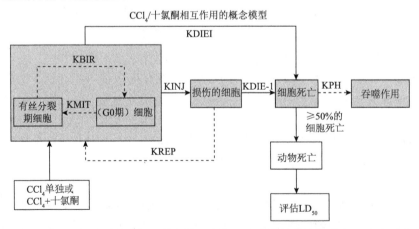

图 2.12　用于 CCl_4 和十氯酮相互作用的一种基于生理学的药效学（PBTD）概念模型

KMIT 是有丝分裂速率常数；KREP 是损伤细胞修复速率常数；KBIR 是细胞生成速率常数；KINJ 是毒物损伤细胞速率常数；KDIEI 是细胞正常死亡速率常数；KDIE-1 是细胞由于损伤而死亡的速率常数；KPH 是细胞吞噬速率常数[该图是在 El-Masri 等（1996a）的允许下重新绘制的]

El-Masri 等（1996a）基于酮类和 CCl₄ 之间的毒理学相互作用机制构建了一种 PBTD 模型。该 PBTD 模型目前已经得到文献研究验证，并且能够对 CCl₄ 单独或者与酮类预处理后进行联合暴露诱导的有丝分裂、损伤和细胞固缩（死亡）的时程关系进行计算机模拟。该模型也可进一步与 Monte Carlo 模拟联合预测 CCl₄ 单独或者与酮类联合暴露诱导的急性死亡。在这种情况下，在计算机上（即生物信息毒理学）与 Monte Carlo 模拟进行关联可以为急性毒性研究提供每个剂量 1000 只动物的样本量。而在现实试验中，由于资源和伦理的限制，考察样本量是不可能达到这么大的。因此，El-Masri 等（1996a）对酮类和 CCl₄ 的 PBTD 研究说明运用生物信息毒理学去开发预测混合物毒性的模型是有价值的。虽然这些模型通常都未被验证，但是它们为某些情况提供了可选方案，如在低剂量时要获得良好的数据或者验证模型的样本量要符合伦理时，这些模型或可一试。

第二个案例是关于三氯乙烯（TCE）和 1,1-二氯乙烯（DCB）之间毒物效应动力学相互作用的 PBTD 建模。TCE 和 DCB 可以结合和消耗与内源性肝谷胱甘肽（GSH）有关的肝脏 GSH，这是 DCE 毒性的一种保护性机制。利用 PBTD 模型可以识别肝脏 GSH 对这两种化学物质产生最低响应的关键时间点。有些研究人员已经开发出了一些预测能引起肝脏 GSH 消耗的相互作用的 PBTK 模型（D'Souza et al., 1988；Frederick et al., 1992）。用 DCE 进行的模拟气体吸收（吸入）试验揭示 DCE 能显著消耗肝脏 GSH。大鼠暴露的 TCE 量高于 100ppm（在吸入的空气中的浓度）时可以抑制 DCE 消耗肝脏 GSH，这说明 DCE 生物转化成活性代谢物受到了代谢有关的竞争性抑制。TCE 暴露低于 100ppm 时对抑制 DCE 消耗肝脏 GSH 无效。El-Masri 等（1996c）进一步将这些定量分析用于构建 TCE 和 DCE 的"相互作用阈值"。这个例子再一次说明很难对 TK 模型和 TD 模型做出明确定义。TCE 可以抑制 DCE（TK）的生物转化，但是因为 TCE-DCE 相互作用可以直接影响肝脏中 GSH 的水平，所以它也是一种 TD（GSH 的消耗被认为是效应）。

Timchalk 和 Poet（2008）最近发表了一篇很值得在此进行特别讨论的文章，这篇文章是关于用 PBTK/TD 模型预测两种有机磷杀虫剂，即毒死蜱和二嗪农化合物组成的混合物的剂量和胆碱酯酶抑制作用之间的关系。基于该实验室早年开发的单个物质的 PBTK/TD 模型，Timchalk 和 Poet（2008）报道了一种用于模拟毒死蜱和二嗪农的二元相互作用的 PBTK/TD 模型。在这个模型中，Timchalk 和 Poet（2008）考虑了许多重要的代谢步骤[CYP450 酶介导的活化和许多酯酶 B-酯酶或对氧磷酶-1（PON-1）的解毒作用]，以及代谢上的相互作用。因此，他们的二元 PBTK/TD 模型含有以下几种机制基础：①每一种农药可以通过 CYP450 酶抑制其他农药的代谢；②两种农药加和的 B-酯酶代谢；③没有 PON-1

相互作用存在。最终的模型模拟结果和试验数据具有很好的一致性（Timchalk and Poet，2008），因此他们认为这两种农药在环境相关的低剂量暴露条件下，它们的毒物代谢动力学为线性且胆碱酯酶抑制作用为剂量加和效应。另外，这个模型中可能也存在关于 TK 或 TD 的争论。它被作为 TD 是因为 TK 相互作用会影响 AChE 抑制。然而，这种相互作用不是发生在乙酰胆碱酯酶水平上，而是发生在代谢水平上（TK）。

2.4.3.2　化学物质及二元化学混合物的癌症相关效应的毒物效应动力学建模

另外一个基于生物学的毒物效应动力学建模的案例是与致癌相关的被刺激的肝细胞克隆生长的计算机模拟。这项研究的发展动力源于人们迫切希望找到一种可以在不用进行人力密集型的慢性致癌症生物试验就可以评估化学物质或化学混合物的致癌潜力的方法（Yang，1994，1997；Yang et al.，2004）。用于该研究开发的试验动物模型是 Ito 等（1989a，1989b）的中期激发-促进生物试验的修改版。这是一种相对短期的激发-促进试验，并且该改进的试验将毒物代谢动力学也包纳进入试验设计中。该试验方案通过识别以胎盘型谷胱甘肽（GST-P）表达为终点标志的肝前肿瘤灶可在 8 周内对致癌潜力进行评估。

克隆生长模型是在两步致癌模型的基础上建立的（Moolgavkar and Luebeck，1990；Moolgavkar and Venzon，2000），其中，癌症发生过程中有两个关键限速步骤：①从正常细胞到激发的细胞；②从激发的细胞到恶化细胞的状态。该模型能够与相关的生物信息进行结合，如组织生长和分化的动力学以及突变率。克隆生长随机模型采用离散时间数值方法得到，在该方法中时标轴被分割成一系列的时间间隔，这些时间间隔之间的参数可以改变，但是间隔内的参数不能改变。为了表示细胞状态的多样性和多种细胞行为变量的时变性质，数值模型采用递归模型。通过该模型，可以准确描述正常肝的生长情况，然而其他的细胞事件只能使用随机模拟进行描述。该方法使描述具有时间依赖性的复杂生物过程变得很方便，并且可以在短期试验中通过限速步骤获得的数据外推得到长期接触致癌性的情况。

在克隆生长随机模型中的另一个重要概念是为 GST-P 焦点的发展引入了两个激发细胞群（称为 A 细胞和 B 细胞）的假设（Thomas et al.，2000；Ou et al.，2001，2003；Lu et al.，2008）。图 2.13 展示了这种假设的一个概念性流程图。B 细胞是被激发的细胞，它能在抑制激发 A 细胞和正常肝细胞生长的条件下具有选择性生长的优势。使用 2-细胞假设来描述二乙基亚硝胺（DEN）（部分肝切除手术）对照数据也表明了在早期致癌期间，DEN 处理后随着抗性表型的出现，激发克隆存在多种表型。

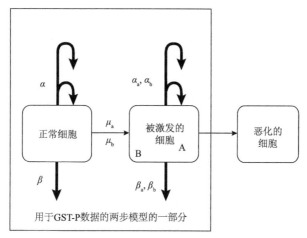

图 2.13　简单的两步致癌模型

该框架评估了用于充分描述肝 GST-P 焦点生长动力学的两种激发细胞群的概率。正常肝细胞的细胞分裂和死亡率分别用 α 和 β 表示。每天每次分裂成 A 或 B 激发细胞的突变率分别用 μ_a 和 μ_b 表示。A 细胞和 B 细胞的分裂和死亡率分别用 α_a、β_a 和 α_b、β_b 来表示

2.4.3.3　生物化学反应网络建模和基因-蛋白质网络建模

研究化学混合物的最终目标是能够预测化学混合物的毒性，无论其复杂性如何。鉴于商业上可使用的化学混合物的数量犹如天文数字，仅靠人力密集水平的试验是不可能解决化学混合物问题的。因此，我们认为利用计算机建模和试验工作相结合的方法对研究化学物质、化学混合物以及多应激源的毒理学很重要。生物学可以将计算机技术作为一种可替代的研究方法，其在节约资源并尽量减少试验动物数量方面有很大优势。在过去的几年中，像"反应网络建模"这样的工具已经可以在分子相互作用的水平上进行计算机模拟（Klein et al.，2002；Liao et al.，2002；Liao，2004；Reisfeld and Yang，2004；Yang et al.，2004，2006；Mayeno et al.，2005）。虽然类似的工具仍处于发展阶段且尚未进行应用，但是已经出现了一种在化学混合物毒性及其风险评估方面具有潜在预测能力的方法（Yang et al.，2010）。以下是这种方法的一个框架。应该注意到生物化学反应网络建模虽然是毒物效应动力学建模工具，但是因为它与反应机制密切相关，因而是毒物代谢动力学和毒物效应动力学的整合。详细探讨生物化学反应网络建模已经超出了本章范畴，读者可以参考 Yang 等（2010）的文章以获得更多的信息。

1）对于给定类别的化学物质（如多氯联苯），选择一种化学物质或同类物质"训练集"，所涉及的基于酶的反应原理来源于已知的生物化学的或化学的反应机制。将信息输入一个"转化"数据库。在该阶段可以使用适当的软件对化学物质进行定性生物化学反应网络分析。在这里，"定性"表明了代谢物的量和它们的相互

作用可以通过预测得到，但是对这些化学物质进行"定量"预测目前还做不到。

2）通过使用来源于人类的酶（如细胞色素 P450 酶的同工酶、环氧化物水解酶、Ⅱ相酶）对训练集中化学物质的关键酶动力学进行研究。为了确定在独立或者相互作用条件下的动力学速率常数（如 K_M、V_{max}），这些研究通常包括单个化学物质及化学混合物，且速率常数被纳入到"动力学"数据库。利用适当的软件，预测训练集中化学物质的定量和定性生物化学反应网络在这个阶段是可行的。

3）通过 QSAR 和基于适当描述符的分子模型计算（如这些化学物质的物理化学和量子化学特性，以及酶活性位点的构象），可以在训练集以外但在化学类别以内推导化学物质或者同类物质的动力学速率常数。

4）对于在训练集以外但在化学物质类别以内的化学物质，包括化学混合物，在此阶段对其生物化学反应网络进行定性和定量预测都是可行的。随着验证越来越多，这类预测的置信水平也会增加。

5）通过将生物化学反应网络模型与普通 PBTK 模型相结合，可以识别整个生物体中关键代谢物的毒物代谢动力学。由于可以识别和量化给定器官或组织中的毒性或者活性物质，因此具有给定物质毒理学知识的研究者就可以评估这些器官和组织中的最终毒性效应。利用这样的方式，化学混合物中的该类物质在整个生物体中的毒性就可以推算出来。

6）随着越来越多化学物质的种类（以及相应的生物转化和动力学数据）被引入到模型框架中，生物化学反应网络模型预测能力的范围也得到了扩展。在某些情况下，可以通过这种方法评估和预测任何组分和组分数量的化学混合物的毒理学。

2.4.4　混合物 TD 在生态毒理学中的应用

常量 CBR 方法（参见 2.4.2.2 节）已经应用于预测麻醉药物在单一时间点的混合物毒性（如，Van Wezel et al.，1996；Leslie et al.，2004）。然而，在生态毒理学中，如我们所知只发表了少量关于及时模拟混合效应的文章。McCarty 等（1992）将一个 1-室 TK 模型和一个固定 CBR 模型进行联合来描述混合物的 LC_{50}，已经将 CBR 理论扩展到了混合物对存活的影响。Lee 和 Landrum（2006a，2006b）将更复杂的 TK 模型和个体耐受性理论联系起来描述母体化合物和代谢混合物的影响（图 2.9）。他们通过运用一个固定的临界水平损伤来得到个体耐受性理论。他们的模型相当于在测试人群中假设阈值呈指数分布。但是，这些方法的局限性是都只能在 50%效应水平下进行测试。因此，需要更多专门的试验工作来测试这些方法的能力。Ashauer 等（2007a）提出了 DAM 方法的混合物扩展版，并且应用此法成功地测试 AChE 抑制剂的间隔给药。

最近，Bedaux 和 Kooijman（1994）的随机方法已经扩展应用到了混合物，并且在二元混合物的全剂量响应上进行了测试。Bass 等（2007）将其拓展到了混合物，他们分析了六种重金属混合物对白符跳虫（*Folsomia candida*）存活影响的数据。关键是他们在超过 21 天的试验中每天对白符跳虫的存活进行打分。由于使用的是 TK/TD 联合方法，因此他们将包含 8 个参数的函数同时用于拟合所有时间段的存活数据。请注意，该方法可以对原始存活数据进行描述，而不仅仅是 LC$_{50}$（图 2.14）。经典的剂量-响应曲面分析（如 Haas et al.，1996）一般不能处理实时数据，因此每一个时间点的结果都必须进行单独分析。使用 Jonker 等（2005）的描述性响应曲面分析（详见 4.5.2 节），每个时间点需要 5～7 个参数（这说明需要使用 100 多个参数拟合整个数据集），这表明数据集中会有一系列实时改变的相互作用。有趣的是，随机模型在无须引入任何额外参数的条件下可以对大部分混合物数据进行拟合。这也可能表示相互作用的识别或产生于化合物之间的毒物代谢动力学差异（图 2.2），或是由特定时间点的随机误差引起的假象，这种随机误差导致的假象也可以解释为特定的相互作用缺乏可重复性（Cedergreen et al.，2007）。

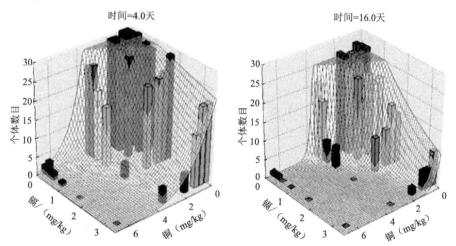

图 2.14　一个用随机模型拟合铜和镉混合物对白符跳虫（*Folsomia candida*）存活率影响的例子
（Baas et al.，2007）

虽然只展示了两个时间点的观察值，但是该模型可以对所有时间点的所有数据同时进行拟合

目前，几乎没有对亚致死终点进行的研究。Van Gestel 和 Hensbergen（1997）及 Jonker（2003）的研究是少数几例研究亚致死终点的研究。但是，作者并没有应用 TK/TD 模型来分析他们的数据，而是简单地将每个时间阶段的数据当作一个新的数据集来处理。有意思的是，他们发现貌似混合物相互作用可以随时间发生变化，并指出需要更多的机制模型来分析和理解这种行为。

目前，用于分析亚致死终点的 DEB 法已经被成功地应用于一系列的化学物质和生物中，但是还没有应用于混合物，尽管 Kooijman（2000）对其在混合物方面可能的应用进行了推测[Jager 等（2010）在已发表的文章中第一次应用其预测了含有 2 种 PAH 的简单混合物]。然而，目前在此方面已经有了一些有应用前景的化学物质和其他应激源（特别是食物限制）联合的案例（Heugens，2003；Pieters et al.，2006），而且 Jager 等（2004）和 Alda Álvarez 等（2005）还对其进行了模拟。有趣的是，如果 2 种化合物影响的是不同的能量分配过程（如维持过程和同化过程），由于 DEB 模型中的分配原则，这些过程之间的生理相互作用事实上已不可避免。而且，DEB 法还表明毒物代谢动力学上的相互作用像毒物效应动力学一样可以被身高和生长速率影响。因此，可以预见，基于能量预算的模型分析在即使不考虑化合物之间的统计学相互作用的条件下，与经典的 CA 和 IA 分析也具有一定偏差。总体来说，这种方法具有很大的潜力，但仍然需要进行严格的测试。最佳的数据集包含生命周期中大部分的生长和繁殖数据，这对于混合物来说是相当大的资源要求（特别是如果只能通过破坏性采样才能获得的观测数据）。能量预算方法不能完美地拟合所有的物质，但是它对最简单的混合物来说还是值得尝试的。其与模型预测的偏差会提供给研究者更多有关潜在机制的信息，而不仅仅只表示一个纯粹的描述性统计学信息，它为进一步的机制研究提供了方向。

2.5 总 结

2.5.1 毒物代谢动力学

2.5.1.1 人和哺乳动物毒理学

如 2.3 节所述，人们在开发用于模拟和预测混合物成分的毒物代谢动力学的模型方面进行了大量的努力，但是这些模型仍处于萌芽阶段。到目前为止，用于模拟混合物毒物代谢动力学相互作用的二元到多元化学物质推断方法已被证明是有效的（见 2.3.3.2 节），但在非代谢性相互作用的研究中却存在着巨大的挑战。这种方法在科学上非常吸引人，因为它可以使用二元相互作用中的信息。然而，它的主要缺点是需要获得多元化学混合物信息和资源数量较大。化学物质分类是一种可以减少所需信息的潜在方法。该方法在体外研究中的使用表明，在获取二元相互作用信息和参数值方面具有很大的应用前景。

其他一些新兴的技术肯定也会提高我们解决二元相互作用机制的能力，同时也有利于我们使用基于二元相互作用的混合物 PBTK 模型。这些新技术包括各种计算机技术，它们可以预测配体-酶的相互作用，如 QSAR 或与异源生物质生物转化相关酶的 3D 建模（De Graaf et al.，2005）。此外，生物化学反应网络也是一种非常有应用前景的工具，它在预测反应速率和抑制常数方面很有效（Mayeno et al.，2005）。

2.5.1.2　生态毒理学

生态毒理学领域使用 TK 模型分析混合物毒性数据的案例很少。McCarty 等（1992）和 Baas 等（2007，2009）使用没有动力学相互作用的 1-室模型进行了相关研究。Lee 和 Landrum（2006a，2006b）提出并测试了一个更精细的模型来解释生物转化和额外的损伤状态（2.3.4.1 节和图 2.9）。目前，已经开发了很多针对单个化合物的模型，并且它们在生态毒理学领域已经得到了成功应用。在不久的将来，大多数的 TK 模型可能都能应用于化学混合物，尽管目前还需要对摄取和排泄动力学的相互作用、代谢转化相互作用以及靶点结合的相互作用进行进一步的研究。

目前对于许多生态毒理学应用来说，我们不需要使用更复杂的模型，将生物体作为 1-室模型对全身残留物以及混合物 TK 来说是个不错的初始选择（依赖于实际遇到的问题）。当然，对于有些比较简单的情况可能不需要应用模型，有些复杂情况可能需要应用更为精细的 PBTK 模型。这些情况包括内部再分配较慢以至于 1-室模型不适用的生物体，以及具有可以对化学物质进行处理和解毒组织（在这些组织中可能会发生相互作用）的物种。还有一些情况是，受体相互作用动力学或者内损伤积累可能需要作为额外变量进行明确的建模（见 2.3.4.1 节）。然而，通常我们建议首先使用简单的 1-室模型，并在需要时（鉴于可用的有限数据）再构建更为复杂的模型。对于单个金属物质而言，水生生物学领域有越来越多的证据表明，将内部金属浓度与毒性进行关联的生物动力学建模是有效的。该方法考虑了游离状态和具有生物活性的金属在总金属中的比例，然后再进行建模（Rainbow，2002；Luoma and Rainbow，2005）。为了更好地评估有机物的摄入和影响，应该将基于膜-水分配（Escher and Sigg，2004）和化学活性（Reichenberg and Mayer，2006）的数据纳入考虑，这样做能提供跨物种外推的信息。对于金属混合物，处理联合毒理学的方法必须在靶器官水平上能够解释（不同形式的）金属之间的形态差异和竞争。多种 BLM 方法组合起来为解释金属混合物的毒性数据提供了很大的可能性，但其尚未应用于实际数据分析。然而，正如 Bass 等（2007）所说的那样，并不是所有的混合物研究都需要这么复杂。

对于野生动物生态毒理学，通过应用人体毒理学的知识以及最相关物种的研究数据，进行 PBTK 模型便是一个可行的选择。目前在该领域尚未有可用的关于混合物 TK 模型的案例。

2.5.2　毒物效应动力学

2.5.2.1　人和哺乳动物毒物效应动力学

尽管化学混合物的 PBTD 建模研究仍处于初级阶段，但它在各个领域都有很好的应用前景，如 2.4.3 节中案例所展现出的那样。

利用 PBTD 模型已经阐明了肺癌效应的毒理学相互作用机制。与 Monte Carlo 模拟相关的这类机制知识已经开始逐渐被应用于计算机毒理学，以开发可以及时预测混合物毒性的模型。将关键的机制信息纳入到代谢抑制和（通过可共享的酶途径进行的）相互作用模型中，就可实现单个物质的 PBTK/TD 模型与二元 PBTK/TD 模型的联合。然后这些模型的模拟数据可以与试验数据进行比较，从而得到它们的药物代谢动力学以及可能的剂量加和效应。

在癌症研究中，最初评估化学物质或者化学混合物的致癌潜力的资源密集型慢性癌症生物试验，已经发展成了用计算机模拟与致癌作用相关的被激活肝细胞的克隆生长。该模型基于具有 2 个限速步骤的 2-阶段模型描述了致癌过程：①从正常细胞到激发细胞阶段；②从激发细胞到恶化细胞阶段。因为这种方法综合考虑了相关可利用的生物学和动力学信息，因此它在无须慢性暴露的条件下便可对时间依赖性的致癌过程进行描述，非常有用和方便。

为了获得能够预测无限多可能的混合物暴露毒性的能力，将计算机模拟和试验工作进行结合很有必要。刚处于起步阶段的生物化学反应网络模拟是朝着这个方法发展的一个最新进展（见 2.4.3.3 节）。该网络建模看似是一个不可能完成的任务，但是它以某种方式（在这种方式下组分数目不断增加的化学混合物的毒理学可以获得评估和预测）为已构建的 TK 和 TD 信息的整理提供了一个平台。

2.5.2.2　生态毒理学

将生态毒理学中任何一个 TD 模型应用于混合物的一个问题是，以时间为函数的混合物毒性效应的数据极度缺乏。几乎所有的研究主要集中于混合物固定暴露时间后的效应，而这种效应仅限于效力学方法。

对死亡率来说，个体耐受概念（使用固定的 CBR，或更精细的 DAM）被用于 50% 效应水平的混合物，但是还需要做更多的工作去验证它的适用性并测试它是否与随机方法不一致。有些混合物毒性已经用随机方法进行了研究，在这些研究中可以很好地解释全剂量-响应曲面，这说明随机方法是很有前景的。

对于亚致死效应，资源分配水平很重要。DEB 方法作为一种生态毒理学 TD 模型，具有很大的应用前景。目前，它已经用于一种毒物和其他应激源（食物限制）联合作用研究，但是要将其应用于毒物混合物还需要更进一步的研究以及与专门的试验数据进行比较。欧盟第 6 个框架项目 NoMiracle 项目已经提供了这些数据，这些数据将能及时地帮助研究者开发涵盖亚致死终点的 DEB 混合方法。

2.6　建　　议

人体毒理学中的 TK 建模已经相当成熟，在二元混合物水平上获得了很好的数据和模型。在模拟多组分混合物的毒代学相互作用方面，从二元外推到多元混合物的外推方法是最有希望的，但是这也常常受到对未知二元混合物数据需求的阻碍。化学分类是一种可以减少模拟混合物中二元 TK 相互作用所需信息量的一种创新性方法。当然，为阐明二元相互作用机制，还有一些其他值得调查的可减少成本和试验量的方法，如从体外数据进行外推。

1）探索减少二元到多元化学混合物推断或更有效地收集所需二元混合物信息量的途径。

a）为了更好地定义相关标准（如代谢速率、分配、挥发性、与不同代谢酶的相互作用），应该对化学分类方法进行更多的研究。

b）在从体外研究（如在微粒体制备物、肝细胞悬液中孵育）获得二元相互作用的机制信息和参数值方面进行努力。

c）改善和验证体外数据外推的方法。有些相关方法已经被提出并能用于初步的研究，但是到目前为止成功率常依赖于所研究化学物质的物理化学性质（Suzuki et al.，1995；Carlile et al.，1997；Obach，1997；Schmider et al.，1999；Witherow and Houston，1999；Houston and Kenworthy，2000；Zhou et al.，2002；Houston and Galetin，2003；Ito and Houston，2004，2005；Egnell et al.，2005；Hakooz et al.，2006；Miners et al.，2006；Obach et al.，2006）。

d）更进一步的努力还应该聚焦于通过更准确地描述生理学（即腺泡，酶的定位，运输过程）复杂性，开发一个更好的机制性肝清除模型（Theil et al.，2003）。二元相互作用成功的体外-体内外推发展对混合物的 PBTK 建模来说相当重要。

在生态毒理学领域，TK 建模基本仍处于单个化合物阶段，但是这些 TK 模型中的绝大多数可能可以用于化学混合物。然而，这需要一些关键领域的数据和知识支持。在所有这些领域中，可以从哺乳动物毒理学领域的数据中获得相当多的有用信息，如 2.3.4 节所述。

2）能在非哺乳类动物方面提供更多化学物质在关键水平（ADME）上相互作用潜力细节的优化研究。

a）在吸收和排泄动力学中的相互作用，例如，金属之间（及其他离子之间）与配体结合和通过离子通道吸收的竞争抑制。对于非极性有机物，目前的生态毒理学数据表明这一因素可能不重要。但是应该在定义假设时想到 2.3.1.1 节提到的关于运输载体的内容。

b）代谢转化，如酶对两种化学物质进行转化的能力有限，化学物质抑制代谢酶的诱导，或竞争与金属硫蛋白结合或能从功能性蛋白质中置换出重要的金属。应该指出，物种之间的生物转化潜力不同。很显然，进行预测性评估是非常必要的，就代谢抑制而言，基因组学和蛋白质组学信息可能有助于判断酶的同源性。酶的诱导也必须通过转录组学数据进行调查。

c）在靶点的相互作用。对于麻醉性化学物质来说，这点可能不重要，但是对于以特异性受体为靶点的化学物质来说是一个很重要的因素。例如，2 种有机磷酸酯可能会与 AChE 竞争性结合。目前很少考虑到这样的相互作用。

尽管 1-室模型在生态毒理学领域中具有很好的适用性，并且可用于混合物，但在有些情况下应用时进行了不合理的简化。这些领域还需进一步的研究以将 1-室模型扩展成一个更为完整的 TK 模型。

3）扩展 1-室模型以改善其在一些特定情况下的适用性的进一步研究。

a）检查生物体（如鳟鱼等鱼类）在什么尺度下时体内重分配会变得很慢，以至于需要明确考虑 TK 模型。对于小型生物体（如急性毒性试验中只有 2cm 的黑头鸥），体内重分配可能足够快，所以使用 1-室模型比较合理，但是我们需要知道具体的生物体尺寸，这样的数据才能进行外推。

b）化合物之间或与受体的相互作用发生于特定靶组织或器官（如木虱的肝胰腺或蚯蚓的黄色细胞组织）的物种中的更精细的模型开发。

c）对于能与多种 BLM 方法联合的金属来说，生物效力建模理论在解决混合物问题方面具有很好的前景。

d）对于有机物，对辛醇-水分配系数（K_{ow}）的使用应该进行更多的研究[这些研究使用了如离子化化学物质的脂质体-水分布（Escher and Sigg，2004）这样的概念]和应用化学活性（Mayer and Holmstrup，2008）来进行拓展。

e）明确纳入对受体相互作用动力学或内部损伤积累进行模拟的附加状态变量。

在人体和生态领域中涉及化学混合物的毒效动力学研究相对较少。在这些少数可用的研究中，大部分的 TD 研究相对简单，且没有太多的机制性研究。从这个意义上说，与 TK 相比，TD 是一个不太成熟的科学学科。在生态毒理学领域，使用如 DEB 的基于生物学的模型来解释和预测作为暴露时间函数的效应是很有应用前景的方法，但是这些方法还需要针对混合物进行开发和测试。

4）化学混合物的 TD 研究是一个重要并有望做出重大贡献的发展领域。

a）加大力度推进 TD 方法在混合物研究中的应用。

b）开发含有亚致死参数的混合效应的 DEB 模型并对其进行尽可能广泛的测试。

人体和生态风险评估学科在考虑个体和群体水平效应间的分歧开始缩小。为了考虑群体水平的变异，人体风险评估近年来发生了根本性改变。尤其是 PBTK 建模，已经可以通过贝叶斯统计和马尔可夫链蒙特卡洛模拟对群体 PBTK 进行建模。然而，尽管该方法含有群体水平的变异，但是人体风险评估仍以保护个体为目的。在生态风险评估范围内，有些方法已经发展到可以包括一些受体特征，这些特征在完善时可以使后者更好地采用人体风险评估方法；但面临着额外的生物组织水平的挑战（即种间差异）。

5）积极地鼓励增加交叉及更多地纳入群体变异和不确定性的有关真实世界中问题的探索范围。

a）将贝叶斯统计和马尔可夫链蒙特卡洛模拟进一步推进和整合到化学混合物的 PBTK/TD 模型中将是一项重大的科学贡献。文献中已有像这样的研究并且它们可以作为指导原则（Gelman et al., 1996；Bernillon and Bois，2000；Jonsson and Johanson，2003；David et al., 2006；Hack, 2006；Marino et al., 2006；Covington et al., 2007；Lyons et al., 2008；Redding et al., 2008）。

b）继续将组学和计算机技术的最新研究进展应用到生态毒理学和哺乳动物毒理学中的毒效动力学方法中。这样可以对亚细胞水平知识进行计算机整合。这将有助于克服许多在生态毒性研究（这些研究在组织和器官水平的采样和分析是不可能实现的）中所使用的小尺寸生物体的局限性。

第3章 化学物质联合暴露毒性

Andreas Kortenkamp and Rolf Altenburger

3.1 引 言

毒理学家和风险评估专家面临着应对这种情况的需求：他们需要权衡多种化学物质的暴露是否与人体健康、野生动物和生态系统的风险有关。但已建立的风险评估程序，其重点是以化学物质为基础处理环境和人体健康风险，却不具备应对这些挑战的能力（Office of Emergency and Remedial Response，1991）。然而，专家们越来越认识到这是一个值得认真关注的问题。从科学的角度来探讨这个话题，可以发现一些问题：

1）混合物的影响是否可用单个组分的毒性预测？

2）低剂量地接触多种化学物质是否会带来风险？

3）化学物质相互作用导致协同效应的可能性有多大？哪些因素影响协同作用的可能性？

本章概述了与混合物暴露毒性评估有关的问题和原则。概述的范围仅限于化学物质的联合作用。由于这些问题属于通用问题，因此借鉴了人体、环境和生态毒理学的例子。3.2 节简要概述了混合效应评估的方法（第 4 章更详细地阐述了这些方法）。3.3 节讨论了与模式和作用机制相关的混合效应。3.4 节讨论了预测混合效应的问题和可能性。3.5 节和 3.6 节重点讨论了低浓度或低剂量的混合化学物质的协同作用的可预测性。3.7 节概述了在实际暴露场景中几乎没有关于混合效应的可用数据。本章最后是对未来的展望。

3.2 混合效应评估方法

在研究混合物的过程中，许多研究者都遵循所谓的"全混合法"（USEPA，

1986）。把许多化学物质的混合物当作一种单一药剂来研究而不评估所有成分的个体效应。第 1 章和第 4 章分别对这种方法中的暴露和试验设计进行了讨论。试验类型对研究未知（复杂）混合物或特定混合物非常有用，如污水污染（Thorpe et al.，2006）和流行病学（Ibarluzea et al.，2004）。然而，全混合法不能确定哪种化学物质对总体混合效应有贡献或者组分如何在共同作用中产生协同效应。此外，采用全混合法的混合物质成分通常未确定，并且可能以难以识别的方式发生变化（见第 1 章），从而对结果产生潜在的重大影响。由于这些原因，有必要了解化学物质如何相互作用而产生协同效应，而这需要采用更具有分析力的方法，即所谓的"基于组分"的方法。基于组分的混合物分析法的目的是根据混合物单个组分的响应来解释联合效应。因此，需要尝试了解组成混合物的化学物质的作用从而定量地预测联合效应。这些方法适用于所有组分都能诱发联合效应的混合物，而对那些可能会影响其他组分，而不会对自身产生反应的混合物几乎没用。

3.2.1　混合物中毒物的加和效应

当混合物中的化学物质共同产生效应，但不会增强或减弱彼此的作用时，导致的混合效应通常是加和的。认识到在混合物毒理学中使用的这个"加和作用"术语是特定的且不能与数学上的加和意义混淆很重要。有时候"非相互作用（交互作用）"这个术语被用作"加和作用"的同义词。

能够从生物体对单个混合物组分的效应更可靠地计算加和作用的方法是迫切需要的。为此目的，人们提出了两个理论："浓度加和"（通常也称为"剂量加和"或"Loewe 加和"）和独立作用（也称为"响应加和"或"Bliss 加和"）（Greco et al.，1992）。这些概念基于两个完全不同的想法，即如何理解化合物的联合效应。对这些概念的详细说明请参见第 4 章，这里只简要介绍一下。

3.2.2　浓度加和

浓度加和（CA）理论是从"稀释"原理来看待化合物的联合效应。它假定化合物可以全部或部分地被另一相等比例的等效浓度替代（因此，术语也称为"相似作用"），而不会减少总的联合效应（Loewe and Muischneck，1926）。如果 CA 的假设成立，那么这些等效浓度，也被称为"毒性单位"，相加之和等于 1（因此称为"剂量加和"或"浓度加和"）。CA 表明在任何浓度下的每一种化学物质对混合物的总毒性都有贡献。单个剂量单独作用是否有效无关紧要。因此，如果足够大量的组分总和达到足够高的总效应剂量，则组合效应也应该由等于或低于效应阈值的化学物质产生。

正如第 1 章介绍的那样，CA 的一个广泛应用是用"毒性等效因子"来评价多氯代二苯并二噁英/呋喃（PCDD/F）混合物（van den Berg et al., 2006）。在平行剂量-响应曲线的另一个假设下，特定的 PCDD/F 异构体的剂量可以表达成需要诱导相同效应（"等价"或"等效"剂量）的参照物 TCDD 的剂量，并且最终的组合效应可以通过将所有等效的 TCDD 的剂量简单相加获得。

3.2.3 独立作用

独立作用（IA）假设通过采用独立事件的统计概念（Bliss, 1939），可以从单个混合物组分的作用计算化学混合物的联合效应。这表明物质在低于效应阈值（即 0 效应水平）的剂量或浓度下不会对混合物的联合效应做出贡献，如果混合物的所有组分满足这个条件，将不会产生联合效应。IA 理论的这一核心原则通常被认为是指只要混合物中的所有组分的剂量或浓度不超过它们的未观测到效应水平（NOEL），就可以使受暴露对象免受混合物影响（COT，2002）。

3.2.4 协同作用和拮抗作用

化学混合物的联合效应可能与基于混合物组分互不影响的假设（加和或"非交互作用"假设）而获得的预期效应不同。这种与预期加和效应的偏差通常用协同或拮抗来评估。如果联合效应大于预期，则是协同作用；若联合效应小于预期，则是拮抗作用。

因此，协同作用和拮抗作用可通过与特定预期加和的定量来定义。可通过使用 CA 或 IA 计算的化学组合的加和效应作为识别协同作用或拮抗作用的参考点。

协同作用或拮抗作用的发生表明，构成加和作用的基本假设没有得到满足，这个基本假设就是混合物中的化学物质产生联合作用而互不影响各自的作用。相反，某些化学物质的影响与其他化学物质的影响有关，因此整体组合效应要么小于预期，要么大于预期。换言之，混合物组分之间可以相互作用。在混合物毒理学的专业术语中，协同作用和拮抗作用通常被称为"相互作用"，以区别非相互作用或相加的情况。

例如，当混合物组分中的一种组分干扰第二种化合物的吸收或代谢时，可能发生相互作用，使得第二种化合物自身发生作用时，导致活性毒物剂量增加（或减少）（参见第 2 章）。第一种情况可能会有协同作用发生，而后一种情况可能导致拮抗作用。

3.3　混合效应和机制

尽管 CA 和 IA 基本假设的核心是不相容的，但是这两种针对联合效应的理论都代表着两种同等有效处理这个问题的方法。然而，当面临评估特定混合物的任务时，问题出现了：这两个概念中哪一个适合所讨论的混合物，因此应该对选择哪一个概念进行混合物效应的预测进行评估。如果这两种理论对混合效应的预测不同，则这个问题就会变得更加复杂。同样，监管机构也面临这样一个问题：为了联合（累加）风险评估和监管而将化学物质分组时，应使用哪些标准（参见第 5 章）。

在处理这些决策问题的方法中，支持 CA 和 IA 的假设与联合毒性的机制相关联，例如，CA 被认为适用于由类似或共同作用模式的物质而组成的化合物（COT，2002；USEPA，1986，2000b，2002b）。虽然 Loewe 和 Muischneck（1926）的原始论文中几乎并没有考虑到 CA 的机制，但是相似作用的概念可能源于构成这一概念基础的"稀释"原则。因为化学物质可被视为彼此的稀释物，所以隐含着它们通过共同的或相似的机制起作用。反过来，尽管很少有明确的说明，但是 IA 被广泛认为适用于具有不同或非相似"作用模式"的物质组成的混合物。这可能源于支撑这一理论的随机原则（参见第 4 章）。化学物质独立作用的概念等同于通过不同机制作用的概念。通过激活不同的效应链，具有不同作用模式的化学物质组成的混合物中的每个组分都会产生独立于所有其他可能预设的物质的作用，而这个特性似乎适合独立事件的统计概念。通常情况下，当不满足 CA 的相似性标准时，IA 就是默认的评估标准（COT，2002）。隐含地将"非相似作用"视为对"相似作用"的简单否定，这时认为满足 IA 假设，即使没有进一步证明基础机制确实满足非相似标准。

尽管这些想法很合理，但是它们在特定化学混合物中的应用还远远不够清楚。难点在于对"相似作用模式"定义可靠标准。通常，相同现象学效应的诱导被认为足以接受类似的行为。但是这可能不适用于某些通过分子机制作用的特定化学混合物。另一个极端的观点是，需要一个包含相同活性中间物的理想分子机制来支持相似性假设。这一立场有着非常严格的相似性标准，这意味着只有少数物质能够纳入联合效应评估中，而忽略了大量其他同样会引起相同反应的物质。实际上，这将对现有的实际混合物提供不切实际的应用前景。与靶点、组织或靶器官的相互作用应该符合相似性的观点占主流（Mileson et al.，1998）。

在指导选择将 CA 还是 IA 作为合适的评估概念时，关于机制或行为模式的假设有多可靠？图 3.1 显示了一个具有广泛的不同作用位点和作用方式的抗癌药混合物的例子。这种多样性表明 IA 可能会提供一种正确预测联合效应的方法。另外，基于所有药物都能够诱导细胞死亡的事实也可以使用 CA。这两个理论中的哪一个对于评估这种特定混合物是有效的问题具有实际意义，因为这两个理论都可定量预测最终具有本质差异的联合效应。这个问题只能通过试验验证来确定。在这种情况下，CA 证实了与试验结果一致的预测结果。这个例子表明，关于混合物组分的作用模式是相似的还是非相似的假设在指导选择 IA 或 CA 作为评估理论的决策时是有问题的。在此例中，只能一并使用两个理论来与试验观察到的效果进行比较才能实际解决问题。

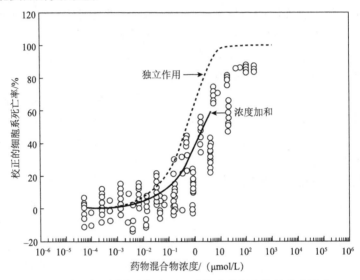

图 3.1　具有不同作用靶点的 7 种抗癌药混合物的联合效应

图为预测的(实线：浓度加和，虚线：独立作用)和观察的(圆圈)DU 145 前列腺癌细胞的细胞毒性作用。doxorubicin、daunorubicin、vincristine、*cis*-platin、etoposide、melphalan 和 5-fluorouracil 以等毒性浓度进行联合。混合效应预测源于单个抗癌药的浓度-响应曲线

图 3.2 显示了通过不同机制破坏藻类繁殖的毒物混合物试验的结果（Faust et al.，2003）。仔细地组合混合物使每种混合物中包含具有不同作用模式的化学物质。在这种情况下，IA 理论的预测最能反映混合物的观察效果，CA 高估了试验观察到的效应。

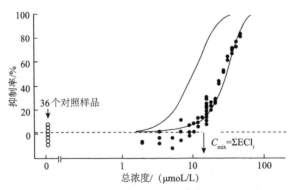

图 3.2　含有 16 种不同作用的物质的混合物的藻类毒性观察和预测结果

图为预测的（实线：浓度加和，虚线：独立作用）和观察的（圆圈）单细胞绿藻 *Scenedesmus vacuolatus* 的细胞增殖毒性效应。所有组分的联合浓度为按各自 EC_{01} 之比的等毒性浓度。混合效应的预测源于单个组分的浓度-响应曲线[本图经 Faust 等 （2003）允许后进行了修改]

当 CA 的预期加和与 IA 的预期加和都没有满足时,可能会出现一种评估方法,使观察到的混合效应落在从 CA 或 IA 推导的预测效应的中间。图 3.3 显示了硝基苯多组分混合物抑制藻类繁殖的实例(Altenburger et al.,2005)。这种特定混合物的联合作用可以被描述为 CA 的拮抗作用或 IA 的协同作用。对于多组分混合物而言,其组分的作用并不能完全满足一种或另一种理论要求。Walter 等(2002)提出了一个由这两种理论括起来的"预测窗口"。因此,对协同效应或拮抗效应的声明将被定义为大于或小于任一概念预测的组合效应。

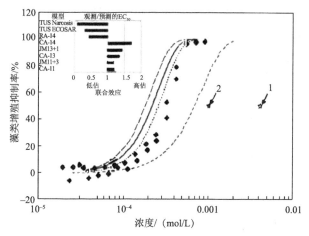

图 3.3　含有 14 种硝基苯的混合物对藻类毒性的观察和预测结果

图为预测的(长间断线:浓度加和,短间断线:独立作用)和观察的(菱形)单细胞绿藻 *Scenedesmus vacuolatus* 的细胞增殖毒性效应。所有组分的联合浓度为按各自 EC$_{50}$ 之比的等毒性浓度。混合效应的预测源于单个组分的浓度-响应曲线。实线和点虚线代表部分分组被当作相似作用物质来处理所做的预测,这些预测是基于独立作用模拟获得的。箭头表示基于定量结构活性关系的联合效应预期。插图总结了不同模型预测的中值效应与观测效应的比值[本图经 Altenburger 等(2005)允许后进行了修改]

这些实例表明以机制作为选择 CA 和 IA 评价理论的出发点,或基于作用模式将化学物质分组用于累积风险评估和监管类别的标准时,难题就来了(Borgert,2007)。尤其是需要相同分子靶点和机制的情况下,CA 的严格相似性标准似乎过于极限和狭窄。除了图 3.1 所示的情况外,最近的文献报道了另一个例子,在该例子中 CA 具有有效的混合效应预测,而 IA 低估了混合效应,尽管所讨论的组合没有达到严格的相似性标准。Rider 等(2008)提出了一项关于各种抗雄激素在破坏大鼠雄性性别分化中的联合作用的研究。这种混合物中的一些化学物质通过拮抗睾酮的作用导致雄性后代的雌性化,而其他化学物质通过干扰类固醇前体的摄取过程抑制类固醇合成,或通过抑制合成中重要的酶而导致雄性后代的雌性化。考虑到这些不同的机制,IA 被认为是联合效应的有效预测理论。然而,试验数据与基于 CA 理论的加和预期却具有很好的一致性。

目前还没有令人信服的替代方法可以解决这些困难。因此，根据实际情况并简要综述文献以证明 CA 和 IA 作为一种混合评估理论的有效性是非常重要的。

3.4　混合效应预测：简要文献综述

自 20 世纪 80 年代开始，生态毒理学作为公认的科学学科，为研究混合物暴露的效应提供了重要的促进作用。该学科的一个最初目标是基于混合物组分的效应来预测未经处理的混合物的毒性。值得注意的是，Könemann（1980，1981）和 Hermens 等（1984，1985b）关于多种工业有机混合物对鱼类和水蚤的影响的开创性研究。从那时起，混合物毒理学便取得了相当大的进展。今天，多种生物分析方法可以评估各种化学混合物。

下一节简要概述了试验研究，其中明确制定了基于 CA 或 IA 的组合期望，并用协同作用或拮抗作用评估数据。不幸的是，许多与哺乳动物毒理学相关的研究都是在没有明确规定加和预期的情况下进行的，因此不可能评估 CA 和 IA 这两个理论中的哪一个能准确预测联合效应（COT，2002）。这部分是由以下内容组成：某些化学物质组或化合物类别（如杀虫剂、霉菌毒素和内分泌干扰物）组成的混合物，代表不同生物复杂性水平（从分子水平到群落水平）的不同终点，与某些组合（相似的或不相似的行为模式）和暴露类型（同时或依次暴露多种化学物质）一起作用的方式重点是有机物。

3.4.1　诱导非特异性细胞膜紊乱（麻醉）的化学物质

很多有机物质有诱导非特异性细胞膜紊乱的能力。这可能会对水生生物产生过多的影响，从鱼类的麻醉到单细胞生物的生长抑制。在生态毒理学中，这种作用方式通常被称为麻醉作用。Könemann（1980，1981）和 Hermens 等（1984，1985a）的研究表明，这种非特异性作用的有机物多组分混合物对水生生物具有联合效应。以混合物所有组分的有效中浓度作为初始值，通过 CA 可以很好地预测混合物的有效中浓度，即使是多组分化学混合物。

所有有机物常见的非特异性作用模式已经在定量结构-活性关系（QSARs；见第 5 章）中作为基线毒性概念，在毒物动力学中作为人体负荷概念来处理。基线毒性是指对于任何给定的化合物，基于该化合物在亲脂性和亲水性物质（如水和辛醇）之间的分配特性计算的最小预期毒性。通常它用一种物质的辛醇-水分配系数（K_{ow}）来表示。分配系数可以用来估算混合物中每种化学物质的局部浓度或人体负荷。假设它可以产生同样的毒性效应（细胞膜紊乱），则可以通过将各单个混合物组分的相应的局部浓度或人体负荷相加来预测联合麻醉作用。

3.4.2　农药混合物

Deneer（2000）对用 CA 描述农药对水生生物的联合效应进行了综述。农药在作用方式上具有极好的特征，因此非常适合作为参考案例来研究机制与预测联合毒性的相关性。这篇综述总结了 1972～1998 年的 26 份研究中的 202 种二元农药混合物试验研究，报道了使用鱼类、甲壳类、昆虫、软体动物和藻类进行毒性分析的结果。在 90%以上的研究中，尽管 85 种被调查的混合物不满足相似作用模式的假设，但 CA 可以在 2 倍的范围内正确预测混合效应浓度。

在一份最近的综述中，Belden 等（2007）评估了 45 项涉及 303 种农药混合物试验的研究。他们量化了预测和观察到的混合效应浓度之间的差异。在使用 CA 评估的 88%的研究中，预测的混合效应浓度与观察到的效应浓度相差不超过 2 倍，同样证明与混合物组分的作用模式无关。

3.4.3　霉菌毒素混合物

Speijers 等（2004）报道了一系列试图识别和评估霉菌毒素与动物健康相关终点的联合作用的研究。他们以各种已知的霉菌毒素的作用模式和机制为出发点，对体内外研究进行了综述。不幸的是，他们所调查的研究常常缺乏明确的可参考的加和预期。仅有少数调查进行了明确的混合物建模和设计研究，结果表明几种类型的霉菌毒素的联合暴露通常会导致相加作用，仅有少数案例是协同作用。

3.4.4　内分泌干扰物混合物

内分泌干扰物是由不同的化学物质组成，能够干扰激素的正常作用。它们的机制具有多样性，从内源性激素的模拟到正常激素的破坏，通过拮抗受体结合或干扰激素代谢而发挥作用。在过去的 10 年中，很多证据（Kortenkamp，2007）已经有效地证明了属于同类型的内分泌干扰物（如雌激素、抗雄激素或甲状腺功能紊乱剂）的联合作用可以用 CA 来预测。18 项已发表的研究基于单个物质的剂量-响应关系，检验了 CA 理论预测内分泌干扰物混合物危害评估的有效性。这些研究共调查了 28 种不同的雌激素、抗雄激素或甲状腺激素干扰物混合物，其中含有 2～18 种成分。研究采用了 13 种不同的方法、生物体和暴露方式对 12 种不同类型的终点进行了分析，涵盖了从体外受体激活到动物试验体内效应的各种水平的生物复杂性。总而言之，这些努力为 CA 的有效性产生了 34 个不同的测试案例。在其中 25 个测试案例中，基于 CA 预测的效应与观察到的效应没有显著差异。在 5 个测试案例中，所研究的部分剂量范围或浓度与预测的加和浓度存在偏差。在 34 个测试案例中，只有 4 个发现了观察到的剂量-响应曲线与预测曲线存在一般偏差。在大多数情况下，检测到两者有明显偏离，这导致对预期的内分泌干扰联合效应的高估。只有 3 个测试案例发现了不只是剂量-加和性的联合作用，并且仅对部分剂量水平进行了检测。至今还没有发现内分泌干扰物混合物遵循 IA 理论，尽管对由不同类型和机制的内分泌干扰物组成的混合物知之甚少。

最近已有一些关于内分泌干扰物混合物的评估，这些评估是根据单个物质的观察效应来预测的混合效应。Crofton 等（2005）分析了 18 种甲状腺干扰物诱导啮齿类动物甲状腺水平变化的能力，并清楚地观察到轻微高于 CA 预测的联合效应。Hass 等（2007）研究了 3 种雄激素受体拮抗剂在扩展的大鼠发育毒性模型中的联合作用。给雌性大鼠整个妊娠期间注射抗雄激素的混合物，会导致其雄性后代表现出明显的雌性化迹象（异常生殖器指数降低，乳头保留）。CA 可以很好地预测 3 种物质对肛门-生殖器距离改变的联合作用，但保留乳头的效应略高于CA 所预测的结果。当分析指示雄性性别分化破坏其他终点时获得了类似的结果（Metzdorff et al., 2007）。

3.4.5 混合效应和生物复杂度水平

前面章节描述的大多数研究是基于有机体的分析方法进行的，其终点代表个体有机体的生理效应。那么有一个问题出现了，即观察到的混合效应与加和性预期达成一致的可能性在多大程度上会随着分子到人群甚至群落水平的生物复杂度水平的上升或下降而变化。

来自可疑内分泌干扰物或霉菌毒素的细胞或亚细胞水平的组合效应的试验评估已证明 CA 的有用性（Speijers and Speijers, 2004; Kortenkamp, 2007）。然而，从理论的角度看，这可能并不意外。对于分子水平上的生物效应，如酶活性或受体相互作用，CA 核心的稀释原理可以很容易地用分子相互作用来解释。因此，除了浓度加和效应外，可能难以设想，并且 IA 的可能性很小或者与可加性的显著偏差表明协同作用或拮抗作用。当从分子水平向细胞水平转变时，观察 IA 精确描述的混合效应的可能性可能会增加。细胞反应可能是相互作用的信号传导途径和多种机制的结果，并且这些效应可能遵循 IA 原理。类似地，协同作用或拮抗作用在细胞水平上可能会增加，因为干扰摄取和代谢过程可能发挥作用（参见第 2 章）。这种现象在分离的酶水平或非常接近受体激活的生物学反应中是不会发生的。

在这类少数例子中，Metzdorff 等（2007）通过不同水平的生物复杂性，从受体介导效应到大鼠同一生物体的生理反应，跟踪抗雄激素作用的典型效应。选择雄性大鼠幼崽前列腺中生殖器官质量和雄激素调节基因表达的变化作为扩展的剂量-响应研究的终点。在这些所有终点中，3 种抗雄激素的联合作用是剂量相加的。似乎由抗雄激素引发的效应链通过更高水平的生物复杂性和组织来进行，而不违反 CA 的原则。这种见解可能与风险评估和监管有关。

由于终点代表着更高的生物复杂性,人们担心混合效应评估可能会因生物变异性的增加而变得复杂,而生物变异性的增加往往更容易发生在更高水平的生物组织中。Arrhenius 等(2004)和 Backhaus 等(2004)在对自然藻类群落的研究中,证明 CA 和 IA 的概念适用于描述特定作用环境污染物的综合效应。

3.4.6　独立作用有效性的证据

评估 IA 有效性的案例相对较少。Hermens 等(1985b)对可分成 3 类且可能具有不同作用方式的 33 种化学物质的联合作用进行了调查。试验观察到的联合效应略低于 CA 的预测,IA 没有被特别用来评估。在利用人乳腺癌 MCF-7 细胞进行细胞增殖测定的研究中,Payne 等(2001)测试了 2 种雌激素受体激动剂(o,p'-DDT、p,p'-DDT),一种抗雄激素药物(p,p'-DDE)和一种能诱导细胞分裂但机制不明确的化学物质(β-HCH)组成的混合物。IA 和 CA 同样很好地预测了观察效应。

Walter 等(2002)评估了 11 种水体重点污染物对藻类繁殖的影响。采用化学计量学方法筛选出具有结构多样性的化学物质。在该研究中,通过对浓度-响应数据的回归分析,得出影响浓度低于 1%的统计估计。根据这些低效应的估计,IA 对混合物毒性做出了相当准确的预测。

所有上述研究都使用了一组类似作用的化学物质,每组都有不同的假定作用方式。通常根据不同的化学结构推断出差异性,但由于所涉及的实际机制不清楚,因此无法提供不同作用的证据。有一种可能性是,许多试验实际上使用了至少部分以类似方式作用的化学物质。因此,有必要考虑采用非常严格的不同作用标准的研究。

Backhaus 等(2000a)研究了一种多组分混合物,混合物中的化学物质均可特异性干扰细菌体内的不同靶点。该研究观察的效应与 IA 具有很好的一致性。Faust 等(2003)评估了含有 16 种物质的混合物,所有的这些物质都可与藻类体内不同靶点特异性地相互作用。与 Walter 等(2002)采取的方法类似,通过单个化学物质的浓度-响应数据的回归分析获得低至 1%效应的估计值,然后用这些估计值根据 IA 来计算联合效应的预测值。这样的方法对观察到的联合效应具有相当准确的预测,而 CA 则远低于观测值。

3.4.7　混合效应和暴露类型:连续暴露

大多数试验混合物研究分析了同时暴露的化学物质的影响。很少有研究表明分析了几种化学物质的连续暴露。只有建立在剂量或浓度与暴露时间、影响时间和恢复之间关系的基础上的概念才能处理连续暴露的影响。从机制角度来描述时间依赖性的毒性概念框架是可行的（Rozman and Doull，2000；Ashauer et al.，2006）。然而，现有的剂量-时间效应模型与连续暴露联合效应分析框架间的联系尚未建立。Ashauer 等（2007b）最近做了一个关于连续暴露的有趣研究，他们的分析在基于物质吸收的隔间模型上加了效应传播和恢复的附加参数，结论尚未知。

3.5　混合协同效应的决定因素

很明显，评估混合物毒性的科学方法需要关于非相互作用（加和性）情况的预期综合效应的充分假设。然而，CA 和 IA 在预测加和性混合效应方面的成功并没有减少这个问题的重要性：化学物质如何相互作用导致效应加强（协同作用）？

意识到很难给出这个问题的答案是重要的，因为不可能定量预测与预期加和的偏差。没有任何数学算法可以预期协同作用或拮抗作用，即使在定性方面也是如此。关于各个混合物组分的剂量-响应关系的数据，协同作用和拮抗作用基本上是不可预测的。然而，从记录的协同增效案例中可以学到什么？是否有一般性原则可以帮助预测协同作用（或拮抗作用）？

Lichtenstein 等（1973）提出了以昆虫致死率为研究终点的杀虫剂和除草剂协同作用的早期例子。他们发现光系统 II 抑制除草剂，如阿特拉津、西玛津或灭草隆，增强了杀虫剂对硫磷和 DDT 对各种昆虫的致死作用。反过来，一些杀虫剂似乎也增强了某些除草剂对植物的破坏作用（Kwon and Penner，1995）。这些相互作用已被解释为细胞色素 P450 混合功能加氧酶的竞争，这导致了解毒反应的抑制，使除草剂水平升高，从而延长了活性。Pilling 等（1995）描述了杀菌剂丙氯灵和氯氟氰菊酯对蜜蜂（Apis mellifera）不良影响的相似类型的相互作用。Bocquene 等（1995）在 4 种不同海洋物种中研究了有机磷酸酯和氨基甲酸酯混合物对乙酰胆碱酯酶的抑制作用。尽管作用于相同的生理过程（运动神经元突触乙酰胆碱酯酶活性降低），各种混合效应高于浓度加和效应。Belden 和 Lydy（2006）的研究表明，与预期的 CA 或 IA 效果相比，同时暴露于拟除虫菊酯、高氰戊菊酯和毒死蜱对摇蚊幼虫和黑头小鱼的活动性产生了增强效应。

在所有这些情况下，某些混合物成分通过增强或降低代谢转化率来改变其他混合物成分的内部浓度。CA 和 IA 的数学算法无法预测这种毒物代谢动力学相互作用。如果发生这种相互作用，结果会大大偏离预期的加和值（另见第 2 章）。

当某些组分在生物反应开始前发生化学反应时，可能会发生第二类非加和混合效应。但是这样的例子很少见。Escher 等（2001）发现酚类解偶联剂混合物对细菌的毒性稍高于毒性加和。他们通过在受影响的膜中激活离子对的形成来解释这些协同作用，从而导致有效化合物的传输速率更高。文献中其他例子（Ferreira et al.，1995；Mu and LeBlanc，2004）涉及观察目标水平可用剂量的改变、影响时间的改变以及相互作用的信号传导途径。建模的方法，如基于生理学的药物代谢动力学（PBPK）模型（Yang et al.，2004）已经成功地被用来描述特定的案例（见第 2 章）。

总之，与预期加和效应的偏差有很多文献记载并可以通过协同作用或拮抗作用来评估。在某些情况下，这种偏差的机制已经得到了很好的理解。当一种物质诱发毒性（或解毒）的步骤对另一种混合物成分有效时，这反过来又改变了第二种物质的功效，这时典型的相互作用案例就出现了。

3.6　低浓度混合效应

促使化学物质风险评估与现有污染对健康影响的评估一样重要的一个问题是，当单个化学物质在不会导致可观察效应的水平下是否能产生联合效应。人们经常认为，如果不考虑低浓度下共同作用的化学物质的作用方式，就不能确定这个问题。而且应区分通过共同机制（类似作用）的试剂和表现出多样性或"不相似"作用机制的试剂（Cot，2002）。

这种区分具有相当重要的实际意义：因为具有类似作用的化学物质可以相互替代而不丧失有效性，即使剂量远远低于未观察到不良效应水平（NOAEL），也可以预测联合效应。这个想法可以通过一个剂量分割试验来说明（图 3.4），如相当于 4×10^{-2} mol/L 的剂量产生可测量的效果。当以 10 份 4×10^{-3} mol/L 剂量替

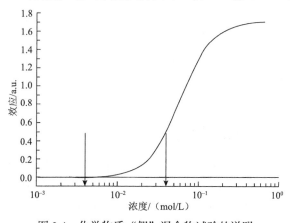

图 3.4　化学物质"假"混合物试验的说明

所有试验都显示出相同的剂量-响应曲线，在左侧的低剂量下（箭头，4×10^{-3} mol/L），混合物的效应很难被观测。10 种物质在该浓度（总剂量 4×10^{-2} mol/L）下产生了显著的联合效应，与浓度加和预期一致

代时或当 10 份等效的 10 种不同的物质（即使这些剂量中某些诱导的效应不可测）被使用时，可以达到相同的效果。如果存在足够多的物质，那么在剂量远低于单个物质 NOAEL 下就可以产生联合效应。在这种情况下，传统的关注单个化学物质的风险评估方法就是有问题的，因为在没有其他同时暴露物质的信息时单个物质的 NOAEL 不能揭示可能的风险。

当暴露于具有不同作用模式的化学物质时，情况是完全不同的。由于这些化学物质与受影响生物的不同子系统独立相互作用，因此可以假设只要混合物的组分低于它们各自的 NOAEL，就不会对健康产生影响（Feron et al., 1995；COT, 2002）。

本节讨论在低剂量下联合效应的试验证据。在 Kortenkamp 等（2007）的文章中可以找到关于这个话题的全面综述。

3.6.1　方法学考察

正如 Kortenkamp 等（2007）所述，旨在解决低于 NOAEL 的剂量或浓度的混合效应问题的试验研究，其基本要求是在理想的同一试验条件下通过使用相同的测定系统（和终点）来估算每种混合物组分的 NOAEL。忽略这一基本要求可能会导致某些或所有混合物组分的给药剂量不经意间就高于 NOAEL，且会弱化试验目的。另外，如果试验系统缺乏检测效果的统计能力，那么通过设计或意外的方式得出小于 NOAEL 的剂量或浓度可能会出现问题。例如，试图将两种试剂以其单个组分的 NOEL 的 1/100 联合的试验是徒劳的。如果混合效应存在的话，在大多数情况下是无法检测到的，而且试验也没有结论。

基于这些考虑，以下两个低剂量混合物试验的最低质量标准表明它们可用于已发表文献研究的评估：①单个混合物组分的效应应该与混合物在相似的条件下进行测定。②应该评估每种混合物组分的 NOAEL（或当采用中性效应概念时的 NOEL 和 NOEC），并且可直接证明可观测到的效应。除了这两个最低要求外，还需要计算定量加和预期。这将允许在协同作用、拮抗作用或加和作用方面来评估联合效应。

3.6.2　非特异性有机物的早期研究

在 20 世纪 80 年代，发表了一系列关于非特异性有机物的多组分混合物对鱼类和其他水生生物的影响的研究。Könemann（1980）将 50 种浓度为 2% LD_{50} 的试剂组合作用于鱼类，观察到联合死亡率为 50%。Hermens 等（1984, 1985a, 1985b）以及 Broderius 和 Kahl（1985）评估了一系列终点并发现含有 21～50 种化学物质的混合物试验对水蚤、鱼类和海洋细菌具有强烈的混合效应。在所有这些研究中，当混合物组分以相当于它们各自的 EC_{50} 的 2.4%~9.6%的浓度作用时,观察到 50%的联合效应。考虑到急性水生毒性试验中非特异性有机物的浓度-响应关系的斜率,对这些浓度低于每一种化学物质的 NOEC 的假设是合理的。然而,这一假设的有效性通过这些研究中仅有一项实际确定的 NOEC 值来证实,并且仅有 5 种混合物成分(Hermens et al,1984)。对于所有其他物质的研究,这种最终证据是缺失的。因此,有必要考虑混合物研究,其中明确提供每种混合物组分的 NOEL/NOEC 估计值。

3.6.3　具有特定相似作用方式的化学物质实验

Jonker 等(1996)给雌性大鼠注射 4 种肾毒性药物的混合物:四氯乙烯、三氯乙烯、六氯-1,3-丁二烯和 1,1,2-三氯-3,3,3-三氟丙烯。4 种化学物质都能通过与谷胱甘肽结合产生肾毒性。在被注射药物的大鼠中观察到肾脏和肝脏质量增加,4种注射药物的量是各自最低观察到的肾毒性作用水平的 25%,他们推测这些水平与 NOEL 是等效的。该研究提示了 NOEL 附近剂量的联合作用,但是缺乏证据证明所选择的剂量确实是 NOEL。

Backhaus 等(2000b)、Faust 等(2001)和 Arrhenius 等(2004)提出了对海洋细菌、藻类和藻类群落进行混合物暴露研究,该混合物的组合是根据非常严格的相似性标准来选择的。混合物包括 10 种喹诺酮类抗生素(细菌 DNA 促旋酶抑制剂),18 种 S-三嗪和 12 种苯脲类除草剂(光合电子传递抑制剂)。所有药剂的浓度均等于或低于其个体 NOEC。在所有情况下,观察到最大可能效应的 28%~99%范围内的显著联合效应,应用 CA 概念可以非常准确地预测这些效应。

3.6.4　用雌激素化学物质研究低剂量混合效应的证据

文献中已经报道了很多雌激素、甲状腺干扰素和抗癌化学物质以低剂量组合的实验。在所有这些研究中,单个化合物的低剂量估计值(通常为 NOEL)使用了充分的统计学标准来推导,并且所选实验能充分证明它们各自在 NOEL 水平上组合的联合效应。

Silva 等(2002)在酵母雌激素筛选中将 8 种浓度相当于单个物质 NOEC 的50%的异雌激素联合,结果可观察到高达最大雌激素效应 40%的效应。Rajapakse等(2002)使用相同的分析方法,调查了低水平的弱异雌激素是否能够调节雌二醇的作用。11 种异雌激素均在各自 NOEC 附近的浓度下组合,可以导致雌二醇的作用增加一倍。整个混合效应是浓度加和的。

在随后的研究中,低剂量混合效应的分析已经扩展到了体内终点。Tinwell 和Ashby(2004)合并了 8 种雌激素化学物质,其剂量在单独测试时没有统计学上显著的子宫肥大反应。当这些物质一起注射给大鼠时,可观察到非常强的子宫作用。这项研究没有尝试定量预测联合效应，也没有尝试检测它们与加和预期的一致性。Brian 等（2005）以卵黄蛋白诱导作为终点研究了 5 种雌激素化合物对鱼类（*Pimephales promelas*）的混合效应。当 5 种物质在各自没有诱导卵黄蛋白合成的浓度下联合时，可观察到与 CA 预测一致的显著效应。

Crofton 等（2005）分析了 18 种甲状腺有害物质诱导甲状腺水平变化的能力，并在所有化学物质以等量于其单独作用时的 NOEL 或甚至更低的剂量组合时，可明显观察到（略高于 CA 预期的）混合效应。

Hass 等（2007）研究了 3 种雌激素受体拮抗剂在大鼠发育毒性扩展模型中的联合作用。在整个妊娠期间，以各自 NOEL 剂量的抗雄性激素混合物给药雌性大鼠后，其雄性后代具有显著的雌性化迹象（肛门指数减少、乳头保留）。这些效应与 CA 预期具有很好的一致性。

3.6.5　非相似作用模式的化学物质研究证据

鉴于人们普遍认为含有非相似作用模式化合物的混合物，只要它们的浓度低于各自的 NOAEL 剂量就不会对健康有影响，因此，通过实验证据证实这些评估是有意义的。

Hermens 等（1985b）将根据推测可能具有不同作用模式的可分成两类的 33 种物质进行混合。当所有组分以其单个 EC_{50} 的 4%浓度作用时，混合物可使鱼类致死率达到 50%。尽管在该研究中 NOEC 未被评估，假设这些浓度低于 NOEC。因此可以想象，某些化学物质可能以高于其 NOEC 的水平存在，并且这一点可能与呈现弱剂量-响应曲线的化合物特别相关。Payne 等（2001）利用人乳腺癌 MCF-7 细胞的细胞增殖测定方法，测试了具有不同作用模式（雌激素受体激动剂、抗雄激素药物等）的促有丝分裂剂的混合物。当这些化学物质的浓度相当于其各自 NOEC 的 25%～100%时，可观察到显著的增殖效应。

Walter 等（2002）评估了 11 种水体中重要污染物的混合物对藻类繁殖的影响。这些污染物是通过化学计量学选择的，以保证结构多样性。在各自的 NOEC 条件下，产生了 64%的联合效应。

Faust 等（2003）对 16 种化学物质的混合物进行了评估，这些化学物质均可与藻类的不同靶点发生特异性相互作用。当这些物质以相当于各自 NOEC 的 6.6%～66%的浓度组合时，可观察到 18%的联合效应。

证明不同作用的化学物质在低于 NOEC 水平时也有产生显著混合效应的倾向时，这些研究与公认的专家的观点相矛盾，即不同作用的化学物质的混合物在低于 NOAEL 的剂量下是安全的。但是，在得出明确的结论之前，回顾一些论文中已经报道的低剂量混合效应的模棱两可的证据是重要的。

3.6.6　低剂量混合效应缺失或不明确的证据

Jonker 等（1990）制备了 8 种任意选择的化学混合物，将其喂食给大鼠，每种物质都会通过不同的作用方式影响不同的靶器官。一种混合物以等同于单个组分 NOAEL 的剂量组合，而另外两种混合物分别以 1/3 和 1/10 的 NOAEL 进行组合。大鼠接触 NOAEL 混合物的 4 周表现出肝脏变暗，血红蛋白水平降低，肾脏质量增加的迹象。使用 1/3 NOAEL 混合物的实验产生了肾脏质量增加，作者将其解释为"偶然发现"，而使用 1/10 NOAEL 混合物没有明显效果。尽管作者得出的结论是"当每种化学物质在其单独的 NOAEL（p 630）中使用时，暴露于化学物质组合中的风险增加，但没有令人信服的证据"，然而，为了公平起见，指出作者所选的终点很难量化很重要。

Jonker 等（1993）也研究了具有不同作用机制但能影响同一靶器官的毒物混合物。这种混合物含有 4 种不同的肾毒性毒物。这些化学物质的 NOAEL 剂量是在预实验的基础上推测得出的，且各物质分别在 NOAEL 剂量和 1/4 NOAEL 剂量下进行联合作用。大鼠暴露于 NOAEL 剂量下的混合物后生长迟缓，肾脏相对质量增加，尿液中上皮细胞数量增加。然而，大鼠在给予剂量等于推测的 NOAEL 剂量下的单个物质中的一种就可显示出相似的效应。因此，在混合物实验中至少要使用一个比实际 NOAEL 更高的剂量。1/4 NOAEL 组合未能诱导显著的可观测效应。

Wade 等（2002）研究了 18 种内分泌活性有机氯农药与环境污染物（包括 TCDD）在大鼠体内的联合效应。他们用单个物质各自在最小残留水平或每日容许摄入量（ADI）的剂量下将所有物质联合暴露于动物 70 天。所谓的"ADI 混合物"没有诱导可观测效应。该实验很难去解释，因为对低剂量混合物研究的最低要求没有得到满足：没有对任何一种试剂进行单独实验，并且无法获得它们与该研究相关检测终点的 NOAEL 信息。大多数化学物质的 ADI 值是基于该研究中测量的那些无关的终点推导出的。这让人们对该实验的统计效力（每个剂量组 10 只动物）是否足以证明这些效应是在低剂量下引起的产生了质疑。给予动物相当于 10 倍以上在"ADI 混合物"研究中的剂量组合会导致附睾质量下降。然而，TCDD 单独在"10 倍 ADI 混合物"中的剂量下也能产生这种效应。这表明所观测到的效应仅归因于 TCDD，并且其他物质对此的贡献可以忽略不计。真正的混合效应很可能没有发生。

一些研究中存在缺失或模棱两可的证据，这些证据是表明化学物质联合能在低于单个物质 NOAEL 剂量下诱导显著的混合效应，而不考虑所观察到的作用模式的相似性或非相似性如何。因此，这个问题对化学物质风险评估具有重要意义。

对于化学物质管控，NOAEL 与所谓的"安全因子"相结合，以获得人类可接受或可容忍的每日摄入量（ADI、TDI），这表示可以在一生中忍受暴露而没有任何影响。问题是，当接触到大量的物质时，这些物质都在其 ADI 周围的水平上，这种说法对化学物质是否成立。根据现有的实验证据和理论，不能轻易排除联合效应的可能性。另外，这种可能性也不容易证实。为了在科学的基础上解决该问题，有关化学物质的性质、数量、效力和水平等相关的暴露知识相当重要。

3.7　实际生活中的混合物暴露

混合物毒理学虽然是一个有趣的问题，但只有在"现实世界"中一起发生的化学物质的水平太低而不值得关注时，才具有理论意义。因此，有什么证据表明大量的化学物质同时产生暴露，并且有没有迹象表明化学物质可能具有联合效应？

由于农药本身具有毒性，并且很容易释放到环境中，因此它们的分布受到了比较好的监测。食品中经常出现多种农药残留。美国农业部食品保障监测计划显示，24%的食物中不只含有 1 种农药残留（Mattsson，2007）。德国的情况与之类似。根据联邦风险评估研究所（BFR，2005）的评估，常规监测计划分析的食物中，大约 1/3 都显示含有 1 种以上的农药残留。

考虑到大约有 350 种经过批准的食品添加剂和 300 种天然调味复合剂，通过饮食联合暴露的可能性得到普遍承认（Feron and Groten，2002）。此外，人体内的异生物质残留物可与天然来源的食物毒素如霉菌毒素联合作用（Mattsson，2007）。就它们的存在水平和已知的毒性而言，这些霉菌毒素可能引起意想不到的关注。

药物治疗是人类有意暴露于具有已知生物活性的化合物组合的另一个领域。在心脏病治疗期间，3/4 的患者同时服用超过 4 种不同的药物，1/3 的患者甚至自愿接触超过 8 种不同的药物。最近，当脂质调节药物 Lipobay 进入美国市场时，暴露于药物混合物的严重生物学后果引起了很大的关注。其他调节脂质的药物已经得到了广泛使用。Lipobay 的活性成分 cervistatin 可以通过降低胆固醇的合成来发挥作用。然而，cervistatin 和广泛使用的吉非罗齐可以相互作用，从而使吉非罗齐抑制了 cervistatin 的代谢转化，最终导致 cervistatin 在体内的浓度远高于患者自行服用 cervistatin 的水平（Psaty et al.，2004）。而这有时会导致受影响个体出现严重的毒性反应。最终这一事件促使 Lipobay 被从市场召回。药物组合引起的药物不良反应的危险性是药物监管中一个长期存在的问题，这可通过在住院信息表中详细说明和警告说明来处理。

无意识地暴露于污染物的混合物中不仅发生于职业环境中，如焊接或化学品生产，还会发生于自然环境的污染。联合暴露的情形还包括大气环境中的细颗粒和气体，或来自建筑材料中挥发的有机物（Feron and Groten，2002）。一些非极性的亲脂性有机物在环境中有很高的持久性。它们通过阶段流程可能分布到所有的环境介质中，直到它们无所不在并在脂肪组织中积累。许多这些持久性化学物质一起存在于人体组织中（Fernandez et al.，2007a）。

正如这些少数案例所示，化学物质同时暴露的情况是常态而不是例外已经毋庸置疑。更多的案例请参阅第 1 章。

通过食品、个人护理用品、饮用水或空气途径产生的化学物质暴露效应进行人体影响的评估传统上仅关注于单个物质。然而由单个环境污染物造成的人体健康的不良效应，通常不能在工业化社会存在的暴露水平得以证实。虽然可以人为地将人体影响评估降低为单一化学物质的影响，但是有迹象表明化学物质的联合作用可能具有积累作用。内分泌干扰物领域的最新发现可能说明了这一点。

Ibarluzea 等（2004）测定了乳腺癌患者和未患乳腺癌妇女血清中 16 种持久性有机氯污染物。尽管乳腺癌患者血清中的这 16 种物质含量均为升高，但患者组的总雌激素负荷高于对照组。Damgaard 等（2006）观察到先天性隐睾①与母乳中某些有机氯农药水平的总和之间存在关联。Swan 等（2005）发现，男性婴儿的肛门生殖器距离②减小与产前邻苯二甲酸酯暴露有关。Pierik 等（2004）在早些时候发现父亲暴露于农药和吸烟与先天性畸形相关。最近 Main 等（2007）发现母乳中多溴联苯醚与新生男婴患隐睾症之间具有相关性。Fernandez 等（2007b）报道了男孩隐睾症与母亲胎盘中非甾体雌激素的负荷有关。

在大多数这些研究中，风险与单个化学物质无关，但当健康结果与累积或累积暴露指标相关时，风险效应就会很明显。在这一点上，实验性低剂量混合物研究的结果也有同样的回应。在这些研究中，尽管化学物质单独存在于不产生可观察反应的水平上，但它们共同作用就会产生影响。然而，在确定结论之前，流行病学需要通过开发更好的工具来研究累积暴露，从而接受低剂量的混合效应。生物标志物的应用能够捕捉到累积性内部暴露，如 Fernandez 等（2007b）和 Ibarluzea 等（2004）的研究在这方面展现了很好的前景。

关于地表水的联合暴露也有一些报道。例如，人们在瑞士河流 Aa 中发现了含有三嗪和苯脲类的 5 种除草剂混合物。据预测，随季节变化的污染水平能诱导水生生物产生可观测的联合效应（Chèvre et al，2006）。

环境样品通常含有不同化学混合物。风险评估、管理和修复的一个重要问题

---

① 阴囊中缺失一个或两个睾丸。

② 通过检测阴茎根部和肛门之间的距离来测量雄性雌性化。测量新生儿肛门生殖器距离已被认为是预测新生儿和成人生殖疾病的无创方法。

是能否确定可促进全混合物毒性的主要化学物质，或者联合毒性是否可以通过少数物质来追溯。这个问题一直是生态毒理学领域努力研究的焦点。这个问题的解决需要全混合法，在该方法中环境样品要经过提取分离步骤，然后再分级和进行化学分析[毒性识别评估（TIE），生物分析导向的分级]。文献中有一些有意思的例子，其中这些方法与基于组分的混合物评估相结合，目的是识别导致混合效应的化学物质（参见第 4 章）。

在一些情况下，复杂环境物的混合效应可以用几种化学物质的浓度-加和效应来解释。在被附近的化学工业所污染的德国河流 Spittelwasser 的沉积物中，发现了大约 10 种由几百种化合物组成的化学混合物可以解释这种复杂混合物对不同水生生物的毒性（Brack et al., 1999）。人们发现高速公路径流中含有的复杂化学混合物对甲壳类动物（*Gammarus pulex*）有毒性。Boxall 和 Maltby（1997）发现有 3 种多环芳烃（PAH）是造成这种毒性的原因。随后用重构混合物进行的实验室实验表明，高速公路径流的毒性确实可以追溯到 3 种多环芳烃的综合浓度加和效应。Svenson 等（2000）鉴定了 4 种脂肪酸和 2 种单萜化合物，其对来自干燥木材衍生燃料生产工业园的废水中的硝酸杆菌的硝化活性具有抑制作用。Svenson 等（2000）确定了 4 种脂肪酸和 2 种单萜化合物，它们对来自用于干燥木材衍生燃料的工厂的废水中的硝化细菌的硝化活性具有抑制作用。构成混合物的 6 种主要毒物的毒性与原始样品的毒性一致。

有些案例表明，CA 会导致预测的复杂混合效应比实验观察值高。Burkhard 和 Durhan（1991）确定了废水中 3 种农药对 *Ceriodaphia dubia* 的毒性。在混合物中测得的浓度下，他们发现 3 种已鉴定的毒物的组合效应高于废水的原始毒性。Kosian 等（1998）评估了沉积物空隙水样品对寡毛蚓（*Lumbriculus variegates*）的毒性。将样品分级并对 6 个级分进行毒性测试。这 6 个分级样品的毒性比原始样品的毒性更强。Thorpe 等（2006）调查了英国污水处理厂废水中的雌激素类物质。利用毒性等效因子法（CA 的应用），根据各种类固醇雌激素和其他雌激素类化合物的测定水平，预测了基于酵母的筛选实验中样品的雌激素。在许多情况下，所观察到的污水样品的雌激素水平低于预测的效果。因此，CA 似乎高估了生物测定定向分析研究中确定的化学混合物的毒性。

然而，也发现过一些相反的情况：对于来自德国 Bitterfeld 地区的多个受污染地下水样品，在浓度加和的假设下，它们的联合毒性是基于其中 6 种最常见的氯代烃预测的，但这不能完全解释原始样品的生态毒理效应（Küster et al., 2004）。

当旨在挑选出对环境样品中发生的混合物总体效果的主要贡献者时，主要的挑战是确认可疑的有毒物质。Grote 等（2005）和 Altenburger 等（2004）在对被污染沉积物样品的以效应为导向的识别过程中，分析了混合效应的确认程序。他们的研究表明当仅以中效值的（正如经常所做的那样）毒性单位总和为基础进行分析时，将单个物质的效应归因于总的联合效应时存在一些困难。在方法论上，也发现一些在联合效应评价时更普遍的敏感性问题，那就是反映在给定的生物分析系统内检测真实但在数量上变化很小的效应的能力。此外，更复杂的是，环境中的混合物比例不太可能发生在等毒性物质中，因此很难检测到超过 3~6 种成分，因为它们显著地影响了可观察到的整体效果，尽管这可能仅仅由于方法原因（另见第 4 章）。

总之，人类流行病学研究强烈表明，环境污染物可能在现有暴露水平下会产生联合作用从而影响健康。但是，还需要更多的证据来证明。在生态毒理学方面的证据要好得多。另外，这两个领域仍需要相当大的进展来更好地量化联合效应。

3.8 总　　结

当单个混合物组分的毒性已知时，浓度加和及独立作用的理论都可以有效地计算预期效应。

在大多数情况下，浓度加和可以准确地预测联合效应，即使是由不同作用方式的药物组成的混合物也是如此。在生态毒理学中，浓度加和通常比独立作用预测的结果更为保守。有迹象表明哺乳动物毒理学也是如此，但需要更多的数据才能得出更明确的结论。

忽视混合效应可能会导致对化学物质的危险性的严重低估，CA 或 IA 概念的应用优于对联合效应的忽视。

基于这两个概念的各种方法、模型和工具都是可用的，并且允许计算预测和评估混合效应（Solomon et al.，2008）。

可以用协同作用或拮抗作用来评估与预期加和效应的偏差。只有少数情况下，这些偏差的机制被很好地理解。当一种物质诱导另一种混合物组分有效的毒害（解毒）步骤时，二者的相互作用通常就会发生，而这反过来也会改变第二种物质的功效。

已有充分的证据表明化学物质联合能够在剂量远低于 NOAEL 的情况下引起显著的效应，无论潜在的作用模式被认为是相似的或是非相似的。根据现有的实验研究和理论，不能轻易排除发生联合效应的可能性。另外，也不易证实这种可能性。关于活性物质的性质、数量、效力和水平等暴露知识对正确解决这个问题很重要。

人类流行病学研究表明，环境污染物可能会在现有暴露水平下产生联合作用从而影响健康。然而，还需要更多的证据来证实这一情况。在生态毒理学中的证据要好得多。另外，这两个领域仍需要相当大的进展来更好地量化联合效应。

3.9　建　　议

混合物毒理学在过去的几十年已经取得了巨大的进步，特别是生态毒理学在根据单个组分的效应来预测混合效应的方法方面的改进和验证起到了很大的帮助。哺乳动物毒理学也正在迅速赶上。尽管已经取得了一些成就，但是如果混合物毒理学的见解能够被化学物质风险评估和监管应用的话，未来还要面临相当大的挑战。

当前阻碍这一进展的知识缺口是，缺乏有关累积暴露情况的信息。相对来说，很少有研究在同一样品中检测多种化学物质，因此有多少污染物同时作用以及在什么样的水平上作用的信息是不完整的。需要开发出累积暴露评估策略的可行性概念，生物分析导向分级和毒性识别评估（TIE）概念领域的经验无疑可以提供一些有价值的灵感。

在实验室评估多种化学物质在低剂量下效应的进展尚未在人类流行病学中充分实现。尽管最近有些流行病学研究明确涉及了混合物问题（Hauser et al., 2003a, 2003b；Swan et al., 2003, 2005；Damgaard et al., 2006；Main et al., 2007），但是大多数流行病学仍然聚焦于单个化学物质。流行病学需要通过开发更好的工具来调查累积暴露量，从而才能考虑低剂量下混合效应的现实情况。生物标志物的应用可以捕获累积的内部暴露，如 Fernandez 等（2007b）和 Ibarluzea 等（2004）的研究在这一方面展示了很大的前景。只有将流行病学与实验科学完全结合的方法才能实现这一任务。

需要适时扩展处理顺序暴露的混合物毒理学概念。

最后，需要开发出可以将实验混合物毒理学的见解转化为化学物质监管的可行办法。这一领域的进展仅取决于是否能达成以哪一种评估理论作为默认理论的共识。另一个问题是，如何最优地填补知识空白，特别是暴露评估中的知识空白，以及如何根据不完整的科学数据做出决策（另见第 5 章）。

致　　谢

感谢 Jean Lou Dorne，John Groten，Jan Kammengat 和 Ryszard Laskowski 在克拉科夫 SETAC/NoMiracle 研讨会上对混合物毒性的讨论所做的宝贵贡献。本章也因这些宝贵讨论而作。

第 4 章　试验设计、混合物表征和数据评价

Martijs J. Jonker, Almut Gerhardt, Thomas Backhaus, and Cornelis A. M. van Gestel

4.1　引　言

本章讨论了试验设计、数据分析，以及混合物浓度-响应分析结果的评价，未涵盖如基于生理学的药物动力学/药效学（PBPK/PD）模型、吸收排泄动力学测量、用于评价野生动物暴露于混合物情况下的捕获-再捕获研究等毒性研究试验的试验设计部分。从早期混合物毒性研究开始（Bliss，1939），人们便已经对混合物的浓度-响应关系进行了很多分析和讨论，积累了大量的相关文献。这一章节的主要目的不是呈现新的试验设计方案和统计方法，而是对现有文献的方法进行概述，详细描述哪种试验设计和统计方法适用于哪种研究目的，以及指出结果评价时的易错之处。希望以这样的方式为研究者研究混合物毒性浓度-效应关系时提供一些一般性的指导原则，以便研究者在进行试验设计和统计模型选择时可以进行选择，例如，对人力、物力及财力等进行分析后，选择合适的重复试验次数，以及暴露浓度或剂量。当然，对于人力、物力及财力等分析的具体内容，不在本章的讨论范围。

毒性单位（TU）一词在混合物浓度-效应分析中具有很重要的作用，它是混合物中的某种化学物质的实际浓度与效应浓度的比值（如 c/EC_{50}）（Sprague，1970）。毒性单位相当于危害商（hazard quotient，HQ），危害商常用来计算危害指数（hazard index，HI）（Hertzberg and Teuschler，2002），在风险评估中使用得较多（见第 5 章）。而毒性单位在浓度-效应分析中使用较多，因而这里使用后者。毒性单位

很重要的原因主要有两方面：第一，毒性单位是浓度加和概念的核心（如果混合物中能引起 50%效应的化学物质的毒性单位之和等于 1，则该混合物中化学物质的联合效应为加和作用）；第二，毒性单位有助于在混合物毒性试验设计时确定化学物质的使用剂量。

混合物浓度-效应分析的试验设计要依据研究目的而定。4.2 节对文献中经常见的研究目的进行了讨论。浓度加和（CA）和独立作用（IA）的概念可以用于定量描述混合物的毒性，这在 4.3 节进行了叙述。4.4 节侧重叙述实际试验中的具体问题以及评估终点依赖性的统计分析。4.5 节和 4.6 节讨论了基于单个组分和全混合物的试验分析方法。对每一种方法的优缺点进行了综述并对其固有的各种可能情况和难点进行了评价。具体来说，描述了可以用的假设检验，数据是否可以用 CA 模型或 IA 模型进行比较以及根据参考文献可以对哪种偏倚进行分析。4.7 节对具体研究案例的研究目的、试验设计和统计分析进行了讨论。4.8 节对本章主要发现进行了总结。4.9 节主要讨论了效应评价未来的发展方向、未解决问题以及其他一些重要的话题。

4.2　试　验　目　的

混合物毒性试验的主要目的至少有以下三个：

1）机制研究；

2）产品优化及化学物质危害研究；

3）风险评估。

上述这些研究目的还可细分得更加详细（见下文）。总之，对化学混合物进行分析和评价的方法有很多，这些方法可以大概分为三类：①混合物试验，对混合物进行毒性表征并未将其与各组分的毒性相联系；②混合物整体方法，即根据混合物的效应推测单个组分的毒性贡献；③基于组分的方法，即根据混合物的组分推测它们的联合毒性。

混合物整体方法既可以用作诊断工具，也常用于特定方面的回顾性调查。因此，混合物整体方法常用来研究复杂的混合物，即那些至少有部分化学成分未知的混合物，如组分未完全明确的工业或者田野化学混合物。混合物整体方法包括生物试验、效应导向分析（EDA）及毒性识别评估（TIE）。其中生物试验常用于测定某种环境样品的急性毒性，而不考虑混合物中单个组分的毒性。EDA 和 TIE 常用于识别引起主要毒性的化学物质（种类）。混合物的概念在解释样品中化学物质通过相互作用引起毒性效应中是非常重要的。

基于组分的方法可以用作预后工具去预测化学混合物的效应或者去揭示混合

物各组分间的相互作用。但是对于已知组分的化学混合物，它的作用也是有限的。由于基于组分的方法可以预测环境中还未发现的混合物的毒性，因而它也是预期评估中的常用方法，如环境质量标准的制定。

混合物研究的三个主要领域包括以下三个方面。

1）作用模式或者机制研究

各组分的主要作用位点相同吗？

2）产品优化

改善鲁棒性，如改善化学产品中一种成分的质量波动；

识别主要的相互作用；

增加活性范围，如针对更多害虫的杀虫剂制造；

使期望效应最大化，如药物的药效；

减小抗性风险，如杀虫剂的耐药性；

改善物理或化学特性，如溶解性和稳定性。

3）危害和风险评估

评估某种当前或者预期的暴露情况是否对人的健康或环境产生预期风险；

明确暴露系统（人体、特定的生态系统）中对该混合物最敏感的部分；

从对总毒性贡献方面识别混合物中最重要的化学物质；

污染地点的排序和对比；

定义清除目标；

修复过程监控；

测量浓度与观测到的（生态）毒性效应之间关系的分析；

环境质量和健康标准制定；

化学产品的（相对）危害评估。

4.3 浓度加和与独立作用：经验模型

已发表的文献中已经描述了很多基于组分的研究方法。它们大致可以分为两类：一类是特定的机制模型，通过修改这些模型可以对假定情况（化学混合物、生物系统）进行精确描述；第二类是更简单和更为一般的统计学上的基本概念。这里将侧重于讨论第二种情况，即一般概念。这些概念可以追溯到两个不同的基础概念，通常称为浓度加和（CA）和独立作用（IA）或响应加和（RA）（Boedeker et al.，1992），这两个概念还有很多其他的名称（Faust et al.，2001）。这两个概念可以通过各种模型用于预测和评价混合物毒性（Berenbaum，1989；Boedeker et al.，1990；Kodell and Pounds，1991；Grimme et al.，1994）。

在介绍 CA 和 IA 的概念之前，需要认识到这些概念的基础是"相互作用"。Plackett 和 Hewlett（1952）将相互作用定义为"若 A 的存在会影响 B 达到其作用位点的量或者影响 B 作用位点中 B 的活性，A 与 B 相互交换引起的作用也一样，则 A 和 B 具有相互作用"。因而，相互作用主要强调影响一种化学物质到达靶点的最终量或者它在靶点的活性，这两种情况都可能导致受试对象或测量终点的效应发生改变。例如，Walker 和 Johnston （1993） 发现马拉硫磷与含有咪鲜胺的混合物合用时对鸟的毒性比单个物质的预期毒性要强。这是因为咪鲜胺能诱导细胞色素 P450 系统的活化，而该系统可以将马拉硫磷转化成毒性更强的代谢产物马拉氧磷。即咪鲜胺可以增强马拉硫磷的活性，从而使其毒性增大。

混合物中的化学物质相互作用引起的毒性可能比单个物质毒性强或者弱。当一种化学物质本身没有毒性，却可以使其他化学物质毒性增强时，这种作用称为"增强作用"。当某种混合物的毒性比单个物质强时，这种作用称为"协同作用"。而当某种混合物的毒性比单个物质弱时，这种作用称为"拮抗作用"。在任何情况下，混合效应的解释都依赖于所选择的参考模型。所以，在此对常用的 CA 和 IA 概念进行详细讨论很有必要。

4.3.1 浓度加和

1926 年，德国的药理学家 Loewe 首次采用数学公式表示浓度加和作用（Loewe and Muischneck，1926）。对于含有 n 个组分的混合物，浓度加和作用的数学表达式为

$$\sum_{i=1}^{n} \frac{c_i}{EC_{xi}} = 1 \tag{4.1}$$

其中，c_i 为混合物产生 $x\%$ 效应时的第 i 个组分的浓度或者剂量；EC_{xi} 为第 i 个组分单独引起 $x\%$ 效应的浓度或者剂量。比率 c_i/EC_{xi} 称为"毒性单位"，表示混合物中某种物质对应浓度的相对效力。如果混合物在某种浓度下引起 $x\%$ 效应，且此时混合物中的各组分毒性单位之和等于 1，则混合物中各组分引起的效应为浓度加和作用。因此，在浓度加和中，只要毒性单位的浓度相同，那么混合物中的任意组分都可以被另外一种作用机制相同的化学物质替换且替换之后的混合物总毒性不会改变。

式（4.1）等价于：

$$EC_{x_{mix}} = \left(\sum_{i=1}^{n} \frac{p_i}{EC_{xi}} \right)^{-1} \tag{4.2}$$

其中，p_i 为混合物中化学物质 i 的相对百分率，即

$$\sum_{i=1}^{n} p_i = 1$$

　　式（4.2）可以直接计算（预测）得到混合物的 EC_x 值。一般来说，可能会出现没有一个可以明确计算存在浓度加和作用的混合效应 $E(c_{mix})$ 的公式的情况；因为直接计算往往受限于效应浓度（EC_x 值）水平（Faust et al., 2001）。只有在"简单相似作用"的情形下，存在浓度加和作用的混合效应可以通过计算直接获得。自从 Saaresilkä 协议（混合物毒理学术语的一致性协议）颁布之后，简单相似作用便被看作是浓度加和作用的一种特例。简单相似作用假定不同组分各自的效应曲线是浓度平行的；也就是说各物质的浓度-响应曲线之间存在一个不依赖于效应水平的常量效力因子。在这种条件下，浓度加和作用的混合效应的数学表达式可以细化为

$$E(c_{mix}) = f\left(\alpha, c_i + \sum_{i=1}^{n} g_i c_i\right) \tag{4.3}$$

其中，f 为某种合适的浓度-响应模型；α 为模型参数矢量；c_i 为混合物中第 i 个（$i=1, 2, \cdots, n$）化学物质的浓度；g_i 为前文提到的效力因子。若混合物含有 n 个组分且它们的浓度分别为 $c_1, c_2, \cdots, c_n$，那么该混合物的效应与某个物质（如第 1 个）在某一浓度时的效应是等同的，即

$$c_i + \sum_{i=2}^{n} g_i c_i$$

　　所有组分就好像是用第一个化学物质的 g 因子进行简单稀释了一样。组分 2～组分 n 所用浓度可以再缩放为第 1 个化学物质的浓度且不依赖于效应水平。这种方法在评价多氯代二苯并二噁英/呋喃（PCDD/F）混合物的毒性等效因子（toxic equivalence factor，TEF）时有着广泛应用。在这里，特定的 PCDD/F 异构体浓度或者剂量全部可以用参照物质 2,3,7,8-四氯二苯并二噁英（2,3,7,8-tetrachlorodibenzo-p-dioxin，TCDD）的等效浓度来表示。最终的联合效应评价可以通过将 TCDD 等效浓度简单相加获得。

　　剂量/浓度-响应曲线的平行性常用作浓度加和是否能用于某种混合物的判定依据。但是需要强调的是，式（4.1）中浓度加和公式的一般形式既没有对各组分的浓度-响应曲线的特定形状做出假设，也没有对各曲线间的特定关系做出假设。假如被暴露动物的效应可以在一个整合程度更高的水平（如生殖）上进行观测，

即使混合物中的所有化学物质都拥有同一个受体结合位点，但是如果这些物质在毒物代谢动力学上存在差异则都可能导致浓度-响应曲线不是浓度平行的。而且浓度-响应数据的生物统计学描述也可能对浓度-响应曲线的平行性产生影响。假如仅使用一种固定的模型（如经典的概率模型）对所有组分的浓度-响应曲线进行描述，则最终的曲线平行性比使用多种灵活性更好的生物统计学分析或者对不同组分采用不同模型进行描述得到的结果更好（Scholze et al.，2001）。

从数学的视角看[式（4.1）]，浓度加和仅代表了单个 EC_x 值的加权调和平均值，且权重刚好为混合物组分的 p_i 比率。这对浓度加和预测的联合毒性在统计学上的不确定性具有很重要的影响。由于浓度加和预测的 EC_x 在统计学上的不确定性是单个物质 EC_x 值不确定性平均的结果，因而浓度加和预测的随机不确定性总是比在所有单个 EC_x 值中发现的最高不确定性还要小。与直觉相反的是，混合物实际上减少了总的随机不确定性，这也是越来越多的研究数据得到的结果。

4.3.2　独立作用

与浓度加和相比，独立作用的概念假定混合物中各组分的作用机制不同（Bliss，1939）。独立作用也被称为响应加和，数学表达式为

$$E(c_{\text{mix}}) = 1 - \prod_{i=1}^{n}\big[1 - E(c_i)\big] \tag{4.4}$$

其中，$E(c_{\text{mix}})$ 为混合物在浓度 $c_{\text{mix}} = \sum\limits_{i=1}^{n} c_i$ 时的比例型效应；$E(c_i)$ 为单个组分以在混合物中的浓度而单独作用时产生的比例型效应。式（4.4）表明独立作用仅遵从独立随机事件的统计学概念（Bliss，1939）。由于概率论背景的原因，独立作用假定单个混合物组分具有严格的单调性的浓度-响应曲线，以及一个可以从 0～1（0%～100%）进行缩放的欧几里得型效应参数。应用这些概念实际计算混合物毒性预测值的详细方法可以参考 Backhaus（2000a，2000b）以及 Faust 等（2001，2003）的研究。

为了解释群体中个体之间存在的易感性（耐受相关性），研究者引入了"相关系数"，这也让独立作用模型得到了进一步的发展（Plackett and Hewlett，1963a，1963b）。相关系数通常用 r 表示，范围为–1（完全负相关）到 1（完全正相关）。目前，已经演算出了独立作用模型式（4.4）的拓展公式，其可用于二元混合物和单个点浓度的相关研究。但是单变量 r 会导致高维相关矩阵，这不仅会对测定结果产生影响，而且还极难解释。因而，这些拓展模型仍旧很难用于多组分混合物，这也是目前尚未解决的问题之一。另外，为了保证相关性的科学性，应该对混合

物的系数进行调整，并且应该确保调整过的系数可应用于每种评价。然而，这几乎是不可能实现的。因此，据我们所知，在已经发表的多组分混合物研究中没有一份研究表明独立作用在 $r \neq 0$ 时是可用的。

4.3.3　浓度加和与独立作用

尽管在浓度加和、独立作用模型中，都可以通过计算单个物质的毒性来评估混合物的总体毒性，但是在评价低浓度混合物的毒性时二者仍旧具有本质上的不同。这些不同主要与这两种模型的假设条件相反有关。浓度加和模型是在对应的效应浓度水平上对混合物的效应进行计算[式（4.1）]，而独立作用则是用单个物质的效应来估算某种混合物的效应[式（4.4）]。根据浓度加和模型，混合物中的每一种物质都对总毒性具有一定贡献（与每种毒物的毒性成比例）。相反，在独立作用模型中，只有当毒物在单独作用时有毒性效应，其才会对混合物的总毒性有影响。

效应阈值通常可以用无显著毒性效应浓度或水平（NOEC 或 NOEL）来评估。用 NOEL 替换浓度加和模型公式中的 EC_x 值可以计算出混合物的 NOEL。但这种方法可能会导致所有试验得到的 NOEL 都相同，无统计学差异。也就是说，所有的 NOEL 测定都必须采用相同的试验条件（如相同的重复次数、浓度测试间隔及方差组成），但在现实中这几乎不可能。另外，如 TEF 或 TEQ（见第 1 章和第 5 章）的很多方法可以利用一种类似浓度加和的方式将以 NOEL 为基础得到的危害商进行相加。但是采用这种方法无疑会增加风险评估的不确定性，这种不确定与浓度加和模型是否适用于目标混合物具有本质的区别。

由于在 NOEL 剂量下产生效应的比例平均高达 5%（Allen et al., 1994），因而即使有组分的剂量为单独作用时的 NOEL，也可以用独立效应模型来预测混合物的效应。如果只有部分物质为 NOEL 剂量，其效应与混合物组分的种类、试验数据的精密度以及单个物质浓度-响应曲线的形状有关。因而，对于浓度较低（小于 NOEC）、含有多种物质（效应不同）的混合物，不能认为它没有危害（Kortenkamp，2007）。需要记住的是独立作用模型仅是一种理论上的概念，它的基本假设（化学物质完全独立作用且相互之间不会相互干扰）永远不会与实际的生物系统完全符合。

浓度加和及独立作用都没有对目标生物系统进行限定，也没有对除药理学相似性或者非相似性外的混合物组分的其他特性有要求。这既是它们的优点也是它们的缺点。另外，它们具有简单性，能够建立混合物毒性评价的一般性规则，而这对制定管理准则时评估化学物质联合作用很重要。再者，除了一些简单的生物系统外，这些模型也许可以描述生物学事实。即使混合物中所有组分的作用都相似或不相似，其他的（非特异性）结合位点，各自的毒物代谢动力学及生物转化途径的差异也会相互影响。因此，如果存在一个准确性和精确性都很好的试验，那么浓度加和及独立作用预测的混合物毒性与实际观测值之间的差异会很明显。所以，关键的问题不是能否观测到简单模型与复杂生物学事实之间的偏差，而是浓度加和及独立作用是否过于简单，即这两种模型的经验预测能力能否满足研究目的（如安全风险评估）。

4.4　技术问题及案例

4.4.1　现有知识

浓度加和及独立作用模型仅能够根据单个物质的效应预测混合物的效应（外推）。单个化学物质的剂量-响应或是浓度-响应关系不仅在混合物毒性研究中是必需的，而且在混合物毒性分析时也是必需的。对于浓度加和模型，每一个组分都必须有一个类似 EC_{50} 或 LC_{50}（或其他的 EC_x 或 LC_x）的效应终点值，以便用于计算混合物毒性强度以及评估它与参考模型的偏差。只有具有浓度-响应关系时才能得到这类终点效应值。因此，在独立作用模型中，才要完整的浓度-响应关系才能估算单个化学物质对混合物毒性的贡献及分析混合物中的相互作用。

4.4.2　与试验设计和剂量-响应模拟相关的毒性终点

可以通过以下的标准选择混合物的毒性终点：

1）化学物质的类别以及需要研究的作用模式或者位点。行为学参数经常与如乙酰胆碱酯酶（AChE）受体（如毒死蜱），或能与乙酰胆碱受体反应的化学物质（如吡虫啉和噻虫啉）有关。这意味着对于一定的混合物来说，终点的选择最好能反映所研究混合物中一个或者多个组分的特定毒性。如果选择了不相关终点（不能根据单个物质得到因果关系），可能会得到错误的混合效应。例如，如果关于毒死蜱的研究揭示了其具有行为学效应（如神经毒素），但当混合物中还含有 Ni（大部分情况下，Ni 没有明显的行为学效应）时，由于 Ni 通常在影响其他系统（如生殖系统）的时候不会产生明显的行为学效应，因此行为学终点仅对第一种物质有利。由于这种不恰当的比较（"苹果"与"橘子"），很可能会对混合效应做出错误的评估。但是，如果这两种物质都具有神经毒性，那么可以选择行为学终点。

总之，选择的毒性终点必须适用于混合物中的所有物质。对于含有多种不同作用物质的混合物，需要选择多个毒性终点（通常为死亡率、生长和生殖情况）。当混合物中各个组分的作用模式或机理相似时，可以选择更具有特异性的毒性终点。

2）试验持续时间。生存和回避行为适用于高浓度（存活）短期试验或高低浓度（行为参数）都涉及的短期试验。部分毒性终点仅适用于长期暴露，如为期21～28天的摇蚊生殖效应或者生命周期研究。长期暴露比短期暴露更易受到混杂因素的影响。这些影响产生可以来源于时间因素，如温度的波动、真菌生长的变化；也可以来源于多种影响因素的相互作用，如当某种毒素可以影响生存率时，那么摄入食物越少的动物可能会生长得越好。Stark（2006）认为急性毒性的 LC_{50} 和群体长期生长参数之间几乎没有关系。这意味着有些终点存在内在的"不确定性或者噪声"，它们可能会对模型的模拟结果产生影响，如较低的拟合度。这些不确定性主要源于暴露时间（如上所述）或者其他的混杂因素（见第三条说明）。因此，将存活率作为急性毒性试验终点往往会比侧重将如生长和生殖这样的亚致死终点作为长期毒性试验终点得到的浓度-响应关系曲线更为陡峭。混合物中单个组分的浓度-响应曲线的陡峭程度对混合物相互作用的解释有很大影响。

3）混杂因素。有些终点（如卵的孵化，蜕皮及行为）比其他一些终点（存活）对混杂因素更为敏感。这些终点也经常对毒性作用更敏感，且其浓度-响应关系通常为非线性的。例如，Heugens 等（2001）所写的一篇综述中讨论了温度、盐度和食物利用度等不同混杂因素对水生生物毒物作用易感性的影响。对单个物质和混合效应分析适用于存活类的数据，很少用于具有一些连续性参数的慢性亚致死试验。因而，混杂因素会对混合物的相互作用产生影响。

4）终点特征。有些终点具有较高的内在变异性，因而会产生"噪声"，使得试验结果的分析更难。这种现象也与试验物种有关，如产生于实验室的克隆物种一般比同种野生个体的应答变异性更低。所有的噪声类型可能都会影响浓度-响应曲线的形状，从而影响试验结论。

5）二分效应。有些终点（如行为学参数）可以引起非单调性浓度-响应曲线，而这种类型的浓度-响应曲线比在存活性研究中观测到的单调性浓度-响应曲线更难模拟，例如，毒物兴奋效应中常见的非单调性浓度-响应曲线。非单调性曲线在浓度加和及独立作用模型中的应用都存在一些问题（Backhaus et al.，2004；Belz et al.，2008）。

6）实践方面。有些试验终点的测定需要复杂的试验设备，例如，群体效应的微型和中型研究与在烧杯中检测单个物种存活效应的试验相比较，所用的设备更复杂。因此，设置重复试验或平行试验的可能性非常有限。这也可能会影响浓度加和及独立作用模型对最终毒性数据的分析。

7）量化数据。某些终点所对应的数据类型不能用于浓度加和及独立作用模型，如量化终点（试验仅有两种可能性，如死或活、全部或全无，而不是连续性数据）。组织参数或者免疫应答与单调性曲线具有较大的偏离，因此其可能不适合浓度-响应曲线分析。这样的数据很少用于混合物相互作用的分析。

8）终点类型。终点类型对混合物毒性模型很重要。测定某一个终点指标可能仅能获得与浓度-响应相关的参数，如 EC_x 或 LC_x 或 NOEC。对效应进行连续测定或重复测定可用于时间序列分析。时间相关效应的动力学参数常通过药动学/药效学模型（如人体毒理学领域的 PBPK 模型）或生态毒理学领域的动能平衡模型来研究（Krishnan et al.，1994；Kooijman，2000）。详细内容见第 2 章。

9）资源与人力的可行性。资源与人力决定了具体试验设计的方法，如全析因设计和固定比设计的权衡。这些考虑也会影响在混合物相互作用分析中能选择的试验方法。

4.5　基于组分的途径、试验设计和方法

基于组分的策略有一个主要的目的，即根据单个物质的毒性去推测联合作用时混合物是否适用于浓度加和及独立作用模型，或者相互作用是否可以导致比预测毒性更高的毒性。当设计一个这样的试验时，需要考虑重复的次数，以及暴露于混合物和单个组分的受试对象数目。可处理试验单元的数目，测试生物（特别是脊椎动物）的伦理学以及混合物组分的数目都会对基于组分方法的应用产生一些限制。

通常有两个具体的问题需要回答：

1）你是否要将观测的毒性与浓度加和及独立作用模型预测的毒性进行对比？

2）你想要检测哪一种源于参考模型的偏差？

与该情形相关的问题还有：

1）有多少试验单元？

2）测试终点是什么？

4.5.1　固定比设计

当混合物的总浓度按照一定的方式发生改变时，可以使用"固定比"或者"射线"设计分析感兴趣的混合物在恒定浓度比时的毒性。所得的混合物浓度-响应曲线（一个"射线"形状在混合效应曲面，见 4.5.2 节）可以当作单个物质的浓度-响应曲线进行分析。在将混合物的浓度-响应曲线和单个组分的浓度-响应曲线进行对比的同时，也能够将其与 CA 和 IA 预测值进行比较。当混合物的组分数为 n，每条浓度-响应曲线的浓度个数为 k，则总共需要 $k(n+1)$ 组试验。D 最优设计是设计固定比试验的一种有效方法（Coffey et al.，2005）。对于固定的样品规模来

说，D 最优设计可以给试验浓度和每个浓度水平下测试对象数的选择提供参考依据，而在这样的选择条件下不仅可以使模型参数的变异最小，而且能提高模型检测加和偏离的能力。

可以采用混合物浓度-响应曲线法对固定比试验进行分析。对于 CA 模型来说，验证混合物及其单个组分的浓度-响应曲线斜率的有效性非常重要[见式（4.3）及 van Wijk 等（1994）]。van Gestel 和 Hensbergen（1997）以及 Posthuma 等（1997）认为可以将浓度-响应曲线看作一个可以逐步拟合的方法。该方法用了浓度-响应分析中的很多公式进行参数化，如 EC_{50} 便是其中的一个参数，这样做可以评估有效中浓度水平的 95%置信区间。逐步拟合从混合物中每个单组分的浓度-响应曲线的拟合开始，以确定是否试验所得毒性与数据分析发现的范围不同。通过这种方式可以获得新的 EC_{50} 值，而且这些 EC_{50} 值通常可以用于重新计算混合物浓度的毒性单位值。混合物的效应接下来可以通过浓度-响应曲线拟合来量化为一个新的毒性单位值的函数。如果混合物 EC_{50} 值的 95%置信区间没有包含 1.0 TU 值，则混合物的效应可能与 CA 模型在 50%效应时的水平不同。如果想要在分析中考虑到不同的混合比率，根据射线设计，进行浓度-响应曲线拟合时必须按照固定比的混合物浓度进行分析。这种处理方式的好处是利用中值效应的 95%置信区间考虑了混合效应预测的不确定性。除 EC_{50} 外的其他浓度水平，与 CA 模型偏差的估计可以使用含 EC_{10}、EC_{25} 或 EC_{90} 的浓度-响应函数的其他参数化方式（van Brummelen et al.，1996a；van Gestel and Hensbergen，1997；van der Geest et al.，2000）。因此，经过单个物质浓度-响应分析训练的人可以进行逐步拟合，而大部分的（生态）毒理学家都具备这样的专业技能。在统计学推断中，没有考虑单个曲线的参数值是完整的混合物数据集的预测值。此外，重新计算毒性单位时，也没有考虑 EC_{50} 值评估的不确定性。

特别需要指出的是，固定比设计能够将试验结果以一种便捷的可视化的方式进行展现，也适用于含有很多组分的混合物。对一个单一比率进行测试时，这种设计有一个显而易见的缺点，即没有表示出与 CA 或 IA 模型的偏差，这种偏差是混合物-比率依赖性的。目前通过一些其他方法，混合物浓度-响应曲线方法已经得到了拓展。这些方法能够通过不断增加的毒性强度（固定的浓度比、摩尔比或 TUs 比）或者在任何联合作用中不断增加的浓度来定量其与 CA 模型之间的效应-水平依赖性偏差（van der Geest et al.，2000；Gennings et al.，2002；Crofton et al.，2005）。这些方法通常是对拟合的混合效应的 95%置信区间以及 CA 模型预测的效应是否包含在该置信区间中进行分析。如果实际效应在低浓度下被低估而在高浓度下被高估，那么在低浓度下的协同作用和在高浓度下的拮抗作用就可能会被检测到（Gennings et al.，2002）。Banks 等（2003）利用 van der Geest 等（2000）发表的方法成功地分析了二嗪磷和铜对水蚤（*Ceriodaphnia dubia*）的浓度-水平依赖性效应。

4.5.2　全浓度-响应曲面评估

4.5.2.1　研究目的和试验设计

如果对化学物质的联合毒性效应进行检测并与单个物质的毒性效应进行比较，可能就会发现试验测得的混合效应与 CA 或 IA 模型预测的效应存在差别。混合物可以看作是无数种可能的组合，在这些组合中，化学物质可以按任意比例混合。如果对多种化学物质特定的组合形式进行分析，则可以观察到低浓度下的很多不同组合方式产生的效应与 CA 或者 IA 模型预测的效应存在差别，但是根据预测模型可以很好地预测高浓度下的联合效应。这种系统误差可能与风险评估相关，或者对作用模型可以提供一些启发。基于已发表的文献研究，源于 CA 或 IA 模型的三种系统误差与生物学有关：

1）完全协同或者拮抗；

2）浓度-比率依赖性的协同或拮抗；

3）浓度-水平依赖性的协同或拮抗。

如果因为先前的知识比较缺乏或期望得到相互作用而以筛选系统偏差作为研究目的，此种情况下应该测定全浓度-响应曲面。但是，混合物组合的数目可能会随着混合物中化学物质的数目的增加而呈指数式增加。因此，全浓度-响应曲面分析很少用于检测超过 4 或 5 种化学物质的联合作用。

即使是对于毒物数目有限的混合物，也需要采用一种稳定的统计设计去选择需要检测的浓度组合。全析因设计能够完全覆盖全浓度-响应曲面，因此较常使用，标准的统计学教材上常会对这种设计案例进行介绍（Sokal and Rohlf, 1995），但是对于如下所述的毒性研究来说，其存在一些缺点。单个化学物质的毒性检测通常需要 5 或 6 个浓度（包括空白对照组）来可靠地评估浓度-响应关系的函数形式和斜率。对于 2 个物质的全析因设计，便需要检测 5^2（25）或 6^2（36）个浓度组合。此外，还必须考虑浓度范围和浓度分布。考虑到浓度-响应关系的乘法特征，应该选择对数尺度型的浓度组合而不是标准尺度型的浓度组合。此外，也可以以毒性单位的方法作为全试验设计的尺度，这样能确保检测到相关的浓度。

为了扩展试验，通常用 EC_{50} 作为毒性单位的基础，单个毒物的浓度范围可以设置成 0，0.25TU、0.5TU、1TU、2TU 和 4TU（以 lg2 为尺度）。以这种方式确定混合物中单个物质的所有浓度，考虑了不同物质间的"毒性强度"差异。在试验中采用这种方式能够避免试验浓度太低或者太高而不能观测到有效的终点效应（尽管当混合物含有许多化学物质时，4TU 可能太高）。运用实用毒性单位来设计试验时，需要知道单个物质的毒性并且用试验来探索浓度范围。混合物浓度-响应试验的设计可以分为三步：

1）探索混合物中单个组分的浓度范围，或者根据已有的文献，检索感兴趣终点的有效中浓度（EC_{50}）来确定每个组分的毒性；

2）确定单个组分和混合物需要检测的毒性单位水平；

3）根据 $1TU = c/EC_{50}$，计算混合物中所需的每一种物质的量。此步为扩展步骤，严格来说在浓度-响应分析中是非必需的，但是值得推荐。

考虑到浓度-响应曲线常见的陡度，4TU 的毒性强度通常能产生高于 90% 的毒性效应。由于最大效应的绝对值可以通过评价浓度-响应函数的参数（曲线的渐近线）获得，因此要定量最大效应的绝对值，必须测定检测浓度-响应曲线。全析因设计的一个主要缺点如图 4.1 所示，9 个混合物浓度可能高于 4TU 的联合毒性强度。假设最大的效应在 4TU 时产生，那么在高于 4TU 下进行的试验便是无用的。因此，除非浓度-响应曲线是平坦的或在高浓度下期望获得拮抗效应，否则全析因设计可能对混合物毒性研究无效。对于浓度-响应曲面来说，更为有效和廉价的方法是使用基于毒性单位扩展的混合物射线法（Gennings et al., 2004；van Gestel and Hensbergen，1997）。

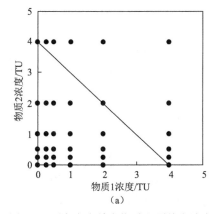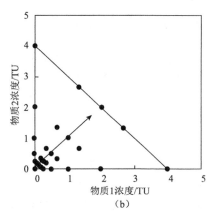

（a）　　　　　　　　　　　　　　　（b）

图 4.1　测定含有单个物质和覆盖全浓度-响应曲面的二元混合物时可用的试验设计案例

（a）包含单个物质所有浓度组合的混合物的全析因设计；（b）混合物中的单个物质以固定比（如 3∶1，1∶1 和 1∶3）组合的混合物射线设计（箭头代表一个射线）。这两种方法均在一个试验设计中包含单个物质和混合物的测试

进行这样一个试验设计的步骤如下。一旦获得单个物质的 EC_{50} 值，那么化学物质的浓度可以表示成 c/EC_{50}。选择需要测试的毒性单位水平，如 0、0.25TU、0.5TU、1TU、2TU 和 4TU。选择需要测试的比例，如 1∶0，2/3∶1/3，1/2∶1/2，1/3∶2/3，0∶1[①]。通过将每一个比例下的毒性单位水平和 EC_{50} 值相乘计算得到试

---

① 注意：比例设计时需要同时包含单个物质和混合物。这种考虑是必需的，因为 EC_{50} 可能过一段时间后便会改变。

验浓度。图 4.1 的结果揭示了全响应面覆盖。射线法的联合浓度代表着与单个物质相同的预期毒性强度且单个物质和混合物测定最大为 4TU 的浓度。1∶1 射线为等毒性，因为两种化学物质的毒性强度相同。Cotter 等（2000）将析因设计和射线设计联合用于浓度-响应研究。

4.5.2.2　数据分析：与 CA 和 IA 模型的偏差

在设计并做完试验后，需要对试验获得的混合效应与 CA 或 IA 模型预测效应之间的偏差进行分析。评价方法很多，一般来说，可以使用以下三种方法对全浓度-响应曲面进行评价：

1）混合物浓度-响应曲线法；

2）多重回归法；

3）非线性响应面模型。

响应面分析对筛选协同或拮抗，浓度-水平依赖或浓度-比率依赖的偏差特别有用，而且数据分析方法对此也比较适合。所以，将在此探讨这些方法中的每一种方法是否可以进行筛选及如何进行筛选。

4.5.2.2.1　混合物浓度-响应曲线

严格来说，混合物浓度-响应曲线拟合并不适合分析混合物响应面。它仅能分析部分响应面曲线，或将多维响应面凝缩为一条曲线进行分析。之所以在此提及该方法，是因为从混合物毒性研究一开始，混合物浓度-响应曲线便常用于评价全浓度-响应曲面。Bliss 等（1939）提出了一个概率型浓度-响应曲线方法用于定量协同作用，随后 Finney（1942）对该方法进行了改进。近几十年来，混合物浓度-响应曲线法又进一步得到了改进（Chou 和 Hensbergen，1983；Barton，1993）并且已经广泛使用（Posthuma et al.，1997；van Gestel and Hensbergen，1997）。如果总的联合处理浓度的增加与测量得到的效应之间可以很好地拟合，那么此时可以得到混合物的浓度-响应曲线。这种方法常用于以下四种毒性强度不断增加的混合物：

1）固定摩尔比；

2）固定浓度比；

3）固定毒性单位比（等毒性混合物）；

4）任何方式的联合处理。

虽然没有最好的或最优的方法，但混合物浓度-响应曲线法显然会影响分析结果的解释。参见 4.5.1 节固定比设计。

4.5.2.2.2　多重回归

已有研究表明某些函数的多重线性回归与 CA 模型类似（Gennings，1995）。

这两种方法之间的一致性在直观上是合理的，因为 CA 和多重回归模型都可以描述直线型的等效线（等效图）。这表明多重回归模型可用于分析混合物毒性数据以确定其与 CA 模型的偏差。与 CA 模型的偏差可以通过回归模型中的交互项进行检测。要优化的似然函数取决于测量终点。用这种方法需要对多元回归分析进行详细的认识，如：

　　1）如何选择一个合适的相关函数；

　　2）如何选择一个合适的似然函数；

　　3）如何去评价模型的拟合；

　　4）如何去检测多重线性；

　　5）如何去解释模型参数；

　　6）如何去解释（高水平下的）交互参数。

多重回归模型的更高水平参数能够量化化合物在相应测量效应上的相互影响。假定 $\beta_{1,2}$（化合物 1 和化合物 2 的一级交互作用评价函数参数）在回归模型中的值是负的，而 $\beta_{1,2,3}$（化合物 1、化合物 2 和化合物 3 的二级交互作用评价函数参数）大于 0，那么可以判定化合物 1 和化合物 2 具有拮抗关系，且这种拮抗关系随着化合物 3 的加入而减弱。

多重回归法不能用来研究不同浓度比的影响。此外，它也不能检测浓度-水平依赖偏差。但是多重回归法能用于检测特定混合物是否偏离 CA 参考效应曲面（Gennings and Carter，1995）。CA 参考效应曲面可以用于比较特定混合比的混合物和其他混合比的混合物。它需要在假设混合物中的各个物质不会发生 CA 效应时，用单个物质的浓度-响应数据去构建浓度-响应曲面。然后，可以将混合物的效应和构建的预测模型进行比较以判定各化合物的联合效应是否可以用 CA 描述。这种方法的好处是所需的数据不仅包括单个物质的浓度-响应曲线，还包括感兴趣混合物的浓度-响应曲线（Teuschler et al.，2000）。

多重回归模型的优点是，几乎所有的统计学软件包都包含了多重回归方法，而且拟合程序也都发展得较好（Neter et al.，1996）。考虑到混合物的效应实际上是根据各组分的浓度-响应关系进行预测的，所有的 $n+1$ 维的浓度-响应曲面能够拟合成完整的数据集。多重回归模型中单个物质的浓度-响应曲线可以有它们各自的斜率。

根据定义可以看出多重回归模型的缺点是仅能用于 CA 模型，其结果无法与 IA 模型进行比较。此外，该模型仅能使用 1 型浓度-响应曲线来对所有的数据集进行拟合。然而，对不同的混合物组分来说，采用不同的浓度-响应曲线可能更合适。再者，多重回归模型拟合的混合物浓度-响应函数虽然可以通过交互参数来检测其与 CA 模型的偏离，但是不能检测浓度-比率或浓度-水平依赖的混合物浓度-响应函数与 CA 模型的偏离。

在检测与 CA 模型的偏离时，多重线性回归模型使用得较多。例如，de March（1987）使用多重线性回归模型检测了 5 种二元金属混合物对 *Gammarus lacustris* 的影响。Narotsky 等（1995）利用这种模型和全析因设计分析了 5 种有毒试剂对大鼠发育的影响。Nesnow 等（1998）使用多元回归模型和全析因设计分析了 5 种多环芳烃对肺组织的致瘤效应。如果在试验设计和分析时倾向于多元回归模型，那就应该注意发展有效的试验设计去评价浓度-响应曲面（Gennings，1995，1996，见 4.5.3 节的析因设计）。但这样调整后，可能会导致其他方法不能使用，如评价浓度-水平依赖的偏离。

4.5.2.2.3　非线性响应面模型

Hewlett 和 Plackett（1959）在用非相似的浓度-响应曲线（注意，这之后被定义为 CA）阐释混合物组分的简单相似作用时，引进了非线性响应面模型。从此之后，文献中逐渐发表了一些为混合物而特意设计的响应面建模方法。尽管不同文献中的公式看起来不同，但是它们的基本原理相同，具体可以通过以下文字来描述。

如前所述，如果可以用式（4.1）描述，那么一般适用 CA 模型（Berenbaum，1985），在公式中 EC_{xi} 是混合物产生同等效应（x%）时化合物 i 的浓度。例如，50% 的混合效应为 $EC_{xi}=EC_{50i}$，60% 的混合效应为 $EC_{xi}=EC_{60i}$。因此，研究目标仅是计算化合物 i 的特定浓度，也就是说，仅与一定的混合效应相关。根据浓度（剂量）计算效应，可以使用浓度-响应曲线函数：

$$y = f(c_i)$$

其中，y 为效应；$f(c_i)$ 为浓度-响应函数（如 log-logistic 函数）。因此，为了从某个效应计算特定的浓度，需要该函数的反函数：

$$c_i = f^{-1}(y)$$

其中，f^{-1} 为反函数。这个函数怎么看起来像一个特定浓度-响应函数呢？例如，log-logistic 函数可以表示为

$$y = max/[1+(c/EC_{50})^{\beta}]$$

其中，max 为对照组在浓度为 0 时的效应；EC_{50} 为有效中浓度；β 为斜率参数。这个函数也可以表示成

$$c = EC_{50} \times [(max-y)/y]^{1/\beta}$$

该表达可以用于计算浓度 c，相应的混合效应 y。也可以表示为

$$EC_x = EC_{50} \times [(max-y)/y]^{1/\beta}$$

对于每一个物质 i，可以将它替换成 CA 公式。由于它是一个隐性的公式且必须使用很多步骤去寻找混合物的预测效应，因此最终的 CA 混合物模型很难应用。如果测量的数据点足够多，该模型可以用来拟合大部分类型混合物毒性的数据集。

在文献中出现的所有公式中，对 CA 模型概念进行检测主要是采用统计学方法判断其与 CA 的偏离。这表明描述交互效应的函数也被纳入了 CA 模型，如果交互参数是 0，交互函数则没有意义。应用似然比检验，可以评估将这种嵌套结构纳入模型是否会提高模型的价值。非线性响应面方法的偏离函数公式不同。

总的来说，这些响应面模型的优点有：它们能够描述非线性浓度-响应关系，考虑了单个物质浓度-响应曲线的斜率和函数形式的差异。$n+1$ 维浓度-响应曲面可以对所有数据集进行拟合，并且它也充分考虑了混合物的指标实际上是根据单个物质的浓度-响应关系进行预测的。不同的似然函数可以对不同类型的终点进行分析。每一种方法都有其各自特定的优点，目前 IA 的响应面模型也已经取得了一定的发展（Haas et al.，1997；Jonker et al.，2005）。使用者需要用编程技能和统计学知识对结果进行判断。特别地，使用者需要知道如何：

1）选择一个合适的似然函数；

2）评判模型拟合；

3）评判多重线性的影响；

4）解释参数值。

这些响应面模型的缺点是在标准的软件包中不能使用。对于所有的非线性统计方法，其方法学仍处于研究状态，主要原因有两个：第一，非线性模型通常无法阐释参数的相关关系；第二，检验统计的评价基于近似统计过程。可以通过适当的自展分析（bootstrap analysis）和置换测试来改善这些统计分析。

Greco 等（1990，1995）是首次引进响应曲面 CA 模型的研究者之一，他的设计考虑了许多浓度-响应毒性数据具有 S 形非线性的特点。这些模型的公式很大程度上是在 Hill 浓度-响应模型（Hill，1910）的基础上建立的，这种模型与常用的 log-logistic 模型类似（Haanstra et al.，1985）。可以通过模型中的交互作用函数来检验与 CA 模型的偏离，交互作用函数也是基于 Hill 模型建立的。由于不能使用其他效应函数，因此模型的适用性依赖于效应数据是否可以充分地用此类 log-logistic 模型来描述。其他的限制还包括模型仅能用于二元混合物，且不能检测浓度-水平依赖的偏离和浓度-比率依赖的偏离。

Haas 等（1996）概括了响应面模拟方法，并且表示在 CA 模型中可以替换不同的浓度-响应函数，如 exponential、multistage、log-logistic 及 log-Weibull 模型。他们还进一步概括了带有超额函数的 CA 模型去描述与 CA 的偏离。这种偏离函数能够描述浓度-比率依赖和浓度-水平依赖的偏离。有多种常用的似然公式可以用来拟合这种模型，且模型中其他参数的意义也可以通过似然比检验进行评价。这样做的一个显著的优点是，经过筛选后数据可以用于协同或拮抗效应，浓度-比率依赖、浓度-水平依赖效应的检验。但其缺点是描述与 CA 偏离的超额函数被公式化，以至于它仅能在混合物各组分的浓度范围是一样或者相近时才能使用。例如，如果化合物 1 的 EC_{50} 是 1mg/L，化合物 2 的 EC_{50} 是 100mg/L，则该模型不能用于分析这两种组分的混合物。Haas 等（1997）发展了一种 IA 理念的响应曲面模型。如果 IA 模型可以用带有交互项的模型来描述，那么该交互项会引起一些不可能出现的生物学效应，如存活率低于 0 或高于 100。因此，Haas 等（1997）采用了一个转化程序去确保预测的效应仍旧在生物上相关的范围。这种方法的缺点是，它只适用于与 IA 模型比较时的拮抗或协同作用，但对于更多更复杂的偏离模式则不适用，如浓度-比率依赖或浓度-水平依赖的偏离。至今，以上两种方法都只能用于二元混合物的分析。

　　Jonker 等（2005）进一步发展了响应曲面法。在偏离函数中，他们考虑了混合物中少量非常毒的化合物比大量微毒的化合物可以引起更大生物效应的特点。在 CA 或 IA 中，偏离函数与每一个化合物由毒性单位计算得到的相对毒性贡献有关。CA 和 IA 都可以描述协同或拮抗作用、浓度-比率依赖及浓度-水平依赖的偏离。该方法学的优点是这些模型的使用很简单，可以纳入不同的似然函数，且考虑了单个物质非线性浓度-响应曲线的差异（斜率和函数形式），以及单个物质的相对毒性差异。与 CA 或 IA 相比，该方法可以描述协同或拮抗效应、浓度-比率依赖的偏离和浓度-水平依赖的偏离，且可以用于分析组分数量超过 2 的混合物。为了最大化这种灵活性，使用者需要具备一定的统计和模型拟合知识，并且要会解释模型参数值。

　　响应曲面模型通常可以用于多种试验设计，但是最好要涵盖所有的浓度比和浓度水平，如在 4.5.2.1 节中所描述的情况[图 4.1（b）]。它也可以用于分析单个浓度比（如等毒性）的混合物或特定浓度水平（如 EC_{50}）依赖的试验设计，但是对于一种混合物，可以检验的偏离类型有限制。因此，响应曲面模型非常适用于筛选与 CA 或 IA 的系统偏差。由于分析是在回归的基础上进行的，所以浓度的可复制性不重要，且用于统计检验的方差是通过评估数据和模型数值之间的偏离得到的。如果试验单元有限，则响应曲面应该尽可能涵盖所有参数。因为标准软件包中没有非线性响应曲面模型，所以它们在多重回归中很少使用。Gaumont 等（1992）使用了一个响应曲面模型去分析不同抗叶酸剂之间的交互作用对叶酸细胞毒性的协同效应。Jonker 等（2004）使用响应曲面模型来解释各种与土壤化学相关的混合物对线虫的毒性，且他们（2005）还使用它评价了两种简单混合物对秀丽隐杆线虫（ *Caenorhabditis elegans* ）生命周期参数的影响。此外，Faessel 等（1999）

使用响应曲面模型分析了各种细胞毒性药物对敏感的和耐药性的人细胞系的联合效应。

4.5.3　析因设计

析因设计是一种强有力的可以减少含有许多试验因素的试验次数的方法。因此，它特别适用于筛选研究，带有未知化合物的探索性试验，或研究更多复杂混合物的试验。析因设计中的基础假设是测量的效应很大程度上由有限的主效应和低阶交互效应构成，且高阶交互效应相对不重要。如果这个假设成立，那么全析因设计明显是无效且浪费的。析因设计在提供关于主效应的全部信息和试验次数较少的低阶交互效应上具有高效性，这种高效性主要是通过将效应和不重要的更高阶交互效应混杂而实现的。可以用线性模型对数据进行分析。设计析因试验时可以使用混杂方案，混杂方案可以提示哪种效应可以评价（Neter et al.，1996）。

使用析因设计的优点是方法很成熟。已建立的线性模型（带关联函数）常用于数据分析，因此前述的所有的优点和缺点在这里也适用。此外，析因设计步骤相对简便，但是使用者要有一定的统计知识并熟悉矩阵设计。

Groten 等（1997） 使用了 2 水平的析因设计，通过 4 周的混合口腔和吸入给药检测了 9 种物质对雄性 Wistar 大鼠的毒性（临床化学、血液学、生物化学和病理学）。随后他们采用多元线性回归分析了数据。结论表明，尽管析因设计具有很多限制和不利，但是它在研究混合物的联合不利效应中很有用。

4.5.4　等效线图

如前所述，评价一个混合物完整的浓度-响应曲面需要耗费大量的人力和资源。如果研究问题无须进行全浓度-响应曲面评价，那么可以使用一些方法去缩减试验设计。其中的一种方法就是在等效线图的基础上进行浓度联合。等效线图是由 c_1，c_2，…，c_n 所有组合构成的混合物浓度-效应曲面的等效应线。CA 预测的等效线图是线性的。经典的等效线图设计主要用于描述一个或几个在等效线图上的试验点以及将它们和 CA 预期值进行比较（Sühnel，1992；Kortenkamp and Altenburger，1998）。因此，这种试验设计需要了解单个组分的毒性。等效线图设计依赖于等效线图上需要调查的点的数目，因此以等效线为导向的方法仍旧是相当费力的。一个适当的混合物浓度-响应试验对每一个需要在等效线图上调查的点来说都是必要的；也就是说，需要 $k \times (n+j)$ 个测试组（其中，j 为点的数目，n 为混合物组分数目，k 为每个浓度-响应曲线的测试浓度数目）。像这样大的一个等效线图设计差不多等同于一个涵盖全浓度-响应曲面的设计。如果只需调查等效线图上的一个点，那么设计就可以归结为一个固定比设计（如 4.5.1 节所述）。等效线图设计的主要优点是，它们能通过观测值和预测值检测混合物-比率依赖的交互作用。为了最小化 k，等效线图相关的试验和随后的数据评价经常聚焦于一个特定效应水平，特别是 EC_{50}。然而，等效线图检测效应-水平依赖交互作用的可能性很小。Casey 等（2005）已经提出了克服这种缺陷的设计和利用多重完整固定比率的试验。

4.5.5　A 和 B 的混合物

该方法仅限于二元混合物的研究，是用来分析由第二个物质的固定背景浓度引起的第一个物质的浓度-响应曲线（Pöch，1993）。这种设计需要至少 $k×2+1$ 个测试组（k 为每个浓度-响应曲线的测试浓度数目）。在这种情况下，它可以用来评价由背景浓度引起的第一个物质毒性的增加是否符合 IA 预期。为了与 CA 比较，也需要获得第二个物质的浓度-响应曲线。此时，试验设计需要 $k×3$ 个测试组。

4.5.6　点设计

在常用的方法中，该法被称为"点设计"。实际上它只测试了一个混合物浓度下的效应，然后再将该效应与单个组分在混合物中的浓度下单独作用时引起的效应进行比较。在文献中可以看到很多采用这种设计的案例。这种设计若不含任何对照组，原理上只需要 $n+1$ 个试验组。而且由于效应数据的试验变异性有时相当大，所以观测效应和预测效应的可见偏差无须相关。特别是浓度-响应曲线的斜率可能会影响较大。就浓度-响应曲线的斜率来说，试验中不可避免的浓度偏差便可能导致试验观测效应出现相对巨大的偏差。因此，点设计的扩展需要获得所有组分的浓度-响应曲线以及使用最终完整的浓度-响应分析数据。点设计的一个独特的应用是分析在所有组分的浓度低于一个预先设定的阈值的情况时，是否混合物仍能引起明显的效应（Backhaus et al.，2000a；Faust et al.，2001；Silva et al.，2002）。如果混合物组分的浓度-响应曲线不能使用，那么该设计便不能比较混合物的观测效应和 CA 预测，因为它不能评估 EC_x 值。但是由于它可以提供所有组分的 $E(c_i)$ 值，所以这种设计原则上至少可以评价混合物的观测效应是否与 IA 符合。

4.6　全混合物途径、试验设计和方法

"未明混合物"是指含有不能进行全测试化合物的混合物（Groten et al.，2001）。这类混合物通常指的是"复杂"混合物，即含有超过十种以上组分的混合物

（McCarty and Borgert，2006）。

在全混合物试验设计和方法中，混合物至少有部分成分是未知的（Groten et al.，2001），且常是复杂混合物（McCarty and Borgert，2006）。在最简单的情况下，全混合物试验常使用未知的环境样品进行暴露研究。为了检测环境样品是否可以诱导某些效应，测试生物或系统的应答需要和对照进行比较。同时，试验时必须含有一些步骤能得到一些主要引起混合物毒性效应的化合物（组）。当清楚混合物的组分时，全混合物试验设计需要能够分析混合物的应答是否不同于 CA 或 IA。从化合物对整个毒性的贡献来看，全混合物试验设计通常用于某种混合物中最重要化合物的识别。另外，它们也常用于环境分级监测中的分类、比较和排序（依据化合物的强度和毒性）。

尽管人体毒理学和生态毒理学中的复杂混合物看似不同，但是它们之间也具有很多相似性（见第 5 章）。主要的问题是：

1）应该如何评价含有大量不确定化合物的复杂混合物？

2）应该如何描述可以降解或在空间分布上可变的复杂混合物毒性？

3）需要什么样的统计学、化学或毒理学证据去显示两种复杂混合物足够相似，以至于可以使用一个混合物的毒性数据去评价另一个混合物？

4.6.1　生物测定

为了获得复杂混合物毒性和起主要作用的组分，可能需要对混合物进行首次测试。可以采用与单个化合物毒性测定相同的步骤进行毒性测试。通过比较全混合物的毒性和单个组分在类似浓度和暴露时间时的效应，可知需要 $n+1$ 个试验组（混合物中化合物的数目加全混合物自身）。这是一种比较经济的，可用于了解未知混合物的首次筛选的试验设计；但是，这种方法不能评价协同、加强或拮抗作用（Cassee et al.，1988）。

直接的毒性评价能够用于复杂混合物的暴露效应评价，在没有混合物组成数据时，这是一个重要的方法。在实际中，寻找一种具有同样特性的参考样品进行试验相当困难。特别是土壤和沉积物样品，这些物质都是异源的且在物理化学特性（如 pH，黏土及有机质含量）方面的差异特别大。正是由于这个原因，通常需要梯度采样。另外一种方法是采用一系列参考样品。高度污染样品的毒性通常可以通过逐级稀释来评价，这样做的话，用于稀释污染样品的基质可以用作参考或对照。

在实际的土壤和沉积物分析中，经常将生物测定与化学分析和生态场观察相结合。这种方法称为 TRIAD 法，是 Chapman（1986）首次在沉淀物分析时引进的，而且该方法在污染土壤的评价中越来越常用（Jensen and Mesman，2006）。

因为评价是在一些相互独立的证据上进行的，所以像这样的多重方法减少了风险评估的不确定性。

依据化合物的组成或毒性进行比较时可以用多元非参数或参数统计学方法；然而，只有描述性的统计方法，如多维尺度（MDS）分析、主成分分析（PCA）和因子分析（FA）可以用来分析相似性和不同位点之间的距离。毒性评价可以通过对参考样品的环境样品（作为一种未知的复杂混合物）进行试验，并进行 t 检验或方差分析（ANOVA）等统计推断来实现。

除了"1 样品的情况"，自然的污染成分，如在溪水中的一个点污染源下或在排水综合毒性（WET）测试中，都能够构建混合物的浓度-响应曲线。依据实际情况的不同，可以选择 ANOVA 设计或回归分析。其最终的结果表达成对毒性的描述性评价，如未知或部分未知混合物的 NOEL 值的建立。即使可以通过化学分析得知一种自然污染混合物的所有组分，但是混合物组分的浓度可能会不断变化。当处理这些具有自然变化的混合物时，如研究酸性矿山废水（AMD）变化时，可以将它当成一个混杂变量而无须使用 CA 和 IA 模型（Gerhard et al., 2004, 2005; Janssens et al., 2004）。

潜在毒性评价可以通过联合实验室外和实验室方法来量化未知混合物的毒性。先对环境样品或样品提取物进行浓缩，随后按一定的比例进行稀释并测试其毒性。通过这种方法可以明确毒性的范围，如得到 NOEL 值和浓度-响应曲线，因此它可以提供比 1-样品更多的信息。这种"人工梯度"相比自然梯度的优点是，在不同的稀释物中，各组分之间的比例仍然是相同的。通过浓度-响应曲线上的位置可以评价原始环境样品的毒性（Houtman et al., 2004）。

生物测定方法的主要缺点是不能得到混合物中的主要毒性化合物。

4.6.2　生物传感器

如今，生物传感器也常用于评价生物可利用性和复杂混合物的毒性。生物传感器是一种分析装置，包括生物材料或模拟生物膜的材料以及一个物理-化学转换器或系统，主要检测亚生物水平的生物化学标志物。生物传感器可以用于监测环境质量，如污染土地的修复过程或污水处理；但是仍需要测定与生态相关的物质。生物传感器在复杂基质的测量中具有很大的应用价值，而且还可以得到其他技术无法获得的信息（Ciucu, 2002）。生物传感器也可以用于人体毒理学。

生物传感器不同于生物测定，在生物测定中，转换器不是分析系统中不可缺少的部分，而生物传感器可以准确量化复杂混合物中单个物质的分析信息。例如，可以采用 Calus 试验检测血液和环境中类二噁英化合物的浓度，Calus 试验在复杂基质中的检测水平很精准（Murk et al., 1997）。另外，一些很难检测的化合物

（如表面活性剂、氯代烃类、磺基苯基羧酸盐、二噁英及农药代谢物）也可以用生物传感器来检测。

4.6.3　分级法、TIE 和 EDA

为了能够识别样品中的主要毒性化合物（组或类），可以采用 TIE 法。一开始，TIE 法是为检测污水毒性而发展起来的（USEPA，1991；Norberg-King et al.，1992；Durhan et al.，1993；Mount and Norberg-King，1993）。TIE 法的第一步是利用生物检测方法检测污水样品的毒性。第二步包括通过化学分析和毒性检测识别污染物的优先次序，其中毒性检测要么通过额外的试验完成，要么通过查阅文献获得。最后一步是基于污染物毒性优先次序尝试解释污水样的毒性。第二步通常需要用到一些精确而复杂的方法，包括分级方案和弄清复杂混合物中毒物识别的相关化学技术。通常应用逐步移除法来识别对混合物毒性贡献最大的化合物。逐步移除法包括加入 EDTA 来络合金属、用 C_{18} 固相萃取和酸化分级分离以去除特定类的有机物等方法。分离出这些组分后，剩下的样品可以用于毒性测试。TIE 法也可以用于分析沉积物和土壤以及固体废弃物（Ankley et al.，2006）。

若混合物的化学成分已知，那么便可以测定混合物的毒性是否符合 CA 和 IA 模型。Grote 等（2005）提出了一个称为效应导向分析（EDA）的框架来分析含有复杂混合物环境样品的毒性。在这种方法中，当用于分析沉积物时，样品提取之后常通过色谱得到不同的化合物。随后，总提取物、分级物和提取物中的单个化合物都可以进行毒性检测。Grote 等（2005）通过这种方法对绿藻（*Scenedesmus vacuolatus*）进行了分析。总提取物和单个物质的毒性分析常采用 CA 或 IA 模型。此外，对于人造混合物，可以根据沉积物样品提取物中各组分比例进行混合得到。这种方法可以看作是固定比设计，在这种情况下，尽管可以测试其他污染物，但是单个物质的浓度是按照环境样品中的比例来配制的。在相似或相关作用模式的污染物中，如 PAH，提取物的测定毒性和单个物质毒性与 CA 模型预测的毒性具有很好的一致性。但是对于非相似作用模式的污染物，IA 模型最适用于复杂混合物的毒性预测（Grote et al.，2005）。

de Zwart 和 Posthuma（2005）强调评价复杂混合物中化合物的作用模式非常重要。如果仅对化合物组成和化合物组分的作用模式具有很好的了解，那么可能能预测一种复杂混合物的毒性（见第 3 章）。de Zwart 和 Posthuma 提出了一种 CA 和 IA 联合模型来预测复杂混合物的毒性。Ra 等（2006）基于同样的原因，提出了一种两步预测（TSP）模型（图 4.2）。该 TSP 模型利用 CA 预测作用模式相似的化合物（组）的毒性，而用 IA 预测作用模式非相似的化合物（组）的复杂混合物的毒性。

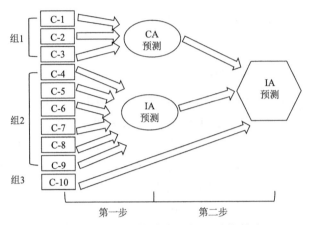

图 4.2　含有 CA 预测和 IA 预测的两步预测模型预测含 10 种物质（C-1～C-10）的复杂混合物的毒性（Redrawn et al., 2006）

　　与生态毒理学领域的 TIE 和 EDA 方法类似，对混合物进行分级和对占主导地位的或最相关的单个化合物或分级组进行分析对发现人体毒性的原因可能很有帮助。图 4.3 是 Groten 等（2001）提出的一种方法。在人体毒理学领域的其他相关方法还有向复杂混合物中添加单个物质或将相关物质看成一个整体。例如，总石油烃（TPH）的分馏以及每一种分馏物中指示化合物的毒性评价（Hutcheson et al., 1996）；再者可以基于作用模式和化学性质的相似性进行分类，如多氯联苯（PCB）类化合物（Andersen and Dennison，2004）。在这些案例中，考虑的出发点是作用模式。

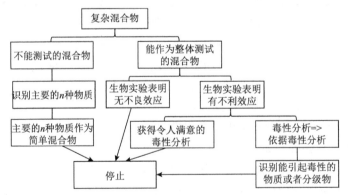

图 4.3　采用 top-down 法分析复杂混合物的毒性（Groten et al., 2001）

4.6.4　混合物的相似性

　　在生态毒理学中不经常使用，但可以用来表征人体毒性的一个方法是将复杂混合物的毒性和具有相似组分物质的毒性进行比较。第 5 章对这种理念在风险评估中的使用进行了更为详细的介绍。当然，这种理念需要从混合物的组成和相关特点等方面对混合物的相似性进行认真的评估。来源相似的混合物通常具有相似的毒性。另外，还需要通过专家评审和统计学分析对混合物的相似性进行确认。

　　生物测定导向的分级，主要通过将复杂的多组分混合物当作简单的混合物来处理而简化分级工作。例如，使用多变量统计进行模型识别和分类，随后将这些数据进行多变量回归模拟。例如，使用这种方法可用来预测煤烟样品相关化学组分的致突变性。首先，运用 CG-MS 检测 20 个煤烟样品的化学组成，然后用 Ames 试验检测它们的致突变性。接着，运用主成分分析（PCA）和偏最小二乘（PLS）分析与隐结构进行投影分析。这样会得到含有 41 个变量（化合物参数）的 PLS 模型，该模型对煤烟样品致突变性的预测的精确性可以达到 80% 以上（Eide et al.，2002）。图 4.4 展示的是最终的策略。

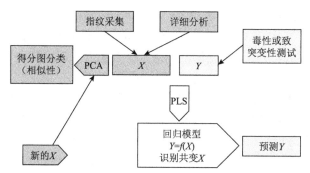

图 4.4　应用模式识别评价复杂混合物的致突变性策略

利用详细的化学分析（指纹采集；X）以及多变量统计分析（如 PCA）可以对复杂混合物样品的相似性进行分析。基于样品的致突变数据（Y）以及偏最小二乘分析，可以构建一个将致突变性描述为复杂混合物化学组成的函数的回归模型。构建的回归模型可以预测与检测相似样品的致突变性。也可以构建相似的模型来预测复杂混合物的毒性[在 *Enviromental Health Perspectives* 的允许下由 Eide 等（2002）再加工]

　　人体毒理学比生态毒理学更关注混合物的稳定性。因为混合物的组成有时不稳定，所以了解混合物的组成成分和它们的比例很重要。可参考第 1 章对混合物组成和在环境中与其稳定性相关的讨论。另外，生物转化可能会改变人体内混合物的组成，并最终影响它们的毒性。详见第 2 章对该问题的讨论。

4.7　案例研究

4.7.1　案例 1：生态毒理学中的全混合物方法

　　文献中报道了一些基于 TRIAD 的研究，如在葡萄牙南部的酸性矿山废水梯度分析研究（2000～2002 年）（Gerhard et al.，2004，2005，2008；Janssens et al.，

2004，2005，2006）。该研究的目的是评估自然状态下矿山废水（pH 和金属分布）的风险，其中使用了多种方法。随后该研究组在 2 年内进行了 3 次采样活动，对近 80 种大型无脊椎动物和 30 种摇蚊进行了检测分析，获得了如下的各种指数：

1）污染指数：比利时生物指数（BBI），生物监测工作组-每个分类的平均得分（BMWP-ASPT），整个大型无脊椎动物样品中的蜉蝣目-翅类-毛翅群（EPT）和腐生生物类，南非计分系统-每个分类的平均得分（SASS4-ASPT）。

2）生态系统结构：多样性和 Bray-Curtis 差异。

3）指示物：酸指示物和硅藻群落。

4）生态系统功能参数：功能摄食类群（FFG）和营养完整指数。

此外，还对 15 种物质（金属和盐）进行了化学分析和毒性检测。每个试验（48h）采用了实验室检测和原位（验证）检测，试验动物涵盖了甲壳动物，昆虫和鱼类（整个食物链）的标准测试生物（*Chironomus riparius*、*Daphnia magna*、*Lemna Gibba*）及当地生物（*Atyaephyra desmaresti*、*Choroterpes picteti*、*Gambusia holbrooki*）。试验连续记录了它们的行为和生存情况，以便随时对固定时间点的数据进行分析（EC_x、LOEC）。这份多方面研究的结果主要关注风险评估和测试设计。结果显示：①自然梯度（未知的）混合物的毒性测试表明随着 pH 的不断降低，无论物种的敏感性如何，所有物种面临的风险均不断增加；②在野外不同点的风险比较生态指标与以上结果一致。混合物毒性概念不能用在这种复杂的自然梯度物质中，因为：①混合物的不同组分浓度可以发生改变；②混合物中含有10 种以上的化合物，属于复杂混合物，不能进行 CA 和 IA 测试。

4.7.2　案例 2：人体毒理学中基于组分的方法

基于组分研究的一个很好的例子是 Teuschler 等（2000）所开展的"多用途设计方法去评价消毒副产物（DBP）混合物的风险"。在开始试验之前，他们确定了一系列的试验目标。首先，他们明确了此次研究的风险评估目的，即为以下几方面提供数据和方法：①低水平暴露对人体健康风险的评估；②对各种加和作用假设进行评估以进行风险描述；③不同饮用水处理风险的评估。在试验过程中，他们进一步细化了目标：①开发了一种有效的试验设计方法进行混合物数据收集；②为阈值加和模型的开发提供数据；③在进行比例-响应加和及基于交互作用的危害指数（HI）风险评估时获得有用的数据；④了解 4 种 DBP 的毒性（潜力和相互作用的本质）。统计学方法的使用让基于模型的单个物质浓度的选择和基于环境相关性的混合物比例选择更加容易。该研究的主要结果表明对所检测的 DBP 来说浓度加和是一种合理的风险评估假设。

在 Teuschler 等（2000）的研究中，分析数据的模型是提前选择好的，而且研究仅关注环境相关混合物。试验中使用的混合物浓度主要根据这两个因素确定，而没有用到与特定终点相关的毒性单位选择方法。他们所用的浓度满足三种模型：多重回归 CA 模型、基于交互作用的 HI 模型及比例-响应加和方法模型。混合物毒性研究中一个常见问题是试验规模，因为单个物质和混合物最好能够同时进行分析。Teuschler 等（2000）在研究中做了一些设计来简化试验。为了对含有 4 种化合物的混合效应进行预测，他们对一些二元混合物进行了检测以便发现它们的相互作用。除此之外，他们还进行了动物试验来研究从文献获得的单个化合物数据在构建混合物中的预期效应，而非重复混合物中的单个化合物的浓度-响应曲线。该研究中没有给出所有的研究结果，但其对试验设计进行了讨论。该研究具有良好的风险评估目标，试验设计和数据分析方法相关联，并且有试验设计调查，这些都使得该研究是混合物浓度-响应研究中的范例。但该研究也存在一些缺陷，即没有研究 IA 模型。另外，由于该研究采用的是与环境浓度相关的剂量，所以没有分析浓度-比率依赖和浓度-水平依赖与 CA 的偏离。另外，这些方面在研究目标中也尚未提及。测量多个终点的困难是测试的浓度范围可能并不能研究所有终点，因而可能会导致相关的交互作用无法观察到。

4.7.3　案例 3：生态毒理学中基于组分的方法

如果样品中的化合物组成已知或部分已知（逐步 TIE 法）或已有的数据可以进行 QSAR 计算，那么可通过 TU 对样品进行排序。Arts 等（2006）采用回归设计研究了 5 种农药连续污染对 12 种室外排水沟生物群落的影响。他们在 17 周内先后采用了与预测的环境浓度（PEC）的 0.2%、1% 和 5% 等价的剂量进行研究。共研究了 30 周以上，研究终点包括大型无脊椎动物、浮游植物和水生植物的群落组成以及功能生态系统参数中的落叶分解情况。TU 是通过最敏感的标准生物 *Daphnia magna* 和 *Lemna minor* 的急性毒性数据来计算的。主响应曲线（PRC）是一种约束主成分分析和 Williams 测试的特殊形式，可以用来辨别出最敏感的生物群落。接下来检测了特定物种的直接或间接效应，例如，敏感物种丰度的改变会怎样影响其他物种以及仅能耐受中型试验或原位试验检测的物种的丰度。可以用描述性方式来总结所有观测到的效应。

4.8　总　　结

混合物毒性测试要有目标，这些目标涵盖了从揭示化合物相互作用的机制到复杂混合物的风险评估。试验方法大致可分为两种：①全混合物方法，可以通过分析哪一种物质是混合物样品总毒性的主要贡献者来评价（含有环境样品）复杂混合物的毒性。②基于组分的方法，是在了解单个物质毒性的基础上，预测和评价已知化合物组成的混合物的毒性。该方法也经常用于揭示混合物相互作用机制。但是，试验设计高度依赖于实际情况和技术现状，包括试验生物的生物学特点、混合物组分数目及研究目的。

全混合物方法和基于组分的方法的基础分别是混合物毒性理念和 CA 及 IA（或响应加和）理念。CA 假设混合物中的化合物具有相似的作用模式，然而 IA 模型假设混合物中的化合物的作用模式不相似。实际上，作用模式相同或相似的测试化合物可以参考 CA 模型，而作用模式不相同的测试化合物倾向于参考 IA 模型。

基于组分的方法通常先要知道混合物中单个物质的毒性，其中单个物质的毒性既可以参考文献报道也可以通过试验得到。一些试验设计可以参考 CA 或 IA，以了解混合物中各个化合物之间的相互作用机制。基于组分的方法除了可以检测与参考模型偏离的协同或拮抗效应，还可以研究浓度-比率依赖或浓度-水平依赖的偏差。此外，也可以通过试验得到全浓度-响应曲面，如全析因设计或射线设计。当资源有限或须知的情况更为明确时，试验设计可以采用等效线图法。除了全因或射线设计外，也可以采用析因设计和固定比设计。在研究混合物中各个化合物之间的相互作用机制时，如果化合物 B 存在的情况下化合物 A 的设计比较有限时，尽管点设计很少被使用，但是在有些情况下其可能更适合。此外，对于所有的研究，最理想的试验设计是将混合物试验和单个物质试验相结合，这可以确保试验生物即使敏感性改变也不会影响混合物毒性试验的结论。

全混合物方法是用各种生物测试（包括实验室和原位检测）方法去测试复杂混合物，且这些测试通常与单个物质毒性测试的原理相同。通过浓缩和稀释污染物（提取）样品可以构建浓度-响应关系。但是，这些测试不能得到混合物中产生毒性的主要成分的任何本质信息。通过 TIE 法（包括样品的化学分馏法）可以获得混合物中产生毒性的主要化合物（组或分级物）。另外，与相似混合物的比较也有助于复杂混合物的毒性检测。这种比较主要是在混合物的化学特征和多变量统计学方法的基础上进行的。如果知道复杂混合物的所有化学特征以及混合物中所有化合物的毒性数据，那么可以用效应导向分析（EDA）和两步预测（TSP）模型来预测毒性。但是，这种预测仅在充分了解复杂混合物中各个化合物的作用模式后，其结果才具有可靠性。目前，生物测试仍然是唯一可靠的复杂混合物的风险和毒性评估方法。

4.9 建　议

本章讨论了在分析和评价混合物数据时需要关注的各个方面。这些方面涵盖了研究终点、测试生物及化学特性。

1）化学检测可以改变试验设计。在许多试验中，暴露浓度是将化学物质加入到基质中后测量得到的，基质包括食物、水、空气或土壤。测量得到的浓度可能与初始加入的浓度不同，如土壤和食物可能会产生吸收，或混合物中的一些化合物可能会相互作用，或物质发生降解或转化成难以利用的物质（见第 1 章）。因此，暴露浓度与最初的浓度有所不同。实际上，上述的现象也会影响试验设计。固定比设计或等效线设计等在分析数据时需要知道具体浓度，因此会受到干扰。而浓度水平和浓度比偏移对响应面法影响不大。因此，研究者需要知道浓度设计是否能够满足模型参数构建。

2）模拟毒性兴奋效应（Hormesis）。毒性兴奋效应是指毒物在低浓度时产生刺激效应，而非抑制效应（Calabrese，2005）。单个物质的毒性兴奋效应可以通过在浓度-响应模型中引入一个额外的参数进行模拟（van Ewijk and Hoekstra，1993）。用 CA 模型[式（4.1）]模拟单个物质的浓度-响应模型在技术上是可行的。在毒性兴奋效应的情况下，效应浓度不再明确，此时需要考虑浓度的不确定性。混合物浓度-响应模型中含有毒性兴奋效应也可能会导致模型参数难以评估。

3）当单个混合物组分的浓度较高时，可能会出现不同的终点水平。单调减小的浓度-响应曲线可能不会降低到 0，而是有一个最低的水平。例如，当终点指标为身体尺寸时，可能会发生上述情况。混合物对身体尺寸的影响通常在高浓度时趋于平稳，此时身体尺寸便会趋于一个固定值，但是不同的混合物组分可能会导致 "最小身体尺寸"不同。当测量的效应不断增加时，相似的情况也可能发生，在这样的情况下，浓度-响应的最大值可能具有化合物特异性。非线性响应曲面模型可以用于模拟这种情况，在高浓度下，其可以评估测量效应的终点水平（Greco et al.，1990；Jonker et al.，2004）。但是，如何模拟各种混合物组分的分散式终点水平仍未解决。在这样的情况下，是否以及如何应用 IA 理念便成了一个问题，因为 IA 理念的基础假设是所有物质的浓度-响应曲线的范围为 0%～100%。

4）同时测量的终点之间的结果差异。混合物毒性试验通常规模较大，且为了提高效率和获得一个更好的生态学相关评估，常需要测量多个终点。测试物的相对毒性通常具有终点特异性（Cedergreen and Streibig，2005）。例如，为了测试生殖影响，通常选用的浓度比测试生存影响的浓度更低。也就是说为了更好地进行数据分析，试验设计时常会选用具有特异性的终点。目前，大家公认的是不同终点表示了不同的相互作用。例如，某种混合物对生殖效应具有协同作用，而对存活具有浓度加和作用。交互效应的这种差异暗含了机制线索。

5）时间依赖性。众所周知，效应浓度具有暴露时间依赖性（Reynders et al.，2006）。这意味着混合物研究的试验设计也是时间依赖的。研究表明交互作用也具有时间依赖性。例如，Cd-Cu 对 *Caenorhabditis elegans* 增殖的影响随暴露时间的延长从协同变为浓度-比率依赖的浓度加和（Jonker et al., 2004）。另外，4-氢过氧化环磷酰胺（4-HC）和 VP-16-213 （VP-16）对 HL-60 细胞的细胞毒性效应从协同变为比率依赖的加和效应（Jonker，2003）。这些研究表明要对交互效应做出一般说明，混合物数据分析时要考虑到时间因素。虽然目前这仍是混合物毒性研究中一个未解决的问题，但是随着大家对毒物代谢动力学和毒效动力学的理解不断深入，这个问题将会逐渐得到解决（见第 2 章）。

致　　谢

感谢 Geoff Hodges 和 Martin Scholze 在克拉科夫 SETAC/NoMiracle 研讨会上对混合物毒性的讨论，因为他们的讨论才有了此章内容。

第 5 章 化学混合物的人体和生态风险评估

Ad M. J. Ragas, Linda K. Teuschler, Leo Posthuma, and Christina E. Cowan

5.1 引 言

化学物质的风险评估是一个有组织的过程,旨在描述和评估化学物质环境暴露所带来的不良后果的可能程度(US PCCRARM, 1997),并且适用于人体和生态系统。传统上风险评估侧重于单一化学物质,然而人们越来越意识到单一物质的接触是例外而不是规则。在实践中,人体和生态受体通常被暴露于多种化学物质,并且这些化学物质之间可能存在交互作用,也就是说,在化学物质到达靶作用位点之前或之后,可能通过物理、化学或生物方式相互影响。

化学混合物的风险评估与单一物质的风险评估在某些方面有所不同。因此,需要制定并实施化学混合物特有的或额外的风险评估概念和技术,以及其他解决上述交互作用的方法。这是一个不断发展的过程,它实现了科学研究和风险评估实践之间的对接。

对人体和生态系统的环境风险评估通常是独立进行的,其主要原因是人体风险评估和生态风险评估的学科大多独立发展。人体风险评估源于医学科学,与毒理学和流行病学等学科密切相关。生态风险评估源于生物学,与生态毒理学密切相关。但人体风险和生态风险往往具有相同的来源,而对这些风险来源的管理需要人体风险及生态风险的相关信息。独立评估这两种风险可能会使决策过程复杂化,并可能导致资源浪费。为提高效率,建议制定综合风险评估(IRA)方法(WHO, 2001; Munns et al., 2003a, 2003b)。

本章的总体目标是概述一种与 IRA 方法相一致的混合物风险评估方法，并将其建立在人体和生态风险评估各自领域中的最佳科学研究和当前实践的基础上。首先比较了单一物质与混合物的风险评估，以确定混合物评估的关键特征，其次阐述了混合物的人体风险评估的研究现状，以及混合物的生态风险评估的研究现状。这两部分内容都包括了科学管控应用的案例概述，特别是美国和欧盟（EU）对科学管控应用的案例。现有技术包括相似性和差异性，对这些内容的分析形成了下一节概述的化学混合物的人体和生态风险评估一体化概念框架的基础。本章最后讨论了化学混合物风险评估的具体问题（如确定足够类似的混合物）以及一系列结论和建议。本章的具体目标是：

1）解释混合物评估与单一物质评估的不同之处，并强调对风险评估程序的影响（5.2 节）。

2）总结研究和实践的现状，并对混合物和现行方法进行人体和生态风险评估的相似性和不同点进行分析（5.3 节）。

3）通过对研究和实践现状的分析，得出一个适用的、可比较的混合物人体和生态风险评估概念框架，包括使用决策树和指南（5.4 节）。

4）审查和讨论目前在混合物风险评估中遇到的问题（5.5 节）。

5）基于上述分析，以确定混合物的人体和生态风险评估的研究空白领域和关键领域，从而改进研究方法（5.6 节）。

本章对于人体健康和生态系统风险评估方法的描述引起若干读者的兴趣，特别是对于：①就如何进行混合物风险评估方面积极开发新方法并扩大知识库的研究者；②负责进行混合物风险评估的风险评估人员；③参与制定风险评估程序和混合物标准的监管人员。

5.2　混合物评估的典型特征

单一物质风险评估中已解决的问题在混合物风险评估中并没有得到很好的解决。即使在前瞻性风险分析中最常见的"什么是安全水平"这种问题也会存在疑问。混合物的成分通常是未知的，而且其安全水平只适用于特定的混合物。即使混合物特性良好，安全暴露或浓度水平也只适用于具有相同或相似浓度比例的混合物，如香烟烟雾、柴油机尾气或某些多氯联苯（PCB）混合物，在这种情况下，可以选择使用混合物的一种组分作为全混合物的指示化合物来为混合物设定安全水平。如果混合物中各化合物之间的浓度比例是不断变化的，则没有一个安全的混合物浓度组合，而是可能有无数种的安全浓度组合。

单一物质和混合物风险评估的基本区别最好用风险评估过程的示意图来说

明。对于单一物质，这个过程由一系列连续的步骤组成，称为"风险评估范式"（NRC，1983）。首先是对危险情况的识别，然后进行暴露评估，再进行效应或剂量-响应评估，最后进行风险特征描述。这个过程被纳入更广泛的框架，涉及监管问题的制定，风险沟通以及风险管理或行动。尽管这些步骤的确切名称和顺序在各个国家和各监管机构之间有所不同（van Leeuwen and Hermens，1995；Faiman et al.，1998；USEPA，1998，2002b；WHO，2001），但其本质大致是相同的，如图 5.1 所示。

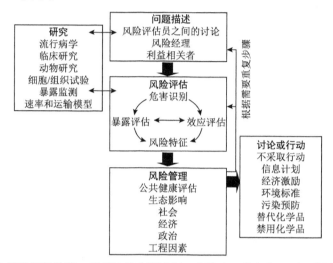

图 5.1　传统上风险评估按照一系列连续步骤进行，步骤为：①危害识别、②暴露评估、③效果评估、④风险特征描述，通常包含在涉及风险研究、问题制定、风险管理和行动的更广泛的框架中

　　混合物的风险评估过程与单一物质的风险评估过程有很多相似之处，但也存在差异。图 5.2 显示了除单一化学物质之外必须考虑的问题。现在的问题涉及混合物，如对混合物排放净风险的前瞻性评估，受混合物污染场地的回顾性评估，或者监管部门希望为混合物设定的安全暴露水平。危害识别应考虑潜在的毒理学相互作用（如不同化学物质引发和促进肿瘤形成）以及暴露引起相似或不相似毒性效应的化学物质的联合作用。混合物的暴露评估与单一物质一样，暴露评估结果为实际或预测的暴露水平。尽管暴露水平的确定对于混合物来说可能更复杂，例如，混合物各个组成之间的化学相互作用可能会改变混合物成分，其本质与单一物质相当。然而，单一物质和混合物的效应评估阶段可能存在很大差异。例如，即使混合物的单个成分的含量均低于各自的阈值，但也可能会发生混合物效应。基本上，可以采用 3 种方法来评估混合物的效应（图 5.3）。

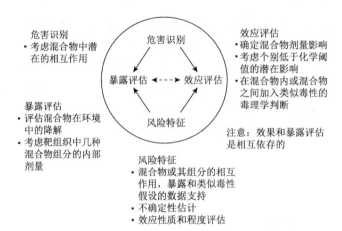

危害识别
· 考虑混合物中潜在的相互作用

暴露评估
· 评估混合物在环境中的降解
· 考虑靶组织中几种混合物组分的内部剂量

效应评估
· 确定混合物剂量影响
· 考虑个别低于化学阈值的潜在影响
· 在混合物内或混合物之间加入类似毒性的毒理学判断

注意：效果和暴露评估是相互依存的

风险特征
· 混合物或其组分的相互作用，暴露和类似毒性假设的数据支持
· 不确定性估计
· 效应性质和程度评估

图 5.2　除了单一化学物质外，混合物评估中必须考虑的问题概述

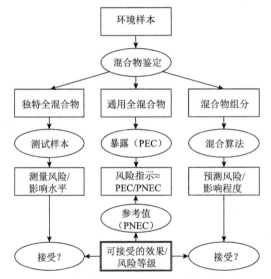

图 5.3　评估混合物风险的三种备选方案

方案：①可在实验室或者田野进行混合物的相关试验，特别是完全未知的混合物；②如果有（足够的）类似混合物的毒性数据可用，则可以使用参考值评估混合物，如 PEC/PNEC 比值；③可以使用基于组分的方法（混合物算法）评估组分已知的混合物，其中 PEC 表示预测的环境浓度，PNEC 表示预测的无影响浓度

　　1）基于通用全混合物的方法。如果处理常见的、复杂的，并且通常在混合物组分之间具有恒定浓度比例的混合物（如焦炉出料）时，可以选择这种方法。当混合物为一种（复杂）化合物时，可以建立一个参考值（如 PNEC）或剂量-响应关系，并且可以根据混合物本身或足够类似的混合物的毒性数据，像单一物质一样确定安全水平。效果数据可以用于将来对相同（如源自相同来源）或足够相似的混合物的评估。

　　2）基于特殊全混合物的方法。如果处理完全未知或独特来源和成分的混合物，可以选用该方法。在这种情况下，以前效应研究的结果则不能用于评估混合关系的影响。由于不能重复使用效果数据来评估其他混合物的风险，因此确定这些混合物的安全浓度水平或剂量-响应关系是低效的。相关混合物必须直接在现场或实验室进行检测，如在排水综合毒性（WET）测试中，直接显示潜在影响。

3）基于混合物组分的方法。如果混合物的组分可以通过化学分析等方法确定，并且混合模型是可用的，那么就可以预测混合物的影响。混合模型可以是简单的，例如，将所有化合物的 PEC/PNEC 比值求和作为危害指数（HI），又如，考虑或不考虑剂量-效应曲线的形状，应用浓度加和（CA）或响应加和（RA，或独立作用）的模型；也可以是复杂的，例如，利用一种特殊的毒物代谢动力学建模方法来预测生物体内的器官特异性浓度（第 2 章）。

如以下章节所述，这三种方法在人体和生态风险评估中得到了广泛应用。

在混合物评估的最后阶段，即风险特征描述（图 5.2），必须考虑单一化学物质风险评估中未解决的问题，例如，为了使用特定的风险评估方法（如混合物之间组分组成的相似性，或者混合物各组分共有的毒性作用模式），所做的假设必须表达清楚且得有数据支撑。

5.3　混合物评估现状

5.3.1　化学混合物的人体风险评估

人体在任何时候都会接触到多种化学物质，如市政垃圾焚烧厂造成的空气和土壤污染，危险废物设施和不受控废物场地的泄漏，蔬菜和其他消费品中的农药以及饮用水中的污染物。人体活动的模式决定与环境污染物的接触时间，例如，淋浴或户外慢跑的时间长度分别影响饮用水或空气中化学物质的暴露量。暴露可能非常复杂，涉及多种暴露途径，间断或连续接触，持续时间从短期到一生。在不同空间和时间，化学混合物的组成可能也有所不同。高度复杂的混合物由数百种化合物组成，可以从单一来源或过程（如焦炉排放、柴油废气）同时产生或作为商业产品（如汽油、农药制剂）生产。其他混合物由在化学制造上或商业制造上不相关的单一组分组成，但这些单一组分在被处理或者储藏过程中被混合在了一起（例如，铅、苯、三氯乙烯和 Arachlor 1254 都存在于同一危险废物中，见第 1 章中的表 1.1 和表 1.4）且可能对人体存在潜在的联合暴露。

5.3.1.1　研究现状

本节概述了化学混合物对人体健康风险评估的最新研究进展。它侧重于效应数据的收集和评估。有关化学混合物暴露评估的详细信息，请参阅第 1 章。本节首先概述了通常用于获取化学混合物效应数据的方法，以下是对人体健康评估中常用的混合物评价方法的概述，即用于常见混合物的基于全混合物的方法和基于组分的方法。本节最后有一段是关于化学混合物的人体健康评估的不确定性。

5.3.1.1.1　化学混合物的效应数据

化学混合物暴露对人体健康的潜在不良影响的风险评估可以使用以下方法进行：①毒理学生物测定法；②流行病学研究；③毒物代谢动力学和毒理学过程的计算机模型（即计算毒理学）。

绝大多数的混合物数据是对化学物质二元组合进行毒理学生物测定获得的，对三种或更多种化学物质或全混合物（即同时考虑许多化合物的混合物，其中一些可能未被识别）的研究较少。生物测定数据有助于识别潜在的人体健康危害，量化剂量-响应关系，并为风险描述提供依据，且包括用于评估环境混合物暴露的安全水平或风险评估的数据。大多数生物测定是利用啮齿动物和鱼类等试验动物完成的。由于化学物质暴露和毒理学结果得到了很好的控制和记录，所以信息可以从动物推断到人体，从而在评估中引入了推断的不确定性。

环境混合物的流行病学研究是危害识别的重要贡献者，如果收集到正确的数据，可用于剂量-响应评估或风险特征描述，包括安全水平估计和基于人群的风险评估。虽然源于适当物种的流行病学数据易于收集，但是混合物的接触和影响难以控制和量化；同样地，虽然流行病学数据得出的结果与人高度相关，但是由于研究人群中存在潜在的混杂因素，因此流行病学研究的结果可能很难解释。使用统计模型（如吸烟状况、年龄或性别作为协变量的逻辑回归模型）可以解释许多混杂变量，但结果的不确定性往往依然存在。

通过使用计算机模型或计算毒理学分析，包括基于生物学的模型[如基于生理学的药物代谢动力学（PBPK）模型]、定量结构-活性关系（QSAR）模型，模拟生物系统[如生化反应网络（BRN）模型]，开发了毒理学信息的最终来源。与毒理学或流行病学研究的信息相比，这些建模方法的信息通常不用于人体健康风险评估，因为它们是资源和数据密集型的。然而，当风险评估问题需要资源支出时，这些模型通过仔细分析体内暴露、化学反应或体内毒性来提高人们对化学混合物风险评估的了解。如第 2 章所述，PBPK 模型提供了所关注目标组织的多种化学物质的内部剂量估计，令风险评估者更易理解化学物质之间潜在联合毒性作用及其性质（如支持剂量加和性的无效模型和无相互作用，或可能的竞争性抑制的证据）。PBPK 模型已被用于人体健康风险评估，例如，设定硼的参考值（USEPA，2008）以及使用饮用水中三卤甲烷的内部剂量进行代谢相互作用的分析（Kedderis et al.，2006）。QSAR 模型主要用于健康效应数据较少的情况，根据化学物质的毒性潜力对其进行优先级排序（如优先考虑饮用水消毒副产物）（Woo et al.，2002）。BRN 方法是一种相当新的计算机方法，它使用系统生物学方法对化学相互作用进行建模（Mayeno et al.，2005）。这些计算机模型可以预测混合物暴露代谢物的形成，包括化学和代谢相互作用，并通过普通代谢产物相互连接代谢途径。BRN 模型正在开发中，迄今尚未用于风险评估。这些模型显示了模拟体内多种化学相互作用的前景，这些化学相互作用涉及的化学物质比大多数基于生物学的模型所能处理的要多。

5.3.1.1.2　混合方法

在 5.2 节中概述的三种混合方法（即基于通用全混合物的方法、基于特殊全混合物的方法和基于混合物组分的方法）中，第一种和最后一种被广泛用于评估人体健康影响。人体健康评估中，一般的混合方法通常被称为"全混合方法"，强调毒性数据与混合物整体有关，而非其组成部分（USEPA，1986，2000b，2004）。然而，由于"全混合物"一词同样适用于对特殊混合物的评估，这一词语在人体健康评估过程中很少被提及——这里我们使用"基于通用全混合物的方法"这一叫法。

对于基于通用全混合物的方法和基于混合物组分的方法，两者研究状态差异很大。基于通用全混合物的方法对评估致癌风险更为先进，主要是因为长期使用体外致突变性试验来表明致癌效力。使用动物和人细胞系继续开发许多用于非癌症终点的体外测试程序（如用于发育和生殖终点，细胞毒性）。相比之下，基于混合物组分的方法，特别是那些纳入毒理学相互作用信息的方法，对于非致癌毒性来说是更为先进的。以可加性为基础的基于组分的方法被广泛应用于人体健康风险评估。例如，美国环境保护署对超级基金计划（USEPA，1989b）下的受污染场地和空气污染物残留风险（USEPA，1999）的评估通常使用 HI 来评估非癌症效应；超级基金计划还将 RA 用于致癌物，以评估潜在的人体健康风险。在人体健康风险评估中，新引入了 CA 和 RA 模型的联合使用，并正在被人们接受（USEPA，2003a，2003b；Teuschler et al.，2004）。美国环境保护署使用相对效力因子评估具有共同毒性作用方式的农药混合物（USEPA，2002b，2003b），以及世界卫生组织和其他机构以毒性等效因子形式评估二噁英（van den Berg et al.，2006）。

图 5.4 和图 5.5 分别说明了基于通用全混合物数据（图 5.4）和组分数据（图 5.5）评估当前可用数据、假设和方法的复杂性。图 5.4 和图 5.5 中显示的一些方法已经很好地建立起来，并且经常被应用（如 HI、RA、流行病学评估），已得到监管机构的认可（USEPA，1986，2000b；ATSDR，2004a）。其他方法是资

源密集型的或在该领域未被充分证明的方法（如生物反应网络模型，基于相互作用的 HI 整合相加性方法），但仍是风险评估研究和实际应用的持续课题（USEPA，2000b，2003a，2003b；Mayeno et al.，2005）。关于图 5.4 和图 5.5 所示方法的开发和使用的详情可以在很多出版物中获得，这里不再重复（USEPA，2000b；ATSDR，2004a；Teuschler，2007）。方法的选择取决于是否有适当的暴露和毒性数据，以及对毒理学活性和化学成分的判断。下面将更详细地讨论人体健康评估中基于通用全混合物和基于组分的方法。

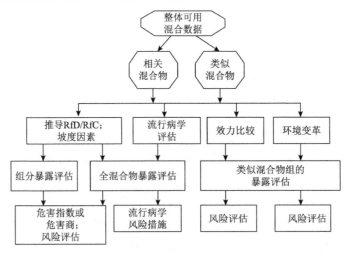

图 5.4　基于通用全混合物数据的化学物质的各种人体风险评估选项

RfD 表示参考剂量；RfC 表示参考浓度

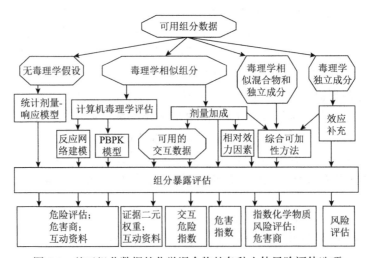

图 5.5　基于组分数据的化学混合物的各种人体风险评估选项

5.3.1.1.2.1　通用全混合物

基于通用全混合物数据（图 5.4）的程序假定混合物组分之间的浓度比例大致恒定，或者混合物中的环境转化可以在暴露评估中考虑，如用于评估多氯联苯（USEPA，1996；Cogliano，1998）。根据所使用的效应数据的来源，通常在使用直接关注混合物的数据和使用"充分相似"混合物的数据作为关注混合物的替代物的评估数据之间进行评估。下面将对这两种类型的评估进行更详细的讨论。

混合物问题。基于混合物数据的混合物评估包括直接测试环境混合物本身或其浓缩物，或对全混合物的组分或单一组分进行评估。当职业、流行病学或生物测定数据可用于所关注的混合物时，可以使用类似的方法为全混合物确定毒理学参考值，如参考剂量（RfD）、参考浓度（RfC）或癌症斜率因子，可以用与单一应用相同的过程来确定全混合物（例子见 5.4.3.3 节）。如果在风险评估中使用毒性值，则需要描述该值与环境混合物的化学组成的相关性。

如果所关注的混合物由一组毒理学特征明显的组分组成，则可以对混合物进行分馏并根据各组分的风险对其风险进行评估。例如，可以使用考虑馏分的组合作用的 HI 计算来组合各个馏分的危险系数。其中的一个例子是污染场地的总石油烃（TPH）的分馏，用于风险评估。在这种方法中，将一个位点的 TPH 分成分析上明确的组分单元，然后测定这些组分单元的口服和吸入毒性值，用于风险评估（MADEP，2002，2003）。每个部分的单一替代化学物质被用于表示整个部分的风险。该方法不能完全解释所有未知物质，但确实反映了不同地点化学成分的差异，并为计算潜在的健康风险提供了合理的方法。

充分相似的混合物。另一种方法是使用全混合物的替代数据对另一个混合物进行风险评估。这就应用了"充分相似性"的概念，定义为两种化学成分相近的混合物，它们的组分和组分比例有很小的差异。类似混合物的关键问题包括评估分析化学和毒理学数据的相似性。在这种情况下，可以使用足够类似的混合物的数据计算所关注的混合物的 RfD、RfC 或斜率因子，该概念也用于特定应用中由类似过程产生的类似混合物，例如，应用于柴油机尾气排放的比较效能方法（Lewtas，1985，1988；Nesnow，1990）。

5.3.1.1.2.2　基于组分的方法

基于组分的方法（图 5.5）通常用于评估由于混合物暴露于有限数量的化学物质而导致的人体健康风险。基于组分的评估的关键问题包括剂量-响应曲线的相似性以及混合物组分之间的毒性作用模式（MOA）的相似性和独立性。可以区分：①使用相对简单的可加性方法的评估，而不考虑潜在的相互作用效应；②包括毒理学相互作用数据的评估。下面将更详细地讨论这两种类型的评估。

加和作用和无交互作用。可加性概念解释了化学物质之间的共同副作用，包括剂量或浓度增加，假定化学物质具有共同的有毒 MOA 和 RA，其假定化学物质通过毒理学上（并且也因此是统计学上）独立的 MOA 起作用。也有大量研究使用经验数据的统计剂量-响应模型来检验定义混合物的联合毒性作用，其中声称MOA 假设是不必要的（Gennings et al.，2005）。剂量添加方法使用总相加剂量，如使用相对效力因子（RPF）、毒性等效因子（TEF）或危害指数（HI）来缩放相对毒性的组分剂量并评估风险。相反，RA（也称为"独立作用"）是通过估计每种混合物组分的不利影响的概率风险，然后总结这些风险（假定风险很小）来完成的。RA 是使用独立事件的统计规律推导出来的，其中，这里显示的是含两种化学物质的混合物，但是可推广到 n 种化学物质。混合物风险（R_m）等于 1 减去对不响应化学物质 1（r_1）或化学物质 2（r_2）的概率：

$$R_m = 1 - (1 - r_1) \times (1 - r_2) \tag{5.1}$$

这个方程的代数简化表明，R_m 是化学物质 1（r_1）和化学物质 2（r_2）的风险总和减去化学物质 1 暴露的毒性事件与化学物质 2 暴露的毒性事件重叠的概率，如式（5.2）所示：

$$R_m = r_1 + r_2 - (r_1 \times r_2) \tag{5.2}$$

当风险非常低时，所减的项非常小，以至于它对 R_m 的影响可以忽略不计（例如，对于 $r_1 = 0.01$ 和 $r_2 = 0.02$，$R_m = 0.01 + 0.02 - 0.0002 = 0.0298$ 或 ≈ 0.03）；因此，像那些通常在环境风险评估中发现的低风险，可以通过简单求和来近似评估。效应增加（一个很少应用的概念）是 RA 的一个特殊情况，在这种情况下，通过混合物成分对生物测量值进行汇总，然后根据总测量结果对潜在的不利影响做出判断。最后，当混合物中含有超过 1 个 MOA 的成分可导致相同的健康结果时，CA 和 RA 方法可以被整合以评估风险（USEPA，2003b）。另见第 4 章。

相互作用。在基于组分的评估中，出现毒理学相互作用的可能性是一个重要问题。为了用于风险评估，USEPA（2000b）将毒理学相互作用定义为在某些可加性定义下偏离预期的反应。最常用的相互作用术语是协同作用（即效果大于加和）和拮抗作用（即效果小于加和）。由于相互作用的剂量依赖性、大量的化学和剂量水平组合以及在二元混合物之外的高阶组合的毒性数据的缺乏，对毒理学相互作用的分析变得复杂起来。近年来，已经提出了用于评估相互作用的方法，其使用可用的二元毒性数据来调整添加剂 HI 的值：

1）ATSDR 已经为混合物中的每一种化学物质开发了定性二元证据权重（BINWOE），考虑了机理证据、相互作用数据的强度、暴露持续时间的影响，以及暴露的途径和顺序（Pohl et al.，2003；ATSDR，2004）；

2）美国环境保护署开发了一种类似但定量的方法，用于评估相互作用数据，基于交互的 HI，使用二元相互作用数据对 HI 进行数值修改（USEPA，2000b；Hertzberg and Teuschler，2002）。

用于评估基于组分评估的毒性交互作用的新方法包括使用 PBPK 模型和 BRN 建模。例如，Krishnan 等（2002）使用了 PBPK 模型来推断从二元混合物到更复杂的化学混合物的相互作用的发生和程度。这项研究的目的是通过在 PBPK 模型中单独计算二元相互作用来预测复杂混合物中化学物质的动力学，从而为开发基于相互作用的化学混合物风险评估提供了一种方法。BRN 可以预测混合接触的代谢物的形成，包括化学和代谢相互作用，以及通过共同代谢物相互连接的代谢途径。随着这些模型继续被开发和验证，它们在预测新陈代谢和毒性以及理解 MOA 方面为风险评估者提供了支持。这种方法的优点是模拟了由大量组分组成的混合物的相互作用，并将计算机模拟技术与 PBPK 模型相关联。

不确定性和概率评估。混合物风险评估通常涉及大量的不确定性。如果将混合物作为单一复杂物质子成分，则这些不确定性包括环境暴露的不精确描述（包括其变异性），以及不充分的毒理学表征。当被视为一些组分化学物质的简单集合时，这些不确定因素包括对毒理学相互作用的大小和性质的普遍认识不足，尤其是那些涉及三种或更多种化学物质的相互作用。由于这些不确定性，化学混合物对健康风险的评估应包括对所有假设的彻底讨论，并在可能的情况下确定不确定因素的主要来源。

在适当的情况下，根据风险的概率概念，在对混合物的人体风险评估中使用概率分布。暴露建模工作通常导致人群中各个部分的暴露分布。已经为二噁英（Lorber et al.，1994），饮用水消毒副产物（USEPA，2006a）和一些农药，包括有机磷农药（USEPA，2002c）制作了化学混合物暴露分布。暴露分布经常产生，特别是在污染场地的评估中，但是当产生概率暴露分布时，通常将其与单一毒性参考值进行比较，以确定是否超过安全水平以及可以超过安全水平多少。

5.3.1.2　不同国家或地区的监管现状

本节非常详尽地概述了美国、欧盟（EU）以及其他国家和（国际）国家机构对化学混合物的人体风险评估的监管现状。重点是环境污染的法规，但在可用和相关的情况下，其他政策领域的混合毒性规定也被包括在概述中，如食品质量和工作场所。读者可参考 McCarty 和 Borgert（2006）以及 Monosson（2005）的著作，其对与人体健康有关的混合毒性法规进行了更广泛的概述。

5.3.1.2.1　美国

美国有若干法律可以授权监管机构来解决化学混合物的风险，如《综合环境响应、补偿和责任法》（CERCLA）、《食品质量保护法》（FQPA）、《安全饮

用水法修正案》及《职业安全与健康法案》（OSHA）。由不同机构和不同风险
评估领域提供指导，如职业暴露（NIOSH，1976；ACGIH，1984，2000；OSHA，
1993，2001）和饮用水（NRC，1989）。这些机构中的大多数都建议使用 HI 方
法，其中暴露和阈值水平的比例可以通过相似的检测终点进行求和，如果该总和
超过 1，则超过混合物的暴露极限。美国有毒物质和疾病登记处（ATSDR）及美
国环境保护署制定了目前使用最广泛的混合物人体健康评估指南。下面将对这个
指南进行更详细的描述。

5.3.1.2.1.1 美国有毒物质和疾病登记处

CERCLA 规定在可行的情况下，ATSDR 应制定方法以确定某些物质与其常
见的其他物质相结合对人体健康的影响。ATSDR 制定了一份指导手册，概述了化
学混合物风险评估中使用的最新方法（ATSDR，2004a）。根据该指导手册，编
制了一系列称为"相互作用概况"的文件，用于优先混合物，如：①母乳中的持
久性化学物质（ATSDR，2004b）；②砷、镉、铬和铅（ATSDR，2004c）；③毒
死蜱、铅、汞和甲基汞（ATSDR，2006）。相互作用分析的目的是评估混合物的
毒理学数据和混合物中化学物质的联合毒性作用，以评估其对公众健康的潜在危
害。采用分层方法来确定可用数据的优先级。所关注混合物或与之类似混合物的
数据是评估的重要基础。如果缺乏这些，则采用基于组分的方法进行评估。该方
法着重于在毒理学上有显著的暴露水平的混合物组分；也就是说，对于非癌症效
应，至少 2 个成分的非癌症效应的危险系数必须超过 0.1，或者对于癌症效应，至
少 2 个成分必须超过 10^{-6} 的终身风险水平。PBPK 或其他基于生物学的模型或联
合毒性作用研究是评估所关注组分的潜在健康危害的首选信息来源。如果这些不
可用，则使用 HI 方法筛选导致非癌症健康危害的组分的潜在可加性。通过累加各
个组分的致癌风险来筛选致癌成分的潜在可加性。提出了一种基于二元混合物数
据的证据权重方法，用于评估化学物质之间相互作用对非癌症和癌症健康影响的
潜在影响。考虑到机理证据、相互作用数据的强度、暴露持续时间的影响及暴露
的途径和顺序，每对化学物质都被确定了定性二元证据权重。对于 HI>0.1，ATSDR
建议使用定性权重证据来评估毒性联合活动的潜在后果（Pohl et al.，2003）。

5.3.1.2.1.2 美国环境保护署

美国环境保护署（USEPA）关于化学混合物风险评估的第一份指导文件发表
于 1986 年（USEPA，1986）。它遵循分层方法，优先考虑：①关注混合物的数据；
②类似的混合物数据；③基于组分的方法的数据。基于组分的方法包括：①计算影
响相同终点的系统性毒物的 HI 值；②致癌物风险的总和；③潜在相互作用的影响
的评估。1989 年，USEPA 出版了《污染场地风险评估超级基金（RAGS）指南》，
其中扩展了 HI 和 RA 方法在污染场地评估中的使用。补充指南于 2000 年出版

（USEPA，2000b）。该指南介绍了一种新的混合物评估类别，即基于一组类似的混合物的评估。该类混合物是指具有类似 MOA 作用、化学结构密切相关，并且通常在环境样品中一起出现的化学相关类别的混合物。通常是因为它们是由同一商业过程产生的。基于一组相似混合物评估化学混合物风险的方法包括比较效力方法和环境转化方法。比较效力方法使用在不同测试中测试的一组混合物的相对效力来评估所关注混合物的人体健康风险。USEPA（2000b）的补充指南也比 1986年的指南更详细地阐述了基于组分的方法。它概述了基于交互作用的 HI，其基于对交互效应的证据权重的评估，最终以数值分数表示。补充指南还概述了使用 RPF来评估被认为具有毒理学相似性的相关化学混合物的风险，如二噁英和多环芳烃（PAH）。2002 年，USEPA 的农药项目办公室发布了一份评估具有共同毒性机制的农药混合物的附加指导意见，该意见建议使用具有共同机制的分组和 RPF 方法评估潜在的健康风险（USEPA，2002b）。

5.3.1.2.2　欧盟

与美国一样，欧盟也有相关立法，允许监管机构应对混合物风险，如现有物质风险评估指令（1488/94/EC）、将杀菌剂产品投放市场的指令（98/8/EC）、工作人员的安全和健康指令（89/391/EEC）及食品中的污染物指令（315/93/EEC）。然而，与美国不同的是，这些立法通常缺乏对化学混合物评估和管理的明确指导。《欧盟风险评估技术指导文件》（EC，2003）的附件是一个例外，该文件为石油混合物的人体风险评估提供了明确的指导。

欧盟关于化学混合物风险评估的指导有限，并不意味着欧盟成员国未解决该问题。但是，各成员国和不同政策领域的详细程度和指导情况差别很大。英国食品标准局成立了一个特别工作组，就食品中所含多种硫氰酸酯和兽药残留量以及这些物质的多种接触来源的风险评估提出建议（COT，2002）。他们得出的结论是，人体接触多种残留物的情况是有限的，但在进行风险评估时应评估联合暴露的性质和程度以及由此产生的不良影响的可能性。丹麦对混合物中化学物质的联合作用和相互作用进行了广泛的研究，结论是不建议对所有化学混合物的风险评估严格使用任何单一方法（Binderup et al.，2003）。Reffstrup（2002）提出的 HI方法被用于评估相对简单的混合物，Groten 等（2001）和 ATSDR（2004a）提出的 HI 方法被用于评估更复杂的混合物。

5.3.2　化学混合物的生态风险评估

与人体一样，生态系统在任何时候都暴露于多种化学物质中，这意味着个体、物种和生态系统的暴露。暴露条件变化很大，并且由暴露介质的特征以及暴露的物种和个体的生理特征和行为决定。关注的对象可以是不同的物种，如受保护的鸟类、哺乳动物或蝴蝶，也可以是不同生物或生态系统的组合或群落。关注点可能与系统的结构或功能有关，或者两者兼而有之。像混合暴露这样的压力源可能引发生态系统中的多种反应，包括由竞争和捕食者-猎物关系的变化引发的间接效应。

因此，化学混合物的生态风险评估必须处理各种现场现象、可能的评估终点范围以及各种评估方法。此外，在化学混合物的生态风险评估中涉及的监管问题和存在的问题描述也有很大差异。例如，保护特定物种免受明确定义的混合物（如多氯联苯和多环芳烃）的影响，未明确定义的观点（如"生态系统"）的保护，以及对高度污染和扩散污染系统的回顾性评估。

5.3.2.1　研究现状

本节概述了化学混合物生态风险评估的当前研究发展水平。它侧重于生态效应数据的收集、评价和评估。有关暴露评估的详细信息，请参阅第 1 章。本节首先概述了常用于获取化学混合物生态影响数据的方法。然后概述了目前生态风险评估中的混合方法，即基于通用全混合物、特殊全混合物和组分的方法。本节最后一段论述化学混合物生态评估的不确定性。

5.3.2.1.1　化学混合物效应数据

化学混合物的生态风险评估可以使用与混合物的人体风险评估相同类型的数据来源和方法进行。然而，可用的数据和方法在种类和数量上是不同的。绝大多数数据来自实验室毒性测试，主要是二元混合物，有时是高阶混合物。对于经常用单一化学物质进行测试的培养物种，最常进行测试。进一步的数据来源于使用现场收集的底物或流出物（生物测定）的测试。流行病学方法的发展是一种比较新的趋势，即对来自实地清单的经验数据的生态流行病学分析，诊断混合物的作用，并将混合物的影响从其他（混杂）因素的影响中分离出来。关于应用复杂的交互数学建模的方法（如为人体风险评估开发的 PBPK 和 BRN 模型），可获得的数据最少。

5.3.2.1.2　混合方法

5.2 节中确定的三种混合方法（即基于通用全混合物、特殊全混合物和组分的方法）广泛用于混合物的生态风险评估。与混合物的人体健康评估不同，混合物的生态风险评估不区分基于所关注的混合物的效应数据的常见混合物评估和基于与之类似混合物的效应数据的常见混合物评估。此外，关于混合物相互作用的数据很少用于生态风险评估。如果这些数据包含如 S 形浓度-效应关系的特定偏差，则有必要开发适应模型（具有额外形状参数）以适应试验数据集的倾向（Jonker，2003）。然而，在生态毒理学中，生物测定或全混合物研究通常不注重对观察到的效应进行"机械理解"。当更好地理解模式或作用机制的概念时，就可以使用更复杂模型。另外，与人体健康评估相反，有各种各样的技术可用于评估基于特殊全混合物的生态风险。下面将详细讨论生态风险评估中的三种主要混合方法。

5.3.2.1.2.1　通用全混合物

基于通用全混合物的方法对混合物的系统研究很少，严格地基于混合物的人体风险评估中定义的"关注混合物"或"类似混合物"的方法来研究混合物。与普通混合方法相比，大多数生态效应研究与基于组分或特殊全混合物的方法具有更多共同特征。生态风险评估中基于通用全混合物的方法的一个罕见例子是烃类块方法。在这种情况下，基于烃混合物的部分表征预测混合效应。烃类块方法是基于区分烃的不同链长度来确定总烃混合物的风险，其中每种烃的毒性都是已知的（King et al.，1996）。

5.3.2.1.2.2　特殊全混合物

有许多技术可直接量化混合物的总毒性影响。在这种情况下，风险评估问题与排放的监管评估有关，如污水的情况，或者与《欧盟水框架指令》（EC，2000）中引入的良好的生态状况（GES）概念有关。

相对于问题描述的多样性，用于量化生态系统中总体混合物影响的技术差别很大。应用于混合物影响监测的空间显式测量技术的一个例子是所谓的"毒性效力"（pT）方法（Slooff and de Zwart，1991；de Zwart and Sterkenburg，2002；Struijs，2003）。在这种情况下，没有任何尝试来量化所有可能导致毒性影响的化合物的浓度。在 pT 方法中，关注点是整个水样，并且该方法旨在量化来自未知混合物的毒性压力，即预测可能在某个位置发生的物种的比例变化，并且当暴露于混合物时会受到影响（在 0% 和 100% 之间变化）。在不同的地方采集地表水样品，使用适当的技术将所有样品浓缩，如 1000 倍。然后，将这些浓缩的样品进行稀释。在各种短期微量测试（如水蚤-IQ 测试）中，研究了在哪个浓度或稀释水平下观察到一些特定的影响。pT 值越高意味着受局部混合物影响的物种比例越高。对数据的分析最终导致（相对）混合物风险的空间显式量化（图 5.6）。pT值在概念上与多物质影响概率（msPAF）方法密切相关，其中也预测了多物质（混合物）可能影响物种的部分，但在该情况下是基于已知的混合物组成（de Zwart and Posthuma，2005）。对于一组人工混合物，测得的 pT 值与基于物种敏感度分布（SSD）建模获得的建模结果很好地相关（Struijs，2003）。

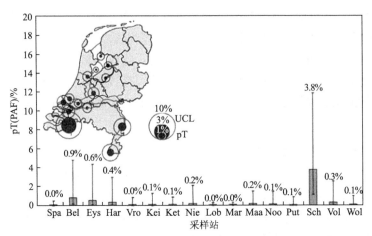

图 5.6　混合物风险空间明确监管举例

对各采样站的荷兰地表水（x 轴）进行采集、浓缩和分析，以确定其局部毒性（pT 值）。进一步解释参见参考文献 de Zwart 和 Sterkenburg（2002）[经允许转载自 de Zwart 和 Sterkenburg（2002）]

直接毒性评估（DTA）在概念上等同于 pT 方法，但现在专注于关于水的 "热点"，即直接毒性评估，更广为人知的是 WET 测试，这些测试是为了确定复杂出水的毒性以便在需要时立即采取行动（SETAC，2004）。WET 测试结果描述了由于暴露于污水（或受污染的地表水）而对水生生物群体造成的不利影响。在 WET 方法中，测试污水样本（适当时应用稀释系列）使用前哨物种，观察污水样本对生存、生长或繁殖能力的影响，并通过两种监管采用的方法中的任何一种分析获得的数据。该分析提供了污水浓度的估计值，超过该浓度可能会在接收流中产生不利影响。这些方法的结果通常用于减少或管理风险而无须进一步尝试了解所观察到的混合效应。

在其他全混合物方法中，对总体混合物影响水平进行量化，然后进一步研究。事实上，这些技术涉及全混合物，但目的是识别最有效的化合物（从未确定的全部混合物到确定的混合物）。通常没有对混合物预测的准确性进行调查，但是尝试通过化学方法[毒性识别评估（TIE）]（Mount and Anderson-Carnahan，1988，1989；Coombe et al.，1999）或生物测定导向分馏（BDF）（Brack et al.，1999）鉴定混合物中最有效的化合物基团。有关这些方法的更详细描述，请参见第 4 章。在这些方法中，使用物理和化学方法收集混合物子样本，并在一个或多个物种上进行测试。通过观察毒性效应与特定子样本之间的相关性，或观察复合特异性症状或物种敏感性，或最后通过向水中加入假设的关键化合物，可以确定最有效的部分或化合物。

回顾性的全混合物评估也可以基于证据权重（WOE）的方法。这些方法部分取决于全混合物，部分取决于已确定混合物的风险模型。这些方法的组合所基于的原则是，由于缺乏处理所有相关现象的全面科学模型，所研究的现象不需要从机理的角度来处理，但可以从实用的角度来处理。采取实用的方法、不同的证据线（LOE）可以提供比单一证据线更好的决策洞察力，而不必提供对观察到的现象的完整科学解释。该方法的一个具体例子是由 de Zwart 等（1998，图 5.7）开发的荷兰土壤 TRIAD 方法，并由 Mesman 等（2003）、Jensen 和 Mesman（2006）应用和进一步开发。在这种方法中，进行了 3 次独立的回顾性混合影响量化尝试（LOE 1～LOE 3）：①毒性压力方法（通过混合物风险建模评估 mSPAF）；②使用现场收集的基质中暴露的前哨生物进行生物分析测试；③对当地生物群的现场观察。注意，各种 LOE 涉及不同水平的生物组织（分别为群落、测试物种和组合）。但无论如何，所有影响度量都在 0 和 1 之间进行缩放，以便编译 3 个 LOE，并在 WOE 中进行比较。在这种情况下，WOE 方法通过设置这 3 个缩放量之间的变异系数（CV）的触发值来进行操作。在触发级别以下，这 3 个信号指向相同的方向，可以是无影响、轻微影响或大影响，并且过程停止。当在较低层发现高 CV 值时，就会进行下一层（更复杂）的分析。形式化的方法已被提出并用于水生或沉积物系统（Chapman et al.，1992）和陆地系统（Jensen and Mesnlan，2006），在这种情况下，它们用于风险管理。

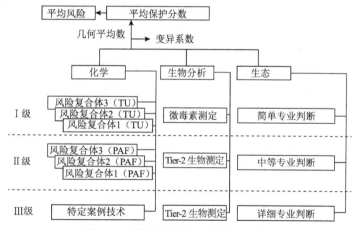

图 5.7　评估混合效应的证据权重方法

以分层的方式考虑三行证据（简单和快速的方法位于第一层，更复杂的方法位于更高层次中）。对每一个 LOE，其效应值在 0 至 1 之间。LOE 可以指示简单的效应类型，导致低 CV 和高 CV。当 CV 值低于预定义值时，评估停止并做出决策（如整治）。TU 表示毒性单位，PFA 表示可能受影响的物种比例

生态流行病学分析侧重于效应诊断，弥漫性混合物污染可能是压力因素之一。一个例子是美国环境保护署开发的原因分析/诊断决策信息系统（CADDIS），以识别生物受损水体中的主要压力源（参见 www.epa.gov/caddis/）。这种系统可以帮助确定混合物是否对水体产生有害影响。然而，除了确定有毒物质（主要是混

合物）引起的变化之外，生态流行病学研究通常不包含对混合物作用和起源及其成分的具体分析。现场专家（生态毒理学家或生态学家）认识到单一化学物质或混合物的影响在实际环境浓度下极其复杂，特别是当对可能在引起观察到的影响方面起作用的化合物类型没有明确线索的情况下。大量文献表明，未知混合物确实会对野外生态系统产生不利影响。在生物组织的各个层面都发现了暴露和未暴露条件之间的差异，从春季鱼群中的差异基因反应到金属暴露（Roelofs et al.，2007）到污染诱导的群落耐受性观察（Blanck，2002）。由于大多数生态流行病学研究的范围比混合物风险的个案分析和评估范围更广，因此这里不对其进行深入研究。

5.3.2.1.2.3　基于组分的方法

混合物生态风险评估中目前基于组分的方法主要基于众所周知的 CA 和 RA 这两种面向机理的模型（Altenburger et al.，2004；de Zwart and Posthuma，2005；Posthuma et al.，2008）。已经对旨在量化和理解混合效应的现有生态毒性试验进行了各种审查（de Zwart and Posthuma，2005）。这些对生态毒理学的混合试验数据的综述表明，大多数混合物试验都是在较小的范围内用水生生物和二元混合物进行的。研究重点是陆地或沉积物生物以及更复杂的混合物。关于生物组织的水平，几乎专注于个人的测试而不是社区测试。当风险评估问题集中于社区和生态系统的层面时，后者会带来问题。在审查中获得的结果模式表明：

1）类似作用化学物质的浓度加和（CA）作为用于测试观察到的反应的数学零模型（与简单类似作用的药理学概念相关）通常与数据很好地或非常吻合，但不匹配的情况确实会发生，并且当它们发生时，通常处于响应曲线的尾部。

2）另一种选择是，独立作用化学物质的反应可将响应加和（RA）作为用于测试观察到的反应的数学零模型（与独立联合作用的药理学概念相关）并且假定敏感度为 0 的相关性通常也能很好地拟合数据。同样，不匹配也会发生（例如，当测试混合物由具有相同 MOA 浓度的化合物组成，其浓度低于单个化合物的无效浓度），并且当它们发生时，通常处于响应曲线的尾部。

3）良好设计的测试，具有强大的测试设计和针对混合物中化合物的 MOA（差异）的明确的工作假设，允许区分不同的空模型：假设类似的 MQA 混合物最适合 CA 预测，并假设不同的 MOA 混合物最适合 RA 预测。

4）通过对群体水平（少数）数据的科学审查无法得出任何模型，但是药理学无效模型可能（再次）有助于分析和描述来自经典的毒理学零模型预期的相关观察到的反应（Backhaus et al.，2004）。

de Zwart 和 Posthuma（2005）提出了一种逐步量化混合物的可能影响的方法。

第一，考虑暴露介质中的相互作用。这是一个通常作为暴露分析处理的问题，并且常常导致不同底物之间的可用性差异。除了非常高的浓度，或者在直接化学相互作用的情况下，最相关的相互作用取决于每一种化合物与局部底物的相互作用。第二，可以考虑毒物代谢动力学相互作用。第三，需要考虑毒性相互作用（对于这些问题，请参见第 2 章）。该程序产生一个称为毒性压力的参数。它量化了在给定环境浓度下可能直接受化合物或混合物影响的混合物的比例；也就是说，当计算的毒性压力等于 15% 时，则预计 15% 的测试物质将直接受到这种混合物的影响。当测试物种代表当地物种组合时，毒性压力也可估计在当地生态系统中受影响的物种的比例。

使用物种敏感度分布（SSD）概念计算混合物中每种化合物的毒性压力。在此概念中，从数据库收集各种物种的实验室毒性数据，如 USEPA 的 Ecotox 数据库（USEPA，2005）或 RIVM e-toxBase（Wintersen et al.，2004），并为每个化合物编译。这些数据的统计分布被称为 SSD，是派生出来的。每个 SSD 都描述了暴露浓度（X）和毒性压力（Y）之间的关系，其中后者表示为每种化合物可能受影响的部分（PAF，%）（Posthuma et al.，2002）。根据选择用于推导 SSD 的测试终点，可以选择分别基于 SSD_{NOECs} 和 $SSD_{EC_{50}s}$ 获得慢性和急性毒性压力。

可以使用各种方法将每个化合物的风险估计值汇总到单一混合物风险估计值，即 msPAF。这可以使用 CA 或 RA 模型（有 $r = 1$）来完成，但也可采用混合模型方法。混合模型方法类似于图 4.2 中描述的两步预测（TSP）模型，混合物按如下方式处理：①CA 用于量化混合物中化合物亚组内的净效应，假设具有相似的 MOA（如所有麻醉作用化合物或所有有机磷杀虫剂）；②RA 用于聚集全混合物的净效应。在后一种作用中，具有相似 MOA 的化合物亚组所产生的毒性压力在不同的 MOA 上聚集，这将产生 msPAF。Posthuma 和 de Zwart（2006）研究表明，由混合物暴露引起的物种预测损失（msPAF）与该领域观察到的物种线性相关，其中这种损失是由混合暴露造成的（图 5.8）。换句话说，对于该监测数据集，msPAF 与物种损失线性相关。

已经提出将 msPAF 作为生态毒理学中的组合水平混合物风险评估的方法，并且已经用于各种研究目的（Mulder et al.，2005；Mulder and Breure，2006；de Zwart et al.，2006；Harbers et al.，2006）。一个例子涉及最近对（生物）监测数据的分析，该数据将对物种组合的特定场地影响的研究与有毒混合物模型相结合，后者根据 de Zwart 和 Posthuma（2005）描述的方法进行。目的是检测和量化当地混合物相对于其他应激源可能的净影响，如经典水化学参数（pH、溶解氧）的变化和栖息地的物理变化（如渠化）。该研究表明，有毒混合物在塑造鱼类局部物种组合方面发挥了重要作用，混合物压力对观测到的地点之间的影响有很大差异（de Zwart et al.，2006）。Kapo 和 Burton（2006）提供了另一个这样的例子，基于几乎

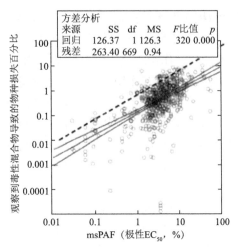

图 5.8　使用来自大型监测数据集的鱼类种群普查数据解释毒性压力的概念（mSPAF 基于 $EC_{50}s$
的物种敏感性分布）

预测的 mSPAF 与俄亥俄州地表水中观察到的当地混合物对鱼类组合（物种损失）的影响呈线性相关（约 700 个采
样点），研究数据来自 Posthuma 和 de Zwart(2005)，SS 表示方差，df 表示自由度，MS 表示平均值

相似的数据和相同的混合物评估方法，但使用了不同的统计和地理空间分析技术。

　　为了在组合水平上预测混合物的毒性压力，MOA 的概念再次发挥作用。杀虫
剂是为杀灭昆虫而设计的，并且可以很好地理解其主要的作用模式（甚至机制）。
然而，由于二级或三级作用模式的存在，一种化合物可以与一种主要的受体位点相
互作用，也可以与生物体中的许多其他受体位点相互作用。这种现象是对生态毒理
学中改进 MOA 概念的可用选择进行调查研究的主题（Jager et al.，2007，图 5.9）。
对于一种物质，多重 MOAs 的概念意味着混合效应取决于所考虑的端点；也就是

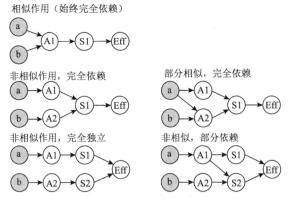

图 5.9　化合物在中毒靶点可能发生的类似作用的有限排列，包括毒理学相互作用与观察到的
最终效果之间的关系。图中，a 和 b 是化合物，A1 和 A2 是作用位点，S1 和 S2 是受影响的子
系统，Eff 是可以观察到的效应

说，两种物质可能对一个终点显示出简单的相似作用，对另一个终点可能表现出独立的作用，关于两种物质的联合作用的声明（如简单的类似行动）应始终包括评估中考虑的终点的说明。

到目前为止所讨论的模型未涉及的一个方面就是物种组合水平问题的额外水平整合，即生态相互作用。当可以为不同的亚组建立定量风险时，就有可能进一步解决这个问题。当光合作用抑制剂的混合物影响 100% 的植物物种时，简单的推理表明其他物种也会因为没有初级生产者而灭绝，即使其他物种对化合物的直接毒理作用完全不敏感。

5.3.2.1.3 不确定性和概率评估

与化学混合物的人体健康评估一样，生态评估通常涉及大量的不确定性。例子包括简单类似行动或独立联合行动的假设，从实验室数据到实地情况的推断，以及在评估中纳入生态相互作用。由于存在这些不确定性，评估应始终包括对所有假设进行彻底讨论，并在可能的情况下确定主要不确定性来源。

在适当的时候，根据概率风险概念，在混合物的生态风险评估中使用概率分布。这适用于暴露评估[如多介质归趋模型的概率应用（Hertwich et al., 1999；Ragas et al., 1999；MacLeod et al., 2002）]，以及效果评估，尤其是 SSD 方法。最近的研究进展（概念上和实践上）表明联合概率评估（同时考虑暴露和效应分布）应用得更为频繁。这不仅涉及所提出的改进的问题，也涉及理论发展（Aldenberg et al., 2002）和软件的技术促进（van Vlaardingen et al., 2004）。

5.3.2.2 监管现状

与人体健康评估的现状相比，针对生态终点混合物风险的监管规则数量有限。美国和欧盟立法确实提供了在生态风险评估中考虑混合效应的机会，但通常缺乏明确的指导。例如，《美国生态风险评估指南》建议解决混合问题，但并没有提供相关指导说明如何进行这些评估（USEPA, 1998）。然而，美国确实对污水、受纳水、沉积物和陆地的整体毒性进行了生态风险评估的广泛指导（USEPA, 1995, 1997, 2002d, 2002e, 2002f, 2004）。欧洲指南的一个罕见例子是《欧盟风险评估技术指导文件》（EC, 2003）的附件，该文件基于采用油气区块法的石油混合物的生态风险评估。根据欧盟水质量标准制定的框架指出，在效果评估阶段应用的安全系数在很大程度上涵盖了污染物在大多数情况下可能发生的联合作用（Lepper, 2005）。

缺乏对混合物生态风险评估的指导并不意味着混合物的生态风险没有得到监管机构的重视。各种机构已经应用 TEF/TEQ 方法评估特定物种（如鸟类和哺乳动物）的混合物风险（van den Berg et al., 1998）。有时使用安全系数来解释混合物可能发生的情况，例如，在荷兰环境质量标准的推导中（VROM，1989），混合物理论也被用于推导化合物组的环境质量基准，其中混合物通常以或多或少的恒定浓度比存在，如多环芳烃。最近荷兰采用了 msPAF 方法，对混合物在沉积物中可能产生的影响进行了回顾性评估。

　　总之，虽然各种法规都以这样或那样的方式解释了混合物毒性的问题，也有许多具体的解决方案，但是普遍采用的解决方案很少。在普遍采用的方法中，用于物种级别评估的 TEF/TEQ 方法已经很好地建立起来，就像用于物种组合的 HI 方法一样，在这种情况下通常限于在具有相同的 MOA 的化合物组。注意，对于污染场地的实际评估，所有方法在机理上都可能是错误的，或在一定程度上是不合理的，但忽略混合效应会更加糟糕（Posthuma et al.，2008）。

5.3.3　人体与生态混合物评估之间的相似和不同

　　从前两节介绍的有关现有技术中可以看出，人体和生态混合物评估在很多方面都相似，但也有不同之处。本节对其中最重要的相似点和不同点进行了总结。

5.3.3.1　相似点

　　混合物的人体和生态风险评估这两者之间的一个重要相似点是评估程序的结构。这两个程序都包含一系列的步骤，即问题定义、危害识别、暴露评估、效应或剂量-响应评估以及风险特征描述（图 5.1）。第二个相似之处是混合物确实在这两个领域都存在着管理问题，也就是说，在这两个领域中都对一系列问题给出了定义。例如，混合物排放的评估、食品中混合物评估、污染场地的混合物评估，以及常见混合物（如多环芳烃）的安全暴露或浓度水平的确定。第三个相似之处是这两个领域都涉及混合物在生物体中的毒性作用。因为人体和其他生物体的基本组成部分（如 DNA、蛋白质、膜、细胞）和许多生理过程（呼吸、运输、信号传导）都相似，因此人体和其他生物中的毒性作用过程也相似。上述相似性在许多通用术语、理论概念、毒性指标和学科起源上都有体现。对于人体和生态测试系统来说，可用的混合物数据是非常有限的，虽然这些方法的名称和细节可能有所不同，但在这两个领域中都运用了一些模型，如 CA、RA 或混合模型，又如 RPFs、TEFs、HI 或累积风险指数。另外，这两个领域中都存在不确定性，特别是涉及混合物时。由于目前对研究中所涉及的过程和动力学的了解有限，故风险预测中可能存在很大的不确定性，因此需要使用混合模型和假设。

5.3.3.2　不同点

　　人体和生态风险评估之间也存在很大差异，但其中许多差异对混合物而言不典型。例如，评估终点（个体与物种或社区）、暴露途径和媒介（人体的口服、吸入和经皮，生态系统的水生或陆生）之间的差异，以及对机制的理解水平（通常人体研究的理解深于生态学研究）。

对于混合物的毒性评估来说，其中一个重要的发展便是使用内部剂量作为剂量指标，特别是在人体风险评估中。内部剂量可以通过直接测量或使用 PBPK 模型建模得到，如血液或组织中的目标物浓度。内部剂量的应用有利于对以下方面进行解释：①毒物代谢动力学中的个体间差异性；②暴露模式的时间变化；③吸收、代谢和运输期间物质之间的相互作用。在生态风险评估中，有时会测量内部剂量，但很少使用 PBPK 模型建模。人们逐渐发现内部剂量是一个很有用的指标，但在单独的化合物以及混合物的风险评估程序中它的使用仍然有限。

许多类似的混合技术和方法目前正逐渐应用于人体和生态风险评估中，但是有关全混合物的方法在生态风险评估中的应用仍然受限，如 WET 测试和 pT 方法。这可能是因为通常可以直接在实验室中对生态测试物种进行试验，但人体风险评估必须先在大鼠和小鼠等替代品中进行测试，再将结果外推至人体。人体风险评估的典型方法是用相似的混合物来评估混合物风险。目前基于交互作用的混合物评估方法（如 BRN 模型和 BINWOE 方法）主要适用于人体风险评估。有关人体风险评估的混合物评估的监管指导也处于领先地位。另外，生态混合物风险评估的典型特征是 msPAF 的应用，与 TRIAD 方法一样，其主要通过实地研究验证有关混合物的预测，并结合不同的证据线来评估混合效应。这些典型特征可以通过以下事实来解释：生态评估包括更多种类的生物组织，能更好地研究现场条件下实际暴露浓度的效应。msPAF 方法的一个独有特点是能得到整个非线性浓度-效应曲线。在人体风险评估中，当假设线性 MOA（即不是阈值效应）时，在相关浓度范围内模型是线性的。这种差异意味着在生态毒理学中 CA 和 RA 是两种不同的模型，尽管这两种模型在人体风险评估中均可称为"添加剂"，因为它们引起响应的浓度范围一样（图 5.10）。

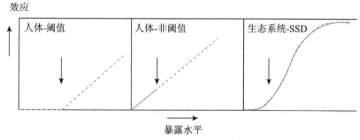

图 5.10　人体和生态系统的剂量-效应模型的区别（最右边为 SSD）

阈值类型曲线目前已经应用于很多类型的物种，它假设每日摄入量低于一定的量时不会产生有害影响。暴露于非阈值化合物（即某些类型的致癌物）会导致癌症发生的可能性升高，因此在浓度范围内可以使用呈现线性的模型进行研究。假定物种敏感度分布（SSD）符合非线性，暴露的物种可能会 100%发生损害

5.4　混合物人体和生态风险评估概念框架

上一节介绍的现有技术表明，化学混合物的人体和生态风险评估方法在毒理学、生态毒理学、药理学和流行病学（在较小程度上）中有相似的概念，但它们或多或少都有其独特的地方。然而，人们越来越意识到将人体和生态效应评估进行整合可以提高评估质量和效率（WHO，2001；Suter et al.，2003）。实现这种整合的第一步是开发混合物评估的共同概念框架，其需要将人体和生态评估方法放在一起。该框架揭示了方法和主要（非）相似性之间的关系。对基于具体的试验情况、数据可用性和评估细节期望水平的混合效应评价来说，它是一个有用的可支持选择合适的试验方法和技术对混合物进行评价的工具。本节的目的是对这个概念框架进行概述。

该框架的第一步是对手头的问题进行清晰的描述，包括评估目标和战略（5.4.1节）。下一步是选择一种或多种合适的方法来评估混合效应，该选择主要根据混合物来定，例如，混合物成分是否已知、出现的频率、浓度比的变化以及有关毒性数据的可用性（5.4.2节）。5.4.3节将估计混合物整体毒性的评估方法与基于组分的方法进行区分，然后从不准确到准确、从表征不准确到表征良好方面对全混合物评估中使用到的方法进行了讨论。基于组分的方法在分层方法的框架内进行讨论，主要按照从可能产生保守估计的粗略方法讨论到更准确的复杂方法（5.4.4节）。

5.4.1　混合物问题的制定

在特定情况下应采用哪种效应评估方法取决于相关混合物的性质。由于评估方法具有多样性，因此对问题进行清楚的描述非常重要。例如，对工业混合物排放的安全水平进行评估所用的方法与研究被混合物污染的场所的优先次序不同。前一个问题需要评估现实风险，如通过应用一系列暴露和效应模型。而应用相对简单的方法便足以解决后一个问题，如毒性单位。一个成功和有效的评估程序始于对混合物问题的明确定义，其包括评估动机、监管背景、评估目标以及实现目标的方法。详细阐述该定义是一个逐渐的过程（图 5.1），它很大程度上取决于如资源、方法、数据可用性、所需的准确度和先前研究结果等因素。

动机和监管背景是问题定义中的两个重要因素。其可能的动机是工业上某特定混合物的使用量迅速增加，此时需要对工作场所的安全暴露水平和环境中的安全浓度水平进行评估。在这种情况下，监管背景指的是工作条件和环境保护方面的立法或政策指导。进行混合物评估的另一个原因是在新建筑工地发现了混合物污染。在这种情况下，要对人体和自然风险进行评估，环境立法（如土壤保护法）

为此提供了政策背景（解释场地的混合物风险估算）。

值得注意的是，大多数混合物的监管背景包括关注（个别）物质的立法和法规。例如，广泛使用的常见混合物如多环芳烃和多氯联苯便是在物质特定法规的背景下进行评估的，如美国的《有毒物质控制法案》和欧盟的新 REACH 计划。污染场地存在的混合物也是根据特定法规进行评估的，如美国的 CERCLA 以及欧盟的《水和土壤框架指令》主要针对沉积的废物。所有这些法规都与评估混合物风险有关，问题定义通常都是在这些特定法规的背景下进行的，如暴露于污染土壤或特定混合物。但是，混合物问题的性质可能更复杂，例如，使用杀虫剂的农民生活在氡暴露水平高的房屋中。这种情况不同于传统的物质问题，要对这种情况下的混合物问题进行识别和定义需要面向受体的方法。例如，通过对消费和生活模式进行分析或将不同来源的暴露数据相结合（Loos et al., 2010）。我们的结论是，混合物风险的识别和监管需要比大多数现行法规所规定的监管环境更广。监管重点不应放在特定物质或混合物，而应集中在保护人体或生态受体免受不同途径和不同时刻暴露的影响。也就是说要采用更广阔的评估视角。

混合物评估的目的应包括对相关效应终点和暴露持续时间进行规范。这一点尤其重要，因为实证研究表明，混合物测试的结果取决于选择的效应终点（第 4 章）和混合物测试的持续时间（第 2 章）。因此，应仔细判断测试的终点和暴露持续时间是否与需要进行的评估相关。

此外，在对混合物相关问题进行定义时，应该考虑到准确性和可用资源。由于准确性往往与成本相关，并且受到数据可用性和实际风险水平的影响，因此要事先确定准确性和成本可能很困难。出于对效率的考虑，评估应该尽可能成本低，但要足够详细以便得出正确的结果。对于特定地点的评估，只有当实际风险接近阈值水平时，才需要进行详细而昂贵的评估。对于其他结果，如实际风险远远低于或高于阈值水平时，可以使用较粗略和廉价的评估。在评估安全暴露或浓度水平时，也可以使用类似的方法。如果可用的数据非常有限，则可以得出保守值。如果得到这个保守值的成本太高，那么就应该投入更多的资源来收集更多的数据，随后得到更准确的结果。这种思路在风险评估方法的循环中（图 5.1）有所体现，它使用了许多分层方法，如 5.4.4 节中讨论的方法。

5.4.2　混合物评估方案的探讨

在评估混合物的潜在影响时，风险评估者可以选择不同的方法。这就带来了一个问题，即在特定情况下应该首选哪种方法，其答案不仅取决于混合物的确定性水平，还取决于一些其他因素，例如，进一步表征混合物化学特性的能力，无论是普通混合物还是稀有混合物，组分之间的浓度比是否稳定，以及相似混合物的数据是否足够。如果要研究具有独特成分的稀有混合物，那么在混合物组分的完全表征方面付出很多努力显然不明智。在这种情况下，直接在实验室或现场对混合物样品进行测试可能更有效。

基于这种考虑，表 5.1 列出了在特定情况下选择混合物评估选项的基本指导原则。该指南主要是要回答以下四个基本问题：

1）混合物的组成成分是已知的、部分已知的还是未知的？

2）这种混合物的出现频率是常见的、罕见的还是未知的？

3）混合物组分之间的浓度比是固定的、唯一的还是未知的？

4）相似混合物的毒性数据是否可用？

表 5.1 风险评估中可能出现的混合问题及相关方法综述

组成	发生频率	浓度	相似混合物数据的可用性	评估方法 [a]	数据收集选项
未知或部分已知	未知	不可用	不可用	1.测试混合物	A.化合物？
					B.发现？
	很少	未知	不可用	1.测试混合物	A.化合物？
					C.比例？
		罕见	不可用	1.测试混合物	A.化合物？
		固定	无	1.测试混合物（4）	A.化合物？
			有	2.相似混合物（1）	A.化合物？
	一般	未知	不可用	1.测试混合物	A.化合物？
					C.比例？
		罕见	不可用	1.测试混合物	A.化合物？
		固定	无	4.安全等级（1）	A.化合物？
			有	2.相似混合物（1）	A.化合物？
已知	未知	不可用	不可用	3.基于组分（1）	B.发现？
	很少	未知	不可用	3.基于组分（1）	C.比例？
		罕见	不可用	3.基于组分（1）	—
		固定	无	3.基于组分（1,4）	—
			有	2.相似混合物（1,4）	—
	一般	未知	不可用	3.基于组分（1）	C.比例？
		罕见	不可用	3.基于组分（1）	—
		固定	无	4.安全等级（1）	—
			有	2.相似混合物（3,1）	—

注：最后两列中的数字（1、2、3、4）和字母（A、B、C）对应文本中描述的方法。

a 如果有多个评估选项，先列出首选选项，括号中列出备选选项。

表 5.1 提供了以下评估选项：

1）直接在实验室或现场测试所关注混合物的毒性，并利用这些信息确定暴露风险。

2）根据（充分）相似混合物的数据进行评估。

3）进行基于组分的评估。

4）确定所关注混合物（或其馏分）的剂量-响应关系或安全混合物水平，以便将来对相似混合物进行评估时可以借鉴，例如，在实验室或现场测试的基础上，结合使用一个或多个指示剂物质。

选项 1 对应于 5.2 节中介绍的基于特殊全混合物的方法。选项 2 和选项 4 是互相联系的，也就是说，选项 4 可以得到选项 2 中所必需的毒性数据。这两种选择都是常见的全混合物方法的例子。5.4.3 节对选项 1、选项 2 和选项 4 进行了详细的阐述。选项 3 为基于组分的方法，在 5.4.4 节中将对其进行进一步的讨论。

在一个特定的情况下可能会有多个评估选项，表 5.1 中列出了大多数此类情况下的优先选项，在括号中列出了替代选项。例如，对于已知组成成分的混合物的效应进行评估，最好使用基于组分的方法，但是根据评估背景，也可以选择在实验室或现场对混合物进行测试。

表 5.1 还列出了有关其他数据收集的选项，这些选项可以用于评估其他选项。例如，风险评估者可以选择在现场或实验室对未知混合物的毒性进行测试，评估者可以对混合物成分进行测定并实行基于组分的评估。以下是收集其他数据的方法步骤：

1）确定混合物组成并重新评估（组成？）。

2）确定混合物是普通的还是稀有的（如基于混合物来源的）并重新评估（发生？）。

3）确定混合物的浓度比是固定的还是唯一的（如基于混合物来源的）并重新评估（比例？）。

这组问题为潜在混合物的评估提供了合理的方法。例如，对于组成未知或部分已知、发生频率和浓度比未知的混合物，应根据具体情况进行评估，并在现场或实验室进行全混合物样品的毒性试验。如果这种方法不可行，风险评估者可以收集有关混合物成分或其他数据，然后重新对混合物进行评估。对于组分已知的混合物，可以用基于组分的方法或相似混合物的数据进行评估。

5.4.3　全混合物方法

全混合物的评估方法包含了所有基于混合物组分或全混合物（如混合物部分或其组分的选择）的评估方法。混合物中含有的化学物质可以有多种，其中可能还含有一些未知成分。各组分之间的关系也可能未知，混合物中含有的一些未知物质可能是引起混合物毒性的主要原因。这些混合物包括柴油机废气、多环芳烃、饮用水消毒副产物（DBP）、多氯联苯、TPH 和焦炉排放物等。对这些混合物进行评估的复杂之处在于评估目标以及混合物化学成分的复杂性。风险评估中的一些方法是对潜在风险进行筛选（保守估计有保护作用），另外一些风险评估方法则是对风险进行更准确的评估（主要趋势可以预测）。出于多种原因，混合物的完全化学表征和毒理学测试可能难以实现，如再难以进行分析，对其进行分析要付出很大代价，或者在暴露场景中含量变化很大。因此，在选择风险评估方法时要考虑的因素包括评估目标、可容忍的不确定性以及可用的资源。

　　对全混合物进行评估的方法有很多种，它们在准确性和不确定性方面有很大差异。图 5.11 对此进行了概述。图中从左向右（水平轴）指混合物的信息可用性增加；右侧的混合物比左侧的混合物更好表征，也就是说右侧的混合物可以得到更多的有关其化学组分的信息。但是，这并不代表混合物的确切组成已知。例如，某些混合物是具有稳定浓度比的普通混合物，它的来源明确，这类混合物也很容易表征，如焦炉排放物。如果图中的所有级别假设的毒性数据都良好，那么从图的较低部分到较高部分（垂直轴），风险评估中的不确定性降低。

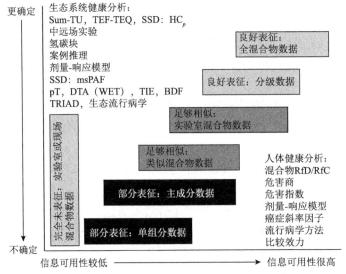

图 5.11　评估全混合物对人体（右下角）和生态（左上角）影响的方法概述

评估定量风险的方法有：以案例推理为基础的生态系统健康原因分析法和以风险指数为基础的人体健康风险混合分析法；此外还有确定满意度的方法。在图中（水平轴）从左向右移动，混合物的信息可用性增加；右侧的混合物比左侧的混合物更好表征。在图中（纵轴）从下到上，风险评估中的不确定性逐渐减小。TU 表示毒性单位；TEF 表示毒性等效因子；TEQ 表示毒性当量；HC_p 表示该物种 $p\%$（5%）的危险浓度；SSD 表示物种种敏感度分布；msPAF 表示多物质影响概率；pT 表示毒性效力；DTA 表示直接毒性评估；WET 表示排水综合毒性；TIE 表示毒性识别评估；BDF 表示生物测定导向分馏；TRIAD 表示集成方法，将化学分析、生物测定和生态现场观察相结合；RfD 表示参考剂量；RfC 表示参考浓度

图 5.11 区分了以下四种评估情况：

1）完全未表征的混合物：在组成、毒性和来源方面完全未知的混合物（完全不为人知的混合物）。

2）部分表征的混合物：可基于一种或多种单独组分预测混合物的毒性（部分表征的混合物）。

3）足够相似的混合物：可以基于它们与其他已知混合物的相似性来预测混合物的毒性（如具有相似的来源）。

4）表征良好的混合物：在化学成分和来源方面具有良好表征的混合物，对于混合物本身或其成分而言，可获得大量的剂量-响应数据。

图 5.11 表明，全混合物风险评估的确定性通常会随着其表征从完全缺乏表征到部分表征再到类似混合物，最后到充分表征的混合物（即关注的混合物）而增加。换句话说，基于可获得的混合物信息，可以通过混合物的描述来细化混合物的信息。

目前，有很多技术可以对人体和生态风险评估中四种混合物类型的风险进行评估。具体如图 5.11 所示。其中生态技术在图的左上部分显示，人工技术在右下部分显示，它们的区别在于获得安全水平的技术和用于风险定量评估的技术。以下各节对这些技术进行更详细的讨论。

5.4.3.1 完全未表征的混合物

当混合物完全没有表征并且不可能或难以确定其组成时，可以通过测试现场样品来确定其潜在风险。这种处理方式在这种类型问题中很常用，且毒性测试本身的结果相对确定，但重现性很大程度上取决于下次收集到的混合物与先前用的是否相似。因此，对其他样品或混合物的参考价值不大。这种方法还存在许多不确定性，例如，不确定混合物是否会在现场发生迅速变化；还有长期影响，例如，在现场试验中可能检测不到生物累积方面的致癌性，在某些情况下，整个地理区域的样品可能不足以确保毒性试验代表样品试验的方差。因此，不确定性仍然很大，尽管不一定大于基于部分表征或类似混合物的评估，这解释了图 5.11 中完全未表征的混合物的放置位置。如果要进行表征，则可以提高准确度，在这种情况下便会放置于右上角。

在人体健康评估中很少见到全混合物生物测定。但是在动物生物测定中测试 DBP 混合浓缩物对发育和生殖的影响中会用到（Simmons et al.，2002）。在生态风险评估中，一般会定期进行完全未表征混合物的直接毒性研究。这可能是因为，与人体健康评估不同，可以使用基于全混合物的方法对相关测试物种进行生态毒性评估，通常直接对相关混合物进行毒性测试。生态风险评估中，这些方法是可行且实用的，并且通常比需要许多假设的混合技术更准确。这可能是生态毒理学中开发了许多方法对全混合物的危害进行直接测试的原因，如 WET 测试、TIE 程序、BDF 技术、TRIAD 方法和 pT 方法（参见 5.3.2.1 节和第 4 章）。

5.4.3.2　部分表征的混合物

在图 5.11 中，显示的方法仅能对混合物进行部分表征。仅通过其中的一种或几种成分对混合物的特征进行表征，因此该方法假定这些化合物的毒性足以代表全混合物的毒性。即可以非常简单地使用单一化学物质来代表全混合物（例如，假设所有 TPH 都是苯并且在评估 TPH 的人体风险时使用苯的癌症斜率因子来评估），此外也可以使用简单的、确定的混合物（例如，通过仅使用 4 种三卤甲烷和 5 种卤代乙酸评估由数百种 DBP 组成的复杂混合物）。前者相对容易，但可能结果并不准确；后者能更好地给出暴露特征和毒性评估，但未考虑暴露于混合物中的其他化学物质的风险。当涉及两种或更多种成分时，通常根据基于成分的可加性模型评估毒性（5.4.4 节）。

在人体健康风险评估中，可以使用危险商（即暴露水平除以安全水平）或 HI（危险因素总和）来评估混合物的部分表征（例如，使用单一化学物质或简单的、已定义的混合物来表示全混合物）。或者，可以基于风险的总和（如使用癌症斜率因子）使用 CA（如通过应用 RPF）或 RA 进行这些相同实体的风险评估。

在生态风险评估中，通常不用部分化学信息来对部分表征的混合物进行评估。相反，这种混合物通常被视为完全未表征的混合物并直接进行测试（参见 5.4.3.1 节）。

5.4.3.3　足够相似的混合物

如图 5.11 所示，可以用与目标混合物足够相似的混合物作为替代品来对目标混合物的风险进行评估。在这种情况下，可以使用相同类别（如多环芳烃）的混合物或来源相似（如来自实验室中的柴油发动机）的类似混合物的替代暴露和毒性信息来对目标混合物进行评估。基于混合物之间的相似程度来估计目标混合物的风险，所用的类似混合物中至少有一种物质的剂量-响应关系明确。在这种情况下，混合物成分是相对透明的，即其中含有的所有组分、大量主要组分，或能代表全混合物的组分明确。具体的实例是发现饮用水 DBP 中总有机卤化物中的溴化物与氯化物的百分比。混合物的毒性通常不是通过直接测量得到的（在环境样品中），而是使用已知混合物的数据来进行外推得到的。这种方法的难点在于得到可重复的模型结果（相同的混合物+相同的模型得到可重复的结果），采用此种方法得到的结果常不确定或可能不精确，这与所用模型的准确性以及所用的相似混合物能否代表真实混合物成分有关。

目前，这类方法在生态风险评估中尚未得到广泛应用，但其中有些方面有望应用于一些生态风险评估中，如混合物-混合物外推（Solomon et al.，2008）。可以依据基于案例的推理（CBR）原则计算混合原理相似的混合物。到目前为止，这种方法仅能用于预测复杂社区对单一农药的反应（van den Brink et al.，2002）。在正式的软件程序中，应该对农药效应数据进行存储，用 CBR 可以根据不同的条件（如农药组、浓度、水类型）来预测未经测试的杀虫剂的风险。Posthuma 等（2006）提出了用这种处理污染沉积物的方法来辅助确定混合物的风险：通过对少量替代化学品沉积物进行总体表征，可以得到其与众所周知和分析良好的混合物的相似性，并基于有限的混合物表征和混合物风险数据库确定沉积物的风险管理。此外，可以用部分相似的混合物进行围隔试验或进行现场试验。

5.4.3.4　表征良好的混合物

图 5.11 右上角的 2 个方框反映了这样一种情况：即关注的混合物有很好的表征，有大量关于其组成、来源和剂量-响应关系的信息。一般可以认为充分表征的混合物是具有稳定化学组成的常见混合物，其成分或多或少已知，如焦炉排放物。确定混合物的确切化学组成通常是不可能的，因为混合物含有数百或数千种不同的组分。并且这样做也没必要，因为关注混合物的剂量-响应数据可以从文献中获得，如焦炉排放物的流行病学数据。如果混合物可以分成已知剂量-响应关系的多个部分，则一般认为该混合物也可以被充分表征，因为所有这些部分合起来可以代表全混合物。足够相似的混合物和充分表征的混合物之间的界线有些模糊；它们的主要区别在于可用的毒性数据是否可直接应用于充分表征的混合物，对于足够相似的混合物可能要进行一些调整。不应该将明确表征的混合物与已在实验室或现场直接测试毒性的混合物混淆（5.4.3.1 节）。虽然后一种混合物在毒性方面可能有相对较好的表征，但仍存在不确定性，其成分和来源往往仍然未知。

在进行人体风险评估时，可以从 USEPA 综合风险信息系统（IRIS）中找到焦炉排放物的吸入癌症斜率因子，该系统来自一项职业研究（USEPA，2008）。同理，人体流行病学数据的风险评估（如优势比、相对风险）也可以用来代替所关注混合物的直接评估。目前，（美国）马萨诸塞州环境保护局（MADEP，2002）已经将混合物分馏的方法用于人体风险评估，主要对 TPH 混合物进行现场特定评估，该混合物的化学成分在不同地点也不尽相同。该方法将一个位点的 PH（石油烃）划分为在分析上可定义的 PH 片段，然后将口服和吸入毒性值分配用于风险评估（MADEP，2003），主要是使用每个部分的单一替代化学物质来表示全混合物的风险。例如，该信息可用于计算 TPH 的危害指数。分馏 PH 混合物仍然需要风险评估者确定替代化学物质与其除 PH 部分的其余部分的相似性，并且它并不能完全应用于所用成分都未知的材料。然而，这种方法是一种灵活的表征 PH 暴露的方法，反映了不同地点化学成分的差异，并为计算潜在的健康风险提供了合理的方法。

　　在生态风险评估中，很难在实践中应用需要对混合物进行充分表征的方法，主要是因为实验室或现场直接测试关注的混合物通常更为实际（即对于独特的混合方法或评估一种完全未知的混合物，见 5.4.3.1 节）。在试验中，有时需要进行全混合物的分馏，如 TPH 混合物的分馏（King et al.，1996）。

5.4.4　基于组分的方法

　　基于组分的方法基于这样的假设，即混合物的毒性可以基于各个组分的信息并结合混合模型来进行评估。基于组分的方法通常应用于全部或部分成分已经有鉴定结果的化学组分相对较少的混合物。如果只有部分信息可用，则该方法对应于图 5.11 中部分表征处。

　　基于组分的技术的使用在人体和生态风险评估中很普遍。通常所用的技术是基于许多二元或更复杂的混合物测试已经完成并已录入数据库的事实。有很多作者已经考虑了这些数据，并且在混合模型上得出了最佳的数据解释方法。许多作者得出结论：CA 模型（机制简单类似）是一个很好的模型，因为它适用于许多数据集。替代和更复杂的模型，如 RA、混合模型和 PBPK 模型，也被应用于相同的数据，以进行准确性比较。在企业中，（生态）毒理学家通常通过将测量或预期的环境浓度与优选模型相结合来预测或量化混合效应以解决已知混合物的问题。

　　目前，已经开发了许多不同的基于组分的技术，它们从非常简单和粗糙到高度复杂和准确都有。当各种科学技术都应用于解决风险评估中的一个问题时，可以用分层方法，如 HI 和 msPAF 指数。分层方法目前已广泛用于单—物质的风险评估（Cowan et al.，1995；van Leeuwen and Hermens，1995；USEPA，1998；Solomon et al.，2008）。随着评估从较低级别移动到较高级别，它变得更加精细，且需要更多数据和资源。分层方法提供了一种系统的方法，可以确定适合当前情况的调查级别，最大限度地减少不必要的调查并有效利用资源。它需要明确描述所涉及的管理问题和决策标准，以便从一个层级进入下一个层级。

　　Posthuma 等（2008）提出了一种基于组分的生态毒理学风险评估方法的分层系统，文中已对其进一步阐述并扩展到人体技术，如图 5.12 所示。生态技术放在图的左上部分，人体技术放在右下部分。5.3.2 节已经讨论了不同的技术，下面将对它们进行更详细的讨论。表 5.2 总结了不同层次的基本假设和数据需求。使用分层方法的一个重要问题是，需要一个确定的触发器才能进入下一层。在本章的上下文中，一般只提及这个主题，因为当地法规在对待具体问题时已经明确定义或可能定义了此类触发因素。

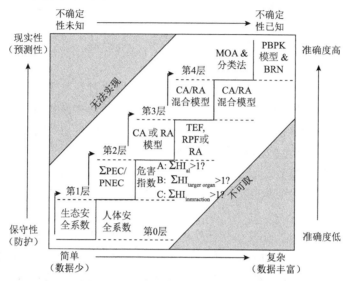

图 5.12　风险评估中分层方法的原则

简单的问题可以用简单的方法解决并得到确定的答案。相对复杂的问题需要用相对综合的方法来解决，以得到更多的数据和更精确的风险评估。PEC 表示预测的环境浓度；PNEC 表示预测的无效浓度；HI 表示危害指数；CA 表示浓度加和；RA 表示响应加和；TEF 表示毒性等效因子；RPF 表示相对效力因子；MOA 表示作用模式；PBPK 表示药物代谢动力学；BRN 表示生化反应网络

表 5.2　在联合效应外推中可以区分的主要层次

层	模型	假设/模型	所需信息
0	安全系数	A 单一标准物质无法涵盖混合物的所用效应	无
		B 部分信息	评估信息范围
		C 交互作用	相互作用的可能性
1	危害指数（可选：基于二进制交互数据修正 HI）	浓度-效应曲线点估计（可选：假设二进制交互数据表示高阶交互）	混合物的毒理学参考价值、如 ECSO、NOEC（可选：二进制交互数据）
2	浓度加和或响应加和	全曲线法，行为模式完全相似或完全不同	组分的浓度-响应关系
3	混合物模型	作用相似或不同，基于全曲线法的方法	组分的浓度-响应关系及行为模式
4	复杂机制模型，包括相互作用数据和受体种类等 (仅用于组合级别评估)	作用方法相似或不同，全曲线法，包括混合物的动力学数据和毒理学相互作用数据	各组分浓度-响应关系、作用模式、动力学数据、受体种类

5.4.4.1　第 0 层：安全系数

在第 0 层，一般认为混合效应可能与评估相关，但缺乏关于混合效应的详细数据。在这种情况下，使用非混合数据或理论驱动的安全系数，因此评估中仅存在该因素反映了各种问题的不确定性，包括混合物影响。以下三种情况可以应用安全系数：

1）鉴于评估问题，不可能进行混合物评估。在这种情况下，可以应用安全系数，但这些因素并非来自混合物评估数据。一个例子是在设定单一化合物的标准时应用额外的安全系数，以便考虑潜在的混合效应。这是荷兰在制定环境质量标准以保护人体健康和生态系统时的常见做法（见 5.3.3.2 节）。

2）基于组分的模型应用于混合物，其中仅有关于其组成的部分信息可用。在这种情况下，应该涵盖缺乏信息的组分的安全系数。安全系数的值应反映缺失信息的程度。

3）有迹象表明可能会发生相互作用，但缺乏定量数据。在这种情况下，安全系数的高度取决于可疑效应的性质（如协同或拮抗）和可用信息的质量。

请注意，针对情况 B 和 C 的安全系数可以与第 1、2 和 3 层的方法结合使用。

5.4.4.2　第 1 层：危害指数

第 1 层涉及 CA 的简化形式的应用。它主要是计算每种组分的暴露浓度与其浓度-效应曲线（如 EC_{10}、EC_{50} 或 NOEC）的点估计值之间的比率，以及这些比率的总和。该方法的人为因素变量是 HI，并且生态等效物是 PEC/PNEC 或 PEC/EC_x 比率的总和。这些方法通常适用于评估问题简单或模糊的情况（没有确定的终点）。理想情况下，应为混合物引起的每种特定效应计算出单独的指数。然而，该方法应用的前提条件经常被放宽，因为研究表明 CA 会导致风险估计相对保守（Drescher and Bedek, 1995）。因此，该方法通常用作保守工具来解决所有混合效应。在人体风险评估中，有时会遵循分层的 HI 方法。在第 1 层，无论它们造成哪种影响，都可以对混合物中所有物质的危害指数进行求和。如果该总和超过 1.0，则计算靶器官特异性 HI。更进一步，如果可获得关于这些受体的详细信息，则可以计算特定分子受体的 HI。最后，可以纳入关于潜在的相互作用效应的定性信息，从而得到基于相互作用的 HI。在生态毒理学中，一个常见的例子是使用 TEF/TEQ 方法评估鸟类和哺乳动物多氯联苯的风险，或采用 HI 型方法来量化监管质量标准的超标量。

5.4.4.3　第 2 层：浓度加和或响应加和

第 2 层假设所有化合物的 MOA 都一致（即浓度增加）或完全不一致（即效

应添加）。有关 MOA 的信息通常可用于风险评估，并且技术相对简单。常用的方法为全剂量-响应曲线，第 2 层中得到的 CA 与第 1 层中不同。首先，组分的浓度以可比较的单位表示。其次，将这些单位相加并应用剂量-响应模型来预测响应，如包括 RPF、TEF 和毒性单位的应用。尽管使用整体曲线估算准确性远不如点估计（第 1 层），但这些技术仍是目前常用的人体以及生态混合物风险评估的方法。

5.4.4.4　第 3 层：混合物模型

第 3 层涉及包含 CA 和 RA 模型的混合模型（混合物模型方法）。这种方法与前面的方法不同，它使用了不同混合物组分作用模式的详细信息以及基于全曲线的建模方法。目前，混合物模型在人体和生态风险评估中已经广泛应用。生态风险评估中应用混合物模型方法的一个例子是以组合提出为目的的研究（de Zwart and Posthuma，2005）；此外，Ra 等（2006）提出了类似的方法；见第 4 章和图 4.2。

5.4.4.5　第 4 层：复杂机制模型

第 4 层包括超出 CA 或 RA 的所有方法，并试图为混合效应提供机制解释，包括混合物组分之间的潜在相互作用。它需要有关毒物代谢动力学和毒理动力学过程的详细信息。属于这一类别的模型种类很多。人体混合物风险评估中用到的实例包括 PBPK 和 BRN 模型。在生态风险评估中，可能涉及考虑每种混合物成分的多种作用模式以及受体物种的假定特征。因此，第 4 层方法仅适用于这些问题：有非常具体的定义（关于位点、物种、化合物），并且准确的结果优于保守的结果。

在人体风险评估中，第 4 层方法需要 PBPK 建模、BRN 模型或其他高度特定的方法。在生态风险评估中，强调与暴露物种亚群相关的作用方式（如杀虫作用和对昆虫的影响）。这种方法是几年前提出的（Posthuma et al.，2002），并且已应用于农药风险评估（de Zwart，2005；Henning-de et al.，2008）。

很明显，某些技术的相似性并不高，因此无法进行分层分析。此外，人体风险评估有时可以在比生态风险评估更高的概念层上进行，如当使用 BRN 建模和 PBPK 模型时。另外，生态风险评估方法有时可能更加多样化，可以更好地用于风险评估。

5.5　混合物人体和生态风险评估中的问题

在前面的章节中，回顾和讨论了不同的混合物人体和生态风险评估方法。在这种方法讨论回顾的背景下，简要提到了一些典型的混合问题，但尚未对其进行广泛讨论。这些问题的例子是：①暴露评估，②足够的相似性，③相互作用与相加性，④QSAR，⑤不确定性，⑥混合物的风险感知。以下各节将更详细地讨论这些问题。

5.5.1　暴露问题

暴露是混合物人体和生态风险评估中的关键部分。第 1 章详细讨论了混合物的暴露评估，与单一化学物质一样，理想情况下应确定混合物的暴露程度和持续时间。此外，混合物评估必须考虑各个组分与环境的相互作用，以及影响人体或生态系统暴露的混合物组分。因此，必须同时考虑化学特性、释放模式和环境特征以确定混合物的暴露情况。重要的化学特性包括挥发性、吸附性、溶解性，尤其是环境房室内的降解。相关的释放模式特征包括混合物释放到环境房室以及附近其他部分。可影响暴露的环境特性包括 pH、有机物含量和稀释度等。所有这些因素的相互作用以及混合物组分之间的相互作用在空间和时间上影响混合物的组成。预测混合物在空间和时间上的组成以及暴露的一种方法是使用环境归趋模型，但是这些模型在同时查看所有这些参数方面的能力以及混合物组分之间相互作用和混合物组分的降解产物等方面往往有限制。

除了这些影响混合物中组分的外部浓度的因素外，还必须考虑混合物组分的生物利用度，以预测混合物组分在生物体和食物链内的转移。生物利用度代表环境与生物体之间的相互作用，其影响着化学物质被吸收到生命系统中的程度和速率。混合物成分的生物利用度很难预测，因为混合物中存在的其他化学物质可能会以一个难以预测的方式影响生物利用度。会影响生物利用度的各种因素在第 1 章中已进行了详细讨论。

估计混合物暴露的最后一个因素是了解人体的习惯和做法，以及环境中的生物分布，这可以增加或减少人体与混合物的潜在接触。例如，各种食物的消费、户外与室内时间、职业和生命阶段的消耗等都可能会影响混合物的潜在暴露。

鉴于所有这些相互作用和潜在的混杂因素，人们越来越关注用生物监测数据和内部剂量测量来评估暴露。但是，通常这些数据与暴露历史之间无明显关联，因此通过此来了解暴露来源的作用非常有限。生物监测数据的有效性受到对混合物组分的理解程度以及检测生物基质中这些组分的分析技术的限制。

5.5.2　混合物的相似性

通过建模和基于完全适当的数据对全混合物进行风险评估非常困难，因为所需的混合物毒性数据永远不可用于该混合物中的所有化学组分和剂量水平。对所关注的环境混合物的直接毒性进行测试可以得到最相关的数据。然而，在测试环境样本时，对于不同的采样地点、天气条件或采样日期，采集到的样本之间都会存在差异。因此，足够的相似性是评估全混合物风险的关键因素。当毒性数据不足以直接评估混合物时，可以考虑用由相似比例的类似化学组分组成的另一种混合物进行分析。如果两种混合物足够相似，那么后者的毒性数据可以作为前者的替代数据，用于对前者进行定量风险评估。尽管这种评估复杂混合物的方法已普遍应用于风险评估中（USEPA，1986），但目前缺乏统计和毒理学标准的具体指导，以确定化学混合物是否足够相似以用于风险评估。

目前，没有确定混合物是否足够相似的方法，且有关该方面的已发表的研究也很少（Eide et al.，2002；Stork et al.，2008）。Eide 等（2002）开发了一种预测足够相似的混合物的致突变性的方法。他们使用应用模式识别技术识别变量的多变量回归模型来表征尾气颗粒有机提取物的化学成分和致突变性。通过复杂混合物的气相色谱-质谱（GC-MS）来鉴定变量，然后使用多变量分析建立鉴定与致突变性共变的峰的模型。因此，可以根据 GC-MS 图谱来预测新的尾气颗粒混合物的致突变性，并作为统计模型的输入（参见第 4 章）。用这种分析方法，风险评估者可以获得有关化学成分和毒性的信息，这些信息可以用来确定两种或更多尾气颗粒提取物是否足够相似。Stork 等（2008）利用化学混合物成分的变化对剂量-响应曲线上的差异进行了统计分析，得出结论认为这两种物质足够相似。在这项研究中，作者利用统计等价性检验、逻辑和混合模型理论，开发出了一种方法，以确定含有相同组分和不同比例的许多化学混合物的剂量-响应之间的相似性。

目前还有一些方法正在开发，有望应用于 DBP 混合物的化学和毒理学性质的考察（Rice et al.，2009）。例如，当比较两种饮用水的 DBP 混合物时，要考虑的一个重要因素是氯化或溴化总有机卤化物材料的相对量，因为通常认为溴化化合物的毒性更大。众所周知，各种消毒剂（如氨、氯、臭氧）和源水组合（如高浓度溴水与低浓度溴水）会形成完全不同的 DBP 混合物。例如，形成不同的致癌物质；氨形成亚硝胺，加入臭氧会产生溴酸盐，并且通常都不会发生氯化。影响混合物毒性的其他重要化学成分因素有：当研究终点相同时，已知毒性数据的 DPB 的浓度和比例，未鉴定出的总有机卤化物组分，以及来自全混合物测试的类似毒性结果，如致突变性测量等部分，可以用如线性回归模型的统计技术对测量结果进行分析来确定混合物是否相似。用于统计建模的足够相似的 DBP 混合物的测量部分包括致突变性数据，总有机碳、总有机卤化物、总三卤甲烷、总卤代乙酸、总卤代乙腈及溴化物百分含量。

对于足够相似的混合物，一般假定暴露于这两种混合物（即所关注的混合物和可获得毒理学数据的混合物）后的毒理学后果相同或相似。在实践中，一些特殊步骤可能需要了解化合物之间的相似性，或至少了解混合物之间的化学差异如何影响其毒理学。对化学性质是否足够相似进行专业判断主要是在对两种混合物组成进行评估的基础上进行的，注意混合物中各组分的量及其比例是否存在显著的差异。此外，如果有这些混合物或组分的环境浓度情况、摄取和药物代谢动力学、生物利用率或毒理学效应差异的信息，则在确定是否相似时需要考虑这些信息。

5.5.3 相互作用与加和作用

从共同暴露到多种化学物质发生毒理学相互作用的可能性是评估化学混合物常遇到的问题，特别是当环境剂量水平高于单一组分的推荐毒性参考值时。通常认为毒理学相互作用是化学-化学反应，以及毒物代谢动力学和毒性动力学相互作用。美国联邦机构将毒理学相互作用定义为与根据可加性预期的反应不同的反应（USEPA，2000b；ATSDR，2004a）。因此，相互作用通常被称为大于加和作用或协同作用（例如，共同暴露于石棉和烟草烟雾后致癌性增加），或者低于加和作用或拮抗作用（例如，通过共同暴露于膳食锌而降低镉的毒性，减少镉的吸收）。更具体的术语，包括"抑制"、"增强"和"掩蔽"。当对某种器官系统没有毒性作用的成分能明显降低第二种化学物质对该器官的影响时，就会发生抑制效应。增强作用与抑制效应相反，因为它增加了第二种化学物质的效应（ATSDR，2004a）。当各组分对同一器官系统的影响相反或功能上存在竞争并减少彼此的影响时，或者一个覆盖了另一个的效果（ATSDR，2004a）时，就会产生"屏蔽"效应。

毒理学相互作用的特征取决于化学物质的剂量和混合比例。Sharma-Shanti等（1999）提供了这方面的具体实例，他们的研究结果指出了金属混合物暴露对植物 *Silene vulgaris* 的根生长的依赖性拮抗、非加性和协同效应。相互作用可包括不良反应类型的变化，其表现为剂量增加或比率变化，以及联合毒性作用类型的变化（如协同作用与拮抗作用）。相互作用通常从低剂量的加和性到剂量-响应曲线的中间范围内的协同作用再到接近最大生物反应的高剂量的拮抗作用。为了用于风险评估，建议动物生物测定中的试验剂量尽可能模拟环境中相关的剂量水平和比例（Teuschler et al.，2002）。根据这些要求得到的证据、相互作用数据可用于风险评估：①有关剂量反应和 MOA 的充分毒性数据，②在组分或类似混合物中使用暴露途径相同的数据，③组分数据来自比较研究（如相同物种、终点、研究持续时间），④观察到的相互作用应具有毒理学意义（USEPA，2000b）。

5.5.4 混合物的定量结构-活性关系

如果没有关于化学物质的物理、化学、转化和毒理学特性的数据，通常使用

QSAR 或 SAR 来填补数据缺失。当类似混合物中这些数据可用，通常可以将它们用来表示感兴趣的混合物。

Altenburger 等（2003）回顾和讨论了当前用于分析水生混合物毒性及一些物理和化学特性的 QSAR 方法。以下大部分讨论都是在该文献的基础上进行的。目前，人们已经认识到，复杂混合物中的组分可以相互作用并且在它们单独存在的情况下引起组分表观性质的显著变化。这些变化可能与混合物的物理化学性质以及毒理学性质有关。当混合物的精确组成（即组分和相对丰度）已知时，用于估计混合物性质的最实用的方法是将各组分的性质加上其在混合物中的摩尔分数加权。该方法仅能用于理想混合物，并且可能仅能用于评估少数物理化学性质（如 K_{ow} 和水溶性），但是当能得到活度系数并且可以将其用作校正因子时，该方法也可以用来对非理想混合物进行评估。然而，对于大多数混合物而言，无法得到混合物的精确组成，因此这种方法的应用是有限的。对于具有相同模式相互作用的化学混合物，通过 CA 估算附加联合作用的方法可能更合适。例如，QSAR 型方法可应用于混合物基于对混合物的所有（已知的或未知的）组分(即使这些组分在比较高的浓度和生物体特定的位点也能展示出特定的效应)用作基准麻醉剂的讨论。由于麻醉剂 MOA 是有机物中毒性最小的 MOA，因此一般认为其毒性最小。因此，辛醇-水分配系数 K_{ow} 可估计得到，那么便可以使用该 K_{ow} 来估计 QSAR。

最近，Riviere 和 Brooks（2007）发表了一种方法用于预测复杂化学混合物中所含化合物的皮肤吸收。该方法通过线性自由能关系（LFER）得到定量结构-性质关系（QSPR）模型，从而预测局部施用化合物的皮肤吸收或渗透。QSPR 方程可以基于分子描述符来描述单个化合物的渗透性，并且通过混合因子（MF）对其进行修正。该方法考虑了载体和混合物组分的物理化学性质。主要成分分析是根据载体的百分比组成和混合物成分以及物理化学性质来计算 MF 的。

然而，我们必须认识到，由于混合物中组分的复杂相互作用，在环境风险评估中 QSAR 在混合物定量评估中的作用是有限的。对于环境观测和测试结果进行探索性分析和解释，QSAR 可以帮助人们理解混合物的基本情况及其与理想混合物之间的理论偏差。

5.5.5　不确定性

人们对化学混合物的归趋以及它们与生物系统相互作用的认识有限，因此混合物风险评估具有不确定性。这种不确定性和评估的其他方面的不确定性是风险管理过程中的重要因素。例如，高度不确定的风险评估可能导致进行一些其他的管理决策和干预措施，而不是得到相对确定的风险预测。这一概念也反映在预防原则（PP）中，该原则指出战略和政策必须基于最佳的科学信息，同时谨慎行事。

　　混合物风险评估中的许多不确定性来源于单一物质评估中的不确定性。其中一个实例是关于排放负荷，环境中物质的归趋、暴露场景，个体特征的可变性，物种之间毒性数据的外推以及剂量-响应曲线形状的不确定性。混合物评估中也存在着这些典型的不确定性。混合物的组成就是一个例子，其通常是未知的或仅部分已知。如果可以在实验室或现场直接测试所关注的混合物，则无关紧要，但如果是在相似混合物或已知单个组分的基础上进行评估，则会导致不确定性。因此，在充分相似性的评估过程中或在基于成分的方法的应用中，明确陈述论点和假设非常重要，包括其相似性的指标。如果混合物组成未知或部分已知会导致高不确定性，此时可考虑用额外的安全系数（参见 5.4.4.1 节）。

　　混合物评估中另一个典型的不确定性来源是物质之间的潜在相互作用。相互作用可以在环境中发生（如排放在水中后的沉淀物中），在生物体的吸收、运输和转化过程中，或在毒性作用的地方发生。相互作用可以是直接的，如两种或更多种混合物组分之间的化学反应，或间接的，如一种混合物的组分阻断了代谢另一种组分的酶（参见第 1 章和第 2 章）。基于物理-化学数据，混合物组分之间的直接相互作用相对容易预测，但对间接相互作用进行预测要困难得多，因为它需要有关毒性作用机制的详细信息。混合物风险评估的主要挑战之一是开发一种预测混合物相互作用的方法。这种方法的第一步可能是建立一个数据库，其中包含混合物毒性试验的结果。如果这样的数据库包含足够多的数据，那么它就可以用于预测潜在交互影响的可能性和程度，即 CA 和 RA 的偏差。随后可以使用该信息来确定是否有必要应用额外的安全系数来确定潜在的相互作用效应，并确定这种因素的大小。混合物毒性数据库还可以用于搜索相互作用效应的预测参数，如确定典型相互作用中涉及哪种作用模式。

　　应用 CA 和 RA 模型时也存在不确定性。这两个概念都是在应该对所关注的研究终点和关注的混合物进行探索的基础上进行的。CA 假设物质的毒性 MOA 相似，即作用于靶器官中的相同受体。在实践中，通常将这种假设放大到作用于相同的靶组织或器官，但这样也在评估中引入了不确定性。RA 假定所涉物质的 MOA 是独立的。应明确说明用于选择特定模型或模型组合的参数，以便评估其有效性。然而，在实践中，当响应曲线的斜率不是非常陡峭时，应用两种模型得到的结果类似，这意味着两种模型之间的选择是很灵活的且数量不是不确定性的主要来源。另一方面，关于这个问题的讨论仍在继续，因为人们经常认为，尽管在数值上相当准确，但不应该应用概念上错误的模型。

　　最后，CA 和 RA 都应用了结合单一物质评估结果的算法来进行混合物风险估计。估算中的不确定性是各个组成部分不确定性的组合。附录 A 提供了根据各个组成部分的不确定性评估总体不确定性的计算规则。

5.5.6　对混合物风险的认识

风险认知是风险管理的重要组成部分。即使实际风险相对较低，人们也可能将某些事情视为严重威胁，风险管理者可能会决定采取行动以使人们放心。因此，风险认知是一种社会和政治现实，必须在管理过程中加以考虑。故了解人们如何看待混合物风险以及哪些因素会影响混合物风险认知非常重要。

值得注意的是，对混合物风险的认知研究很少。其原因是：在现实生活中，人们通常暴露于混合物而不是单一物质。处理环境污染的认知研究一般也包括混合物风险认知。科学家倾向于将混合物视为是风险评估过程中的一个额外复杂因素，但非专业人士则认为混合物是生活中的一部分是个事实。他们发现很难理解为什么科学家研究单一物质的影响，而在现实生活中则是暴露于混合物中；他们无法理解化学混合物研究的复杂性。

关于混合物风险认知的少数研究之一是对德国巴登-符腾堡州的 1500 名成年人的调查（Zwick and Renn，1998；Renn and Benighaus，2006）。受访者面对以下关于混合物的声明：正如片剂和酒精的综合消费可能导致严重的健康问题一样，环境中相对无害的物质也会在相互作用时对健康造成严重损害。

三分之二的受访者同意这一说法，23.8%的人表示无动于衷，只有 9.6%的人不同意。虽然这些结果可能不完全具有代表性，因为这个问题是以有偏见的方式构建的，他们认为人们担心潜在的物质的超附加效应。值得注意的是，专家们普遍认为超附加效应的概率很低（COT，2002；Hertzberg and MacDonell，2002）。非专业人士的担忧可能是由混合物暴露的现实与提供不完整的风险信息（通常基于单一物质）之间存在的差距而产生的。这种差距表明存在不确定性，众所周知，不确定性通常会导致对风险的负面评估（Siegrist and Cvetkovich，2001）。这也可以解释为什么如果涉及环境污染，人们倾向于表现出选择保守管理方案（Renn and Benighaus，2006）。

风险评估人员和管理者面临的主要挑战之一是让人们意识到我们对化学物质的了解是不完整的，风险评估过程中存在不确定性，特别是涉及混合物时。这是一项艰巨的任务，因为不确定性的概念与作为明确答案提供者的自然科学的传统形象相冲突。不仅普通公众会受到这种观点的影响，而且管理者和政策制定者也会受到影响，他们一般认为不确定性会给寻找明确答案和有效政策行动方面带来麻烦。对于风险评估人员和沟通者而言，开发足够的工具来识别、描述、量化和传达不确定性，使政策制定者和公众能够理解和处理这些是一项重要的任务。实现这一目标的一种方法是让利益相关者参与风险评估和管理过程（US PCCRARM，1997）。利益相关者参与的一个重要优势是可以在早期阶段确定潜在的冲突根源，留出足够的空间来预测和重新调整评估过程。利益相关者不仅可以为确定合适的风险降低措施做出贡献，还可以为制定适当的问题定义，选择合适的研究方法以及确定主要的不确定性来源做出贡献。特别是在针对具体地点的评估中，他们可以提供丰富的实践知识和专业知识。利益相关者的参与也可以使他们自己更好地理解混合物问题的复杂性和科学研究的局限性。

5.6　讨论、总结和建议

5.6.1　讨论

　　前面部分的介绍表明，化学混合物的风险评估方法和程序存在巨大差异。这种多样性也是现有技术的特征。通过单一化学物质来评估混合物风险的方法是局限的，但要准确评估化学混合物的风险所需的知识仍然有限。科学界正试图解开混合物暴露的毒性机制，近几十年来，已经开发出了多种评估混合物风险的新技术。然而，目前仍缺乏一个全面和坚实的概念框架来评估化学混合物的风险。可以认为在第 4 节中概述的框架是迈向这一概念框架的第一步。该框架认识到，问题定义有很大的不同（在保护性和回顾性评估之间，对人体和生态系统而言），并且每个问题都有一种不同的研究方法。

　　在环境监管中，只有存在有关目标混合物的法律和指南，才能对混合物的风险进行充分说明。对混合物法规的审查（5.3.1.2 节和 5.3.2.2 节）表明，大多数关于化学污染的法律确实考虑了混合物，但是解决混合物风险的明确监管准则很少。此外，现行法律并未涵盖混合物可能导致问题的所有潜在暴露情况。特别是，通常没有涵盖不同化合物的顺序暴露和多种暴露途径，例如，通过食物、饮用水、室内空气和消费品同时或顺序暴露。缺乏监管的一个重要原因是现实生活中潜在的多重和连续暴露情况的巨大差异。鉴于潜在的高风险，确定那些需要优先管理的现实暴露情况是一项挑战。显然需要的是能够识别这种高风险暴露情况的工具，例如，基于对食物消费和行为模式的分析以及常见的混合物组合。

　　通过单一化学物质来评估混合物风险的方法具有局限性并不意味着应该对所有潜在的混合物暴露进行风险评估。这取决于现有的具体的暴露情况和可用的信息。如果监管机构必须对一个污染土壤地块的修复做出决定，并且已经知道其中一个混合物成分超过了修复阈值，并且这一事实导致需要采取补救措施，那么进行混合物评估就显得多余了。如果已知的单个组分不超过其各自的阈值，但是怀疑全混合物仍可能导致不可接受的不利影响，则对污染土壤（以及其他房室和暴露途径）的混合物进行评估便是有用的；如果风险管理人员对大量污染场地的预算有限，也就是说，他们必须首先对最危险场所进行处理，而其他场所采取简单的风险降低措施。混合物排放的情况不同，在这里，应始终解决潜在的混合物效应，因为其目标是建立低于某一（可接受的）效应水平的排放水平。

与单一化学物质风险评估相比，混合物风险评估是在相对较少数据、相对较弱的科学基础以及相对较少且简单的零模型的基础上进行的。与这些"比较简单"的特征相反，在该领域中存在各种混合物，暴露水平从非常低到非常高，并且涉及无数组可能的混合物组合物。因此，很难提供证据证明混合物风险评估在科学上是完全合理的，并且很难获得最合理的方法的相关数据。尽管如此，还是经常要进行混合物评估，并且风险评估员应该为问题提供最好的答案，该问题就是拟采用的方法是否比"忽略"混合物和一个化合物处理的方法都"更好"。在复合领域和实践经验的基础上，我们认为进行混合物风险评估是可行的，至少是部分可行的，并且采用该方法通常确实提供了比应用单一化学物质方法更好的答案。尤其适用于表征相对良好的常见混合物，如 PCB、PAH 和焦炉排放物。它也适用于基于组分的方法的默认模型中，即 CA 和 RA，特别是如果化学物质的 MOA 已知时，但即使 MOA 未知，只要单独的集中效应曲线斜率比例或多或少相似，两种混合模型产生的预测结果之间也在数学上有相似之处（Drescher and Bodek，1995）。对于需要良好评估的问题，通常可以采用多种方法，并进行类似多标准的分析，如 TRIAD（见 5.3.2.1 节）。当对混合物风险进行绝对预测可能无法实现时（因为那些需要的证据不存在），"相对答案"对风险管理者就可能具有很高的价值。在许多情况下，相对答案已足以改进风险管理，如确定一组受污染土壤的补救优先级。

尽管目前的混合物评估方法很有用，但必须承认，目前的方法并不准确，对混合物风险的估计来说可能是高度不确定的。对当前方法进行改进的一个方面是应用足够相似性的概念。该概念适用于根据"足够"相似的其他混合物的毒性数据来评估全混合物的风险。基本上，每次评估所涉及混合物的毒性数据可能与所关注的混合物有关，就化合物或浓度比而言，应评估足够的相似性。但是，目前缺乏足够相似性的明确指南。这些指南应在对混合物组成进行定性或定量评估或混合物来源进行评估的基础上得出结论。用于表征复杂混合物的分析技术可以推进这些指南的发展，如 GC-MS、高效液相色谱（HPLC）-质谱联用（HPLC-MS）或高效液相色谱-核磁共振联用（HPLC-NMR）（Levsen et al.，2003）

如上所述，CA 和 RA 的默认模型通常作为风险评估工具具有很好的应用价值，基于对现有文献数据的回顾，Warne（2003）得出结论，10%～15%的混合物、70%～80%的混合物和 10%～15%的混合物分别显示出拮抗、相加和协同毒性。Ross（1996）及 Ross 和 Warne（1997）的分析表明，5%的混合物的毒性值与 CA 的差异大于 2.5 倍，1%的混合物的毒性值与 CA 的差异大于 5 倍以上。这些经验数据表明，CA 和 RA 的默认模型的应用通常会导致风险评估对于大多数监管目的而言足够准确，即使这两种模型都没有充分代表基础机制。

鉴于上述发现，混合物评估的主要挑战不是讨论平均情况（解决方案在经验上正确），而是确定和评估那些明显偏离默认模型的混合物（参见第3章）。为了实现这一点，我们需要更好地了解混合物毒性所涉及的机制，特别是那些可能导致高风险的机制。McCarty和Borgert（2006）提倡开发一种全面的、普遍接受的毒性作用分类系统机制或模式，以改善混合物评估现状。虽然这样的系统可以明确区分CA和RA模型，但其是否会显著改善混合物评估仍然有待观察。目前大多数分类方案（Amdur et al.，1991；Verhaar et al.，1992；McCarty and Mackay，1993；Klaassen，1996）是基于受体-毒物相互作用或靶器官来进行的。然而，混合物毒性涉及的过程有很多，这些简单的分类方案无法获取所有信息，如吸收、运输、代谢和排泄。更有应用前景的方法是开发基于过程的模型，其旨在描述导致毒性效应的过程链，如PBPK和BRN模型。然而，这些模型的模拟结果对于特定的混合物是高度特异性的，并且并非总是可以外推到其他混合物。我们所需要的是一种普遍适用且足够详细的系统，以考虑不同过程水平下的混合物相互作用，如吸收、代谢、靶点、生理过程和效应（Jager et al.，2006，2007）。根据混合物与这些基本生物过程的潜在相互作用对混合物进行分类，可以减少大量不同的化学物质和物种有限的潜在相互作用。这就需要彻底了解生物体的生理过程。正如Yang等（2004）所述："一旦我们知道正常的生物过程，所有的外部压力因素就仅仅是这些过程的扰动。"

在查看测试数据评论时，似乎大多数测试都是在少数经常研究的化合物或化合物组中进行的，无法外推至其他化合物组。此外，在观察暴露水平时，急性或慢性暴露水平会引起最明显的可见效应，而不是在环境中出现频率较高的浓度水平（即环境水平刚好高于某些质量标准）。另外，在查看数据时，针对二元混合物的代表性数据较多，而其他混合物的代表性数据不足。从长远来看，这种情况可以通过测试预先定义的各种针对关键混合物的假设来改进，并且（作为一组）将生成一组试验，批判性地研究不同交互作用水平的作用（环境，吸收，中毒）和不同药理模型的作用，以及改进"经验法则"用于实际评估。混合物的毒性测试应超出标准测试，以避免偏离CA和RA默认模型，对混合物毒性过程的机制要有更多的理解。在此背景下，使用混合物进行毒理基因组学研究可以显著确定毒性机制和潜在的相互作用效应（Sterner et al.，2005）。机制和毒理基因组学研究不仅应关注同时接触多种物质（如鸡尾酒）的过程和效果，并且应关注接触多种物质所涉及的过程和效果顺序。

分层风险评估方法是科学上的一种"错误"，因为它在较低层级往往产生保守结果，但实际上它是一种具有成本效益的"正确"方法。这意味着混合物风险评估方法的验证应该在考虑低层方法时表现出对实际效应的保守性。关于人体风险评估，通过比较预测风险与观察到的影响来验证的做法是有问题的，因为这需要详细的流行病学分析。虽然验证暴露是可能的，但是它通常与验证每种化合物暴露模型的结果没有区别。关于生态风险评估，对观察到的影响预测（相对）的验证在技术上是可行的。通过模仿生态系统结构，可以执行混合测试，如微观或中型生态系统（Cuppen et al., 2002）。在这些情况下，试验设计和统计分析可以是相似的，就像在单一物种混合物测试中一样。在现场，可以利用点源周围的污染梯度来研究混合物问题。通过调查大型监测数据库可以进一步研究混合问题，如 de Zwart 等（2006）及 Kapo 和 Burton（2006）等所做的那样。在这些研究中，大量监测点所预测的混合物毒性压力（msPAF）与混合物暴露水平对当地鱼类群落的局部影响（物种损失）显著相关。

　　人体和生态风险评估之间的比较已经阐明了两者之间的许多相似之处和不同之处。这两个子学科在概念上都存在类似的方法，但有些方法在一个子学科中比在另一个子学科中更常见。例如，未经表征的全混合物的毒性试验，如 WET 试验，在生态风险评估中更为常见。相比之下，混合物评估精细而机械的方法在人体风险评估的背景下则进一步发展，如 BRN 和 PBPK 模型、计算机模拟方法、体外技术以及在混合物评估中包含的二元相互作用数据。但是这些技术的应用也存在着缺点。例如，McCarty 和 Borgert（2006）认为并非所有的相互作用数据都适用于混合物评估，因为它们是在剂量或浓度水平上收集的，或者是与人体和/或环境风险几乎无关的物种。虽然这也适用于许多单一物质数据，但必须承认，使用此类不确定数据可能导致混合物风险过高或过低，这可能导致风险管理决策无法保护公众健康和/或环境，或补救行动的风险实际上比计算的更有限。很明显，混合物评估方法的进一步改进是人体和生态混合物毒理学的科学目标。但同样清楚的是，在进一步开发这些系统之前，实际风险评估应该提供有用的信息。人体和生态风险评估人员面临的挑战是开发那些在科学上合理且在实践中有用的技术。

5.6.2　总结

　　基于对化学混合物的人体和生态评估技术的回顾和讨论，可以得出几个结论。下面列出了这些结论，其与 5.1 节中概述的本章目的相关。有关改善混合物的人体和生态风险评估的建议（目标 5）将在 5.6.3 节中提出。

　　目标 1：混合物评估的典型特征

　　1）由于大多数环境的特征是混合物暴露情况，因此显然需要进行混合物风险评估。这意味着风险评估应特别关注混合物暴露和影响的各个方面，以便做出准确的风险预测。

　　2）建立混合物的安全剂量或浓度水平仅适用于混合物组分之间有恒定浓度比

的普通混合物，以及其效果与其中一种组分明显相关的混合物。对于未知或成分独特的混合物，因为效果数据不能重复用于评估其他混合物的风险，因此很难确定安全浓度水平（或剂量-响应关系）。一种替代方法是在实验室或现场测试所关注混合物的毒性，以确定不利影响，并确定这些影响的可接受性。另一种选择是分析混合物组成，并应用将各个混合物组分的浓度与混合物风险或效果水平相关联的算法，随后可以根据可接受性进行评估。

目标 2：人体与生态方法的比较和现状

1）对于人体和生态风险评估，有许多概念可用于评估化学混合物的风险或影响。这些概念中的部分是相同或相似的，如全混合物测试、（部分）混合物表征、混合物分馏以及 CA 和 RA 的概念。

2）在生态风险评估领域，对未经表征的全混合物进行监管应用和毒性测试是常见的做法。

3）人体领域在开发和应用基于过程的混合模型（如 PBPK 和 BRN 模型以及 BINWOE 方法）方面处于领先地位。

4）大多数关于化学污染的国家法律确实考虑了混合效应，但针对混合物的明确监管准则却很少。只有美国有相当详细的指南用于评估人体的混合物风险。

5）混合物评估中现有技术的典型特征是有多种不同的混合物评估技术。因此，显然需要一个全面而可靠的概念框架来评估化学混合物的风险。

目标 3：建立混合物风险评估的概念框架

1）5.4 节中概述的框架可被视为迈向混合物风险综合评估概念框架的第一步。该框架是一种可能的研究思路，而不是最终的解决方案。

2）评估全混合物的方法和基于组分的方法之间存在差异。通过使用所关注混合物的毒性数据可以获得最准确的评估结果。如果这些都不可用，则可以使用替代方案，如充分相似性的概念、混合物的（部分）表征和基于组分的方法。哪种方法最合适取决于具体的现实情况。无法提供统一的单一混合物风险评估方法。

3）建议采用分层分析作为平衡混合物评估准确性与成本的工具。当较低层不能为现实问题提供足够准确的答案时，就可以选择更高层次的研究，如更详细地表征混合物或应用更复杂的混合物模型。

目标 4：目前在混合物风险评估中的问题

1）在人体和生态风险评估中，开发新方法（例如，仅存在于一个子学科中的方法可能在另一个子学科中更有用）和改进方法（例如，通过考虑复杂的反应网络并且对行动模式进行具体的研究）具有相当大的科学前景。需要对现有技术进行改进以获得可用于支持风险评估的科学证据。

2）确定了化学混合物风险评估中的几个关键问题，即混合物的暴露评估（如混合物的归趋和顺序暴露）、充分相似性的概念、混合物相互作用、QSAR、不确定性评估及混合物风险的感知。解决这些关键问题将会显著改善化学混合物的风险评估现状（见 5.6.3 节）。

5.6.3　建议

为进一步改进混合物的人体和生态风险评估，提出以下建议：

1）混合物的毒性测试应超出对 CA 和 RA 默认模型的偏差的标准测试，以便更加准确地理解混合物毒性过程。研究不仅应关注同时接触多种物质（如鸡尾酒）所涉及的过程和效应，还应关注那些涉及连续接触多种物质的过程和效应。

2）与 CA 和 RA 的标准零模型相比，应开发新工具以识别可能导致巨大健康风险的混合物暴露情况，如基于对食物消耗和行为模式的分析，以及常见混合物的发生导致协同效应的组合。

3）应对组织问题定义和相关混合物评估方法的一般框架进行严格测试和改进。

4）应进一步比较人体和生态问题定义背景下的混合物评估方法，并对其进行改进。

5）应进一步制定标准，以便日后在实际混合物评估中正式应用"足够相似"概念。

6）应制定标准，以便在混合物评估中纳入交互数据。

7）国家当局应立法，通过连续暴露于不同化合物和通过多种途径暴露的方式，评估和管理潜在的高风险情况，特别强调系统方法而不是仅关注化学物质的研究方法，或水或土壤内的情况。

附录 浓度加和及响应加和的不确定性

浓度（剂量）加和（CA）与响应加和（RA）均采用结合单一物质评估结果的算法，以产生混合物风险的估计值。总评估的不确定性是各个组分不确定性的组合。危害指数（HI）是 CA 中的一个特例，它是单一物质的暴露值和参考值之间的比例：

$$HI = \sum_{i=1}^{n} \frac{E_i}{RfD_i}$$

可以根据安全系数推导单个物质的参考值（RfD_i）。因此，HI 可以反映风险概率分布中不同百分位值的风险比相加。在概率风险评估中，暴露值和参考值的不确定性通常呈对数正态分布。两个对数正态分布的比率也呈对数正态分布。两个随机变量商的方差可近似表示为（Mood et al.，1974）：

$$var\left[\frac{E}{RfD}\right] \approx \left(\frac{\mu_E}{\mu_{RfD}}\right)^2 \left(\frac{var[E]}{\mu_E^2} + \frac{var[RfD]}{\mu_{RfD}^2} - \frac{2cov[E, RfD]}{\mu_E \mu_{RfD}}\right) \tag{A.1}$$

假设暴露值和参考值之间没有明显差异，式（A.1）可以简化为

$$var\left[\frac{E}{RfD}\right] \approx \left(\frac{\mu_E}{\mu_{RfD}}\right)^2 \left(\frac{var[E]}{\mu_E^2} + \frac{var[RfD]}{\mu_{RfD}^2}\right) = \left(\frac{\mu_E}{\mu_{RfD}}\right)^2 \left(CV_E^2 + CV_{RfD}^2\right) \tag{A.2}$$

其中，CV 为变异系数。HI 是个体风险的总和，可通过以下方法（Mood et al., 1974）计算得到：

$$var\left(\sum_i^n \left[\frac{E_i}{RfD_i}\right]\right) = \sum_i^n var\left[\frac{E_i}{RfD_i}\right] + 2\sum_i \sum_j cov\left[\frac{E_i}{RfD_i}, \frac{E_j}{RfD_j}\right] \tag{A.3}$$

也可以写成[式（A.3）可替换为式（A.2）]：

$$\text{var}\left(\sum_{i}^{n}\left[\frac{E_i}{\text{RfD}_i}\right]\right)=\sum_{i}^{n}\left[\left(\frac{\mu_E}{\mu_{\text{RfD}}}\right)^2\left(\text{CV}_E^2+\text{CV}_{\text{RfD}}^2\right)\right]+2\sum_{i}\sum_{j}\text{cov}\left[\frac{E_i}{\text{RfD}_i},\frac{E_j}{\text{RfD}_j}\right] \quad (A.4)$$

仔细观察式（A.4）可以发现期望风险比（μ_E/μ_{RfD}）高的物质在危害指数（HI）中的不确定性（变异）也大。如果混合物中有一或两种成分起主要作用，那么可以以这些主要成分为基础进行不确定性评价。但是，大多数时候混合物中起主要作用的成分多于两种。并且由于单个混合物成分的暴露值（E_i）与参照值（RfD_i）相关，所以单个物质风险比的协方差不容忽视。如果不能对这些相关性进行解释[很明显源于式（A.4）的最后一部分]，那么在危害识别中便可能会出现不确定性被严重低估的情况。当混合物中物质的数量很多或没有一个风险比能在混合物中占优势时（de Groot，1986），从中心极限定理可以看出最终的 HI 将接近正常分布。

RA 可利用式（A.5）计算：

$$R_{\text{mix}}=1-\prod_{i}^{n}(1-R_i) \quad （A.5）$$

其中，R_i 为单个物质产生效应的概率，即暴露于物质 i 后，群体中产生效应的百分比或生态系统中受影响物种的比例。效应值用概率或分数表示，在 0 到 1 之间。对于三组分的混合物可以用式（A.6）表示：

$$R_{\text{mix}}=R_1+R_2+R_3-R_1R_2-R_1R_3-R_2R_3+R_1R_2R_3 \quad （A.6）$$

以上公式表明总风险由单个效应之和减去修正因子（$R_1R_2+R_1R_3+R_2R_3-R_1R_2R_3$）组成。这些修正因子的作用是防止在计算过程中，对那些不止响应一种物质的个体或物种计算两次或三次。如果效应值很低，如癌症风险评估，那么式（A.6）便可以近似为

$$R_{\text{mix}}\approx R_1+R_2+R_3 \quad （A.7）$$

在生态混合物风险评价中，效应值通常高于 0.1，这种情况下，效应的产生就对总的风险具有显著的影响。

如果用 RA 来进行确定性评价，则最终结果的不确定性由单个效应值的似然性决定。保守值的总和，如癌症评价的上限，会使得混合物风险评估的结果更保守。然而，这种来源的不确定性相比致癌性风险评估中其他来源的不确定性一般要小（Kodell and Chen，1994；Cogliano，1997）。有人提出了一些步骤来减少致

癌混合物确定性风险评估中的保守性，如除以总和的 2 倍（Cogliano，1997）或使用最大的不确定的混合物成分的上限值（Putzrath，2000）。总体来说，防止过保守风险评估的更适合的方法是进行概率评价。

$$\mathrm{var}\left(\sum_{i}^{n} R_i\right) = \sum_{i}^{n} \mathrm{var}[R_i] = 2\sum_{i}\sum_{j} \mathrm{cov}[R_i, R_j] \tag{A.8}$$

　　由于独立作用模式的物质的风险评估不太可能相互关联，因此其协方差可以忽略，总体方差可以通过将单个组分的方差相加来计算得到。对于多组分混合物来说，中心极限定理表明混合物风险的不确定性呈近似正态分布。在高响应水平下，混合物风险的不确定性不仅取决于个体响应的变化，还取决于响应产物的变化。这种情况下，虽然可以通过计算得出不确定性，但其过程相当复杂（Mood et al.，1974）。

术 语 表

AChE：乙酰胆碱酯酶。

Acute（急性）：短期内发生的与生物体生命周期相关的事件（鱼类通常为 4 天）。常用于定义暴露（急性测试）或者暴露响应（急性效应）。

Acute toxicity（急性毒性）：短期暴露于相对较高浓度的单一化学物质或混合物的有害效应。另见 *Chronic toxicity*（慢性毒性）。

ADI：每日允许摄入量。每日摄入的某种化学物质能被机体完全消耗且对健康无明显风险的量。另见 *TDI*。

ADME：吸收、分布、代谢和排泄。

AMAP：北极监测和评估计划。

AMD：酸性矿山废水。

Analysis of effects（效应分析）：生态风险评估中的一个阶段。该阶段伴随着不确定性对污染物暴露与终点对象效应之间关系及其特性进行评估。

Analysis of exposure（暴露分析）：生态风险评估中的一个阶段。该阶段伴随着不确定性对终点对象与污染物接触强度的时空分布进行评估。

ANOVA：方差分析。

Antagonism（拮抗作用）：与选定混合物毒性参考模型（如 CA 或 IA）之间的偏差表明混合物的毒性低于根据单一化学物质毒性预测得到的混合物毒性。

Assessment endpoint（评估终点）：一种保护环境价值的明确表达。评估终点必须包含对象及其特性。

ATSDR：（美国）有毒物质和疾病登记处。

Background concentration（背景浓度）：一种物质在环境介质中的浓度。该环境介质没有被已知的各种来源或者其他本地来源的该污染物污染。背景浓度的产生源于自然发生或者区域污染。

Battery toxcity testing（成组毒性测试）：用一系列不同的毒性测试方法进行平行测试。

BBI：比利时生物指数。

BDF：生物测定导向分馏。对混合物进行分馏以便用生物测定对馏分进行毒性测试，常用于识别毒性最强的馏分以作进一步化学表征。

BINWOE：二元证据权重。在混合物评价中，两种物质交互作用的一种定量评判步骤。

Bioaccessibility（生物可给性）：化学物质可被消化释放的最大量占其在食物、水或者土壤和沉积物颗粒中总量的比值（Peijnenburg and Jager, 2003）。

Bioaccumulation（生物积累）：生物体从所在环境介质中吸收了一种物质后的净积累。

Bioassay（生物测定）：通常用作毒性测试的同义词，但该词仅限在环境样品毒性测试中使用。

Bioavailability（生物利用度）：化学物质在给定时间内可被生物体吸收利用的量占其在特定环境中总量的比值（Peijnenburg and Jager, 2003）。也可以定义为某种形态的化学物质易被生物体吸收的程度。如果化学物质的某种形态更易被吸收（如可溶），则认为化学物质的该形态比不易被吸收的形态（如固态的吸附或有机物的溶解）生物利用度高。

Bioconcentration（生物浓缩）：生物体从水溶液中吸收了一种物质后的净积累。

Biosensors（生物传感器）：一种将生物材料或模拟生物膜材料与物理-化学传感器或传感系统关联或整合在一起的分析装置。生物传感器是在亚生物体水平上基于生物化学标志物响应开发的。

BLM：生物配体模型。

BMWP-ASPT：生物监测工作组-每个分类的平均得分。

BRN：生化反应网络。各组分相互作用的生物化学反应系统。

CA：浓度加和。用于计算混合物风险的概念，假设混合物组分通过简单相似作用（SSA）模式而发挥作用。另见 *DA*（*剂量加和*）。

CBR：基于案例的推理。基于过去问题解决办法的新问题解决过程。

CBR 方法：临界体内残余方法。

CDC：（美国）疾病控制与预防中心。

CERCLA：（美国）《综合环境响应、补偿和责任法》，俗称《超级基金法》。

Chronic（慢性）：在生物体生命周期中的较长时间（通常认为占整个生命周期的1/10 以上）发生的与代谢、成长、繁殖或存活能力变化相关的长期效应。

Chronic toxicity（慢性毒性）：长期暴露于相对较低浓度的单一化学物质或混合物的有害效应。另见 *Acute toxicity*（*急性毒性*）。

CLEA：污染土地暴露评估模型。

Community（群落）：同一地区的所有植物、动物和微生物组成生物群落。通常指代群落的一个子集，如鱼类群落或底栖大型无脊椎动物群落。

Conceptual model（概念模型）：对假定的污染源与终点对象响应之间因果关系的描述。

Contaminant（污染物）：存在于环境中、来源为人为释放、被认为有潜在危害的物质。

CV：变异系数。标准偏差与平均值的比值。

DA：剂量加和。用于计算混合物风险的概念，假设混合物组分通过简单相似作用（SSA）模式而发挥作用。另见 *CA*（浓度加和）。

DAM：损伤评价模型。

DBP：消毒副产物。

DBTK：基于数据的毒物代谢动力学。

DCE：1,1-二氯乙烯。

DDT：二氯二苯基三氯乙烷。

DEB：动态能量预算。

DEN：二乙基亚硝胺。

DGT：薄膜扩散梯度。

Direct effect（直接效应）：试剂作用于评估终点或其他对自身有益的生态组分时所产生的效应，而非通过影响生态系统其他组分产生的效应。另见 *Indirect effect*（间接效应）。

D_{lipw}：脂-水分配系数。

DOC：可溶性有机碳。

DOM：可溶性有机质。

DTA：直接毒性评估。整个混合物样品的生物效应测试。

DTPA：二亚乙基三胺五乙酸。

EC：欧盟委员会。

ECB：欧洲化学品管理局。

EC/D_x：与对照相比，$x\%$程度上影响指定效应基准（如行为特征）的浓度（剂量）。EC/D_{50} 即有效中浓度（剂量）。EC/D 值及其 95%置信区间通常是在一系列浓度下暴露一定时间后对产生的效应进行统计分析后得出的。必须指定暴露持续时间（如 96 h 的 EC$_{50}$）。另见 *LC/D_x*。

EC$_{50}$：有效中浓度，引起某响应参数（如繁殖、生长）下降 50%的浓度。

Ecosystem（生态系统）：在同一时间、同一地点出现从而彼此之间的物理和化学环境相互作用形成功能实体的群体（微生物、植物和动物）集合。

Ecosystem function（生态系统功能）：发生在生态系统中的生物、化学和生化过程。

Ecosystem structure（生态系统结构）：生态系统中生物群落的组成和各种群之间的相互关系（如食物网结构）。

Ecotoxicity（生态毒性）：化合物在生态系统或其组成部分中产生不良效应的性质。

Ecotoxicology（生态毒理学）：研究化学和物理试剂在生物体（特别是特定生态系统中人类群体和生物群落）内的毒性作用，以及这些试剂的传输途径及其与环境相互作用的学科。

EDA：效应导向分析。

EDTA：乙二胺四乙酸。

Efffect criterion（效应标准）：在毒性测试中观察到的作用类型（如固定性）。

EM：快代谢型。

EMEP：欧洲监测和评估计划。

Endpoint entity（终点对象）：被保护的生物体、物种、群落或生态系统。终点对象是评估终点的定义的组成部分。

EPER：欧洲污染物排放登记。

EPT：大型无脊椎动物样品中的蜉蝣目-翅类-毛翅群。

EQC：环境质量基准。可在一定时间内存在于环境介质的潜在有毒物质浓度。本书一般采用环境质量基准（EQC），有时也使用环境质量目标（EQO）和环境质量标准（EQS）。

EQO：环境质量目标。参见 *EQC*。

EQS：环境质量标准。参见 *EQC*。

ERA：生态风险评估。评估不良生态效应或暴露于一种或多种试剂后发生不良效应的过程。

ESD：排放场景文件。

EU：欧盟。

EXAFS：用于分析固体材料中金属的扩展 X 射线吸收精细结构方法。

EXAMS：暴露分析模型系统。

Exposure（暴露）：污染物与受体生物体、群体或群落发生接触或共现。

Exposure assessment（暴露评估）：生态风险评估的组成部分，评估化学、物理或生物试剂在介质中释放或共现所产生的暴露，包括对传输、归趋和吸收的评估。

Exposure pathway（暴露通路）：污染物从源头向生物受体移动的物理途径。可能涉及不同介质之间的交换，并可能包括污染物的转化。

Exposure route（暴露途径）：污染物进入生物体（如吸入、胃部吸收、消化）的途径。

Extrapolation（外推法）：①估算在校准函数数据范围外的测量函数的数值；②使用试验测得的数据来估计其他值或条件。

FA：因子分析。

FFG：功能摄食类群。

FQPA：（美国）《食品质量保护法》。

Frequency distribution（频率分布）：为显示出现特定值或值范围的频率而进行的数据处理。

Fugacity（逸度）：化学物质逃离某房室（组成部分）的趋势。

GC-MS：气相色谱-质谱。

GES：良好生态状态。《欧盟水框架指令》中使用的概念，指在可持续条件下具有生物化学特性的水体。

GIS：地理信息系统。基于多层地理信息处理技术的来源多样性得到的高质量数据（以及其他信息）相互关联的系统。

GSH：谷胱甘肽。

GST：谷胱甘肽-S-转移酶。

GST-P：胎盘型谷胱甘肽-S-转移酶。

Half-life（半衰期）：化学物质降解、转化或清除到初始浓度的50%时所需的时间。

Hazard（危害）：化学物质或混合物在一定程度的暴露下对人体或环境造成不良效应的固有特性。另见 $Risk$（风险）。

Hazard assessment（危害评估）：预期环境浓度下引起伤害的固有能力对比。在欧洲通常是 PEC 和 PNEC 的比较，有时也泛指风险评估。

Hazard index（危害指数）：所有化学物质对暴露于其中的个体的危害商（hazard quotient, HQ）之和。危害指数≤1.0表明预期对人体无不良健康效应（不致癌）。

Hazard quotient（危害商）：化学物质摄入量（剂量）与参考剂量水平（低于参考剂量水平则不会产生不良健康效应）的比值。该值用于评估非致癌健康效应（如化学物质暴露导致的器官损伤）的潜在可能性。

HazDat：（美国）有毒物质和疾病登记处（ATSDR）的有害物质释放/健康效应数据库。

$HC_{Percentage}^{Endpoint}$：将环境质量基准标识为由物种敏感度分布（SSD）得到的百分比的通用表示方法，具体用终点和特定百分比p作为截断值来表示。例如，基于NOEC毒性数据通常被标识为 HC_5。也可以选择性地添加上标前缀表示从模型导出的毒性数据的数量，如基于4个数据点的 HC_p。

HC_p（HC_5）：$p\%$（5%）的物种危害浓度。

HI：危害指数（hazard index）。所有化学物质对暴露于其中的个体的危害商之和。

HQ：危害商（hazard quotient）。化学物质摄入量（剂量或暴露浓度）与不对人体产生不良健康效应的参考值之间的比值。

HRA：人体风险评估。对暴露于一种或多种试剂引发人体健康不良效应的可能性的评估过程。

Hydrocarbon block method（烃块法）：在计算和组合烃组分"块"PEC/PNEC比值的基础上，对石油类物质进行环境风险评估的方法。

IA：独立作用。基于通过独立联合作用（IJA）得到的混合物组分假设来计算化学混合物风险的概念，又称响应加和（RA）。

IC：工业类别。

IJA：独立联合作用。化学物质独立作用的联合。如果化学物质的作用方式不同（化学物质的主要作用靶点不同）且无相互作用（一种物质的存在不影响另一种物质），那么在这种情形下，就可以说化学物质可以独立发挥作用。

Indirect effect（间接效应）：试剂作用于生态系统组分，反过来影响评估终点或其他利益相关生态组分的效应。化学污染物的间接效应包括由食物或提供栖息地的植物毒性效应导致的数量减少。另见 *Direct effect*（直接效应）。

Interaction（相互作用）：化学物质在到达毒性作用的分子位点之前或之后通过物理、化学或生物途径而产生的相互影响。毒理学的相互作用指偏离某些预期的加和反应（如 IA 或 CA）。相互作用也常被称为"协同作用（Synergism）"和"拮抗作用（Antagonism）"。

IRA：综合风险评估。将人体、生物群落和自然资源的风险评估过程整合在一起的科学方法。

IRIS：综合风险信息系统。由美国环境保护署运维的环境中发现的可能造成人体健康效应的各种物质的数据库。

Joint action（联合作用）：两种或多种化学物质同时发挥作用。

K_{aw}：空气-水分配系数。

K_d：分配系数，描述化学物质在土壤或沉积固相和相应孔隙水中的分布。

K_{oa}：辛醇-空气分配系数。

K_{ow}：辛醇-水分配系数。

LC/D_x：可致 $x\%$ 的测试生物死亡的液体浓度或剂量。LC_{50} 即半数致死浓度。LC值及其95%置信区间通常是在一系列浓度下暴露一定时间后对测试生物的死亡率进行统计分析后得出的。

LC_{50}：半数致死浓度，即可致 50%测试生物死亡的浓度。

LOAEC/L：最低可观测不良效应浓度或水平。测试中与负响应的对照组相比有统计学意义上显著差异的最低物质暴露水平。

LOE：证据线。可单独或联合其他证据线去评估风险的一组数据和相关分析。每一个证据线与风险描述中使用的其他证据线都有本质区别。在生态毒理学评估中，最常用的证据线基于生物调查，污染介质的毒性测试及单个物质的毒性测试。

LOEC/L：最低可观测效应浓度/水平。毒性测试中使用的与对照组相比对暴露的测试生物群体有统计学意义上显著差异的最低试剂浓度。

LRTP：有机物远距离迁移潜力。

MADEP：（美国）马萨诸塞州环境保护局。

MDS：多维尺度。

Measure of effect（效应度量）：与选定的有赋值特性的评估终点（等价于"测量终点"）相关的可测量的生态特征。

Measure of exposure（暴露度量）：用于量化污染物或其他试剂暴露的可测量特征。

Mechanism of action（作用机制）：从吸收有效剂量到产生特定生物响应的事件的分子序列。

Mechanistic model（机制模型）：模拟系统组分过程而非使用简单的经验关系的数学模型。

Median lethal concentration（半数致死浓度）：通过图形或统计学方法评估得到的在特定条件下对一组生物的 50% 具有致死性的浓度，见 LC_{50}。

MOA：作用模式。表征不良生物学响应的一组生理和行为体征。

Model uncertainty（模型不确定性）：与评估模型可能的不精确性产生的估计值有关的不确定性。可归因于模型形式、参数或边界值的选择。

MPC：最大准许浓度。荷兰使用的环境质量标准。

msPAF：多物质影响概率。预计受多种物质暴露影响的物种比例。

NHANES：（美国）国家健康与营养调查。

NOAEC/L：未观测到不良效应浓度/水平。测试中与负响应的对照组相比无统计学意义上显著差异的化学物质最高暴露水平。

NOEC/L：未观测到效应浓度/水平。生物体在测试物质中的暴露无法观测且与对照组相比无统计学意义上显著差异的最高暴露浓度。例如，NOEC 可能是可观测的参数（如生长）与对照组的生长无显著差异的最高测试浓度。NOEC 通常被认为是最灵敏的指标。NEL、NOAEL、NEC、NOEC 作为等价术语使用。

OECD：经济合作与发展组织。

OP：有机磷农药。

OSHA：（美国）《职业安全与健康法》。

PAF^{Endpoint}：基于特定类型终点的物种敏感度分布（SSD）标识物种的影响概率（PAF）的通用表示方法。例如，PAF^{NOEC} 基于 SSD^{NOEC} 来标识 PAF。也可以选择性地添加上标前缀表示从模型导出的毒性数据的数量，如 $^4PAF^{Endpoint}$ 表示基于 4 个数据点的 PAF。

PAH：多环芳烃。

PBB：多溴联苯。

PBDE：多溴二苯醚。

PBPD：基于生理学的药物效应动力学。

PBPK 模型：基于生理学的药物代谢动力学模型。基于生理学的房室模型，用于表征化学物质药物代谢动力学行为。关于血液流速、代谢及化学物质在每个房室内的其他过程的可用数据被用于构建 PBPK 模型的质量平衡框架。

PBTD：基于生理学的毒物效应动力学，与 PBPD 同义。

PBTK：基于生理学的毒物代谢动力学，与 PBPK 同义。

PCA：主成分分析。

PCB：多氯联苯。

PCDD：多氯代二苯并二噁英。

PCDF：多氯代二苯并呋喃。

PD：药物效应动力学（药效学）。

PEC：预测的环境浓度。根据化学物质特性、使用和排放模式以及相关数量等可用信息计算得出的环境中化学物质的浓度。

PLS：隐藏结构的偏最小二乘预测。

PM：慢代谢型。

PNEC：预测的无效浓度或水平。基于当前知识，很可能被生物体或生态系统吸收而不产生任何不良效应的最大水平（剂量或浓度）。

POP：持久性有机污染物。

Population（种群）：特定空间和时间内一个物种的杂交个体集合。

Potentiation（增强作用）：与另一种本身无毒的化学物质在一起使用时，该化学物质的毒性增强的现象。增强作用是协同作用的特例。在协同作用的情况下，混合物中的两种化学物质均表现出与单独使用时的剂量相关的毒性。

P_{ov}：总持久性。

PP：预防原则。一个道义和政治层面的原则，指的是如果一个行动或政策可能会对环境或公众造成严重或不可逆的损害，当没有科学认识确保不会造成损害时，主张采取行动的人负有举证责任。

PRC：主响应曲线。

Problem formulation（问题描述）：风险评估中定义评估目标并明确实现这些目标的方法的阶段。

PRTR：污染物排放与转移登记。

pT：毒性效力，短期微试期间地表水样品相对毒性反应的度量（如水蚤-IQ 测试）。

QSAR：定量结构-活性关系。定量的结构-生物活性模型是使用回归分析推导出的，其参数包括理化常数、指示变量或理论计算值。

QSPR：定量结构-性质关系。

RA：响应加和。基于通过独立联合作用（IJA 或 IA）得到的混合物组分假设来计算化学混合物风险的概念。

RAGS：（美国）《超级基金风险评估指南》。

RAM：代谢率。

REACH：（欧盟）《化学品注册、评估、许可和限制法规》。

Receptor（受体）：在毒理学中，指的是可特异性识别或结合某种化合物且可作为生理信号传导或效应介质的细胞内或表面的分子。在暴露评估中，指的是暴露于污染物的生物体、种群或群落。受体可能是也可能不是评估终点。

RfC：参考浓度。评估（不确定性可能跨越一个量级）得到的连续吸入暴露人群（包括敏感亚群）在一生中未出现可预计的有害效应风险的浓度。

RfD：参考剂量。评估（不确定性可能跨越一个量级）得到的每日口服暴露人群（包括敏感亚群）在一生中未出现可预计的有害效应风险的浓度。

Risk（toxic）[风险（毒性）]：人体或环境暴露于化学物质或混合物后产生不良效应的预计或实际可能性。另见 *Hazard*（危害）。

Risk assessment（风险评估）：旨在描述和评估环境暴露于化学物质后造成不良健康效应可能性的有组织的过程。

Risk characterization（风险特征描述）：风险评估过程的一个阶段，根据暴露和应激反应的概况来评估暴露于污染物后产生不良效应的可能性。

Risk management（风险管理）：决定采取什么样的监管或补救措施以及证明决策合理并执行决定的过程。

RIVPACS：河流无脊椎动物预测与分类系统。

RPF：相对效力因子。表征混合物组分对于索引化合物的毒性效力的因子。在 RPF 方法中，将混合物组分的 RPF 值相加，再使用索引化合物的剂量-响应数据就可评估整个混合物的风险。

Safety factor（安全系数）：适用于可观测或可估计的被认为安全的基准或标准毒性浓度或剂量的系数。术语"安全系数"和"不确定性系数"通常作为同义词使用。另见 *Uncertainty factor*（不确定性系数）。

SAR：结构-活性关系（构效关系）。化学物质结构与其生物活性或药理学活性的关系。

SASS4-ASPT：南非计分系统-每个分类的平均得分。

SCALE：科学、儿童、增强意识、法律文书和评估。一个致力于减轻由环境因素引起的疾病负担的欧盟项目。

Slope factor（斜率因子）：终身暴露于一种试剂而不断增加癌症风险的接近95%置信区间的上限。

SPE：固相萃取。

SPME：固相微萃取。

SSA：简单相似作用。通过相同方式、相同机制起作用但产生不同效力的化合物的联合作用。

SSD：物种敏感度分布。某种化合物或混合物对一组类群、群落或集落中的物种的毒性频率分布。一般来说，这种分布是从特定物种组的毒性数据样本中评估得到的。

$SSD^{Endpoint}$：基于特定类型数据的物种敏感度分布的通用表示方法，如 NOEC（SSD^{NOEC}），EC_{50}（SSD^{EC50}）或 LC_{50}（SSD^{LC50}）。可在 $SSD^{Endpoint}$ 前添加上标前缀表示从模型导出的毒性数据的数量，如 $^4SSD^{Endpoint}$ 表示基于 4 个数据点的 SSD。

Susceptibility（易感性）：生物体或其他生态系统缺乏抵抗特定疾病、感染或中毒的能力，与引起反应所需的暴露量成反比。

Synergism（协同作用）：与选定混合物毒性参考模型（如 CA 或 IA）之间的偏差表明混合物的毒性高于根据单一化学物质毒性预测得到的混合物毒性。

TCDD：2,3,7,8-四氯二苯并二噁英。

TCE：三氯乙烯。

TD：毒物效应动力学（毒效学）。

TDI：每日容许摄入量。另见 *ADI*。

TEAM：总暴露评估方法学。

TEF：毒性等效因子。一种化学物质与另一种结构相关的化学物质（或索引化合物）的毒性比例。TEF 是用于评估类二噁英混合物的毒性效应因子。毒性最强的 2,3,7,8-TCDD 和 1,2,3,7,8,-五氯二苯并二噁英的 TEF 被赋值为 1。TEF 值表明化合物与 2,3,7,8-TCDD 毒性的相似程度。

TEQ：毒性当量。特定组分（或多个组分）对相关混合物相对参考毒物的毒性。通过将每种二噁英和类二噁英化合物的实际克重乘以相应的 TEF（例如，10 g ×0.1 TEF = 1 g TEQ），然后将结果相加得到 g TEQ。

Test endpoint（测试终点）：毒性测试中的反应度量，即从毒性测试（如 NOEC 或 LC_{50}）中得出的能反映测试结果的值。

TIE：毒性识别评估。用于确定周围水、废水和沉积物中能导致毒性的化合物的过程。

TK：毒物代谢动力学。

Toxic strength（毒性强度）：混合物的潜在毒性，表示混合物中每种单一化合物毒性单位（toxic unit）的总和。

Toxic unit（毒性单位）：度量毒性的浓度尺度（如 EC_{50} 或 LC_{50}）。

Toxicity test（毒性测试）：测定一种物质在特定条件下对一组选定生物的影响。毒性测试通常测量受到影响的生物体的比例（量）或暴露于特定水平化学物质或混合物后的效应程度（分级或定量）。

TPH：总石油烃。

TRIAD 方法：通过将化学分析、生物测定和生态现场观测相结合确定复杂混合物污染对生态影响的综合方法。

TSCA：（美国）《有毒物质控制法》。

TSP：两步预测模型。一种预测混合物毒性的模型，该模型通过作用模式的相似与否将化学物质分组，然后应用 CA 模型对作用模式相似的化学物质进行研究，应用 IA 或 RA 模型对作用模式不同的化学物质（组）进行研究。

TU：毒性单位。用物质效应浓度的分数或比例来表示化学物质浓度。毒性单位=溶液中物质的实际浓度/LC_{50}。如果 TU 大于 1，表示一半以上的生物可被该物质杀死；如果 TU 小于 1，表示不到一半的生物可被该物质杀死。

TV：目标值。荷兰使用的环境质量标准，用来表征空气、水、土壤和沉积物的目标质量。

UK-PBMS：英国掠食性鸟类监测计划。

Uncertainty（不确定性）：与正在考虑的系统当前或未来状态的知识不完善有关，是风险的一个组成部分，由对危害程度的未知或其他时间和空间模式导致。

Uncertainty factor（不确定性系数）：适用于暴露或效应浓度（或剂量）的系数，以纠正不确定性来源。另见 *Safety factor*（安全系数）。

US-AMP：美国环境保护署的北极监测计划。

USDA：美国农业部。

USEPA：美国环境保护署。

VOC：挥发性有机化合物。

WET：排水综合毒性。直接用毒性测试或生物测定测量水的总毒性效应。

WHO：世界卫生组织。

WOE：证据权重。

参 考 文 献

Abadin H, Hibbs B, Pohl H. 1997. Breast-feeding exposure of infants to environmental contaminants — a public health risk assessment viewpoint. II .Cadmium, lead, mercury. Toxicol and Health 13:495-517.

Abou-Donia MB, Makkawy HM, Campbell GM. 1985. Pattern of neurotoxicity of n-hexane, methyl-n-butyl ketone, 2, 5-hexanediol, and 2, 5-hexanedione alone and in combination with o-4-nitrophenyl phenylphosphonothionate in hens. J Toxicol Environ Health 16:85-100.

ACGIH. 1984. Threshold limit values-discussion and thirty-five year index with recommendations. Cincinnati (OH): American Conference of Governmental Industrial Hygienists.

ACGIH. 2000. 2000 TLVs and BEIs. Threshold limit values for chemical substances and physical agents and biological exposure indices. Cincinnati (OH): American Conference of Governmental Industrial Hygienists.

Ahlborg UG, Becking GC, Birnbaum LS, Brouwer A, Derks H, Feeley M, Golor G, Hanberg A, Larsen JC, Liem AKD, Safe SH, Schlatter C, Waern F, Younes M, Yrjanheikki E. 1994. Toxic equivalency factors for dioxin-like PCBs. Chemosphere 28: 1049-1067.

Albers EP, Dixon KR. 2002. A conceptual approach to multiple-model integration in whole site risk assessment. In: Rizzoli AE, Jakeman AJ, editors, Integrated assessment and decision support. Proceedings of the First Biennial Meeting of the International Environmental Modelling and Software Society. Part 1. Manno (CH): iEMSs. p 293-298.

Alcock RE, Boumphrey R, Malcolm HM, Osborn D, Jones KC. 2002. Temporal and spatial trends of PCB congeners in UK Gannet eggs. Ambio 31:202-206.

Alda Álvarez O, Jager T, Kooijman SALM, Kammenga JE. 2005. Responses to stress of Caenorhabditis elegans populations with different reproductive strategies. Funct Ecol 19:656-664.

Alda Álvarez O, Jager T, Marco Redondo E, Kammenga JE. 2006b. Assessing physiological modes of action of toxic stressors with the nematode Acrobeloides nanus. Environ Toxicol Chem 25:3230-3237.

Alda Álvarez O, Jager T, Nuñez Coloa B, Kammenga JE. 2006a. Temporal dynamics of effect concentrations. Environ Sci Technol 40:2478-2484.

Aldenberg T, Jaworska JS, Traas TP. 2002. Normal species sensitivity distributions and probabilistic ecological risk assessment. In: Posthuma L, Suter GW, II, Traas TP, editors, Species sensitivity distributions in ecotoxicology. Boca Raton (FL): Lewis Publishers. p 49-102.

Alexander M. 1995. How toxic are toxic chemicals in soil? Environ Sci Technol 29:2713-2717.

Ali N, Tardif R. 1999. Toxicokinetic modeling of the combined exposure to toluene and n-hexane in rats and humans. J Occup Health 41:95-103.

Allen BC, Kavlock RJ, Kimmel CA, Faustman EM. 1994. Dose-response assessment for developmental toxicity Ⅱ.Comparison of generic benchmark dose estimates with no observed adverse effect levels. Fund Appl Toxicol 23:487-495.

Allen HE, editor. 2002. Bioavailability of metals in terrestrial ecosystems: importance of partitioning for bioavailability to invertebrates, microbes, and plants. Metals and the Environment Series. New York: SETAC.

Altenburger R, Nendza M, Schüürmann G. 2003. Mixture toxicity and its modeling by quantitative structure-activity relationships. Environ Toxicol Chem 22: 1900-1915.

Altenburger R, Schmitt H, Schüürmann G. 2005. Algal toxicity of nitrobenzenes: combined effect analysis as a pharmacological probe for similar modes of interaction. Environ Toxicol Chem 24:324-333.

Altenburger R, Walter H, Grote M. 2004. What contributes to the combined effect of a complex mixture? Environ Sci Technol 38:6353-6362.

Amdur MO, Doull J, Klaassen CD, editors. 1991. Casarett & Doull's toxicology: the basic science of poisons. 4th ed. New York: McGraw-Hill.

Amweg EL. 2006. Effect of piperonyl butoxide on permethrin toxicity in the amphipod *Hyalella azteca*. Environ Toxicol Chem 25:1817-1825.

Andersen ME. 1995. Development of physiologically based pharmacokinetic and physiologically based pharmacodynamic models for applications in toxicology and risk assessment. Toxicol Lett 79:35-44.

Andersen ME, Birnbaum LS, Barton HA, Eklund CR. 1997. Regional hepatic CYP1Al and CYP1A2 induction with 2, 3, 7, 8-tetrachlorodibenzo-p-dioxin evaluated with a multicompartment geometric model of hepatic zonation. Toxicol Appl Pharmacol 144:145-155.

Andersen ME, Clewell HJ Ⅲ. 1983. Pharmacokinetic interaction of mixtures. In: Proceedings of the 14th Annual Conference on Environmental Toxicology. AFAMRL-TR-83-099. Dayton (OH): AFAMRL p 226-238.

Andersen ME, Dennison JE. 2004. Mechanistic approaches for mixture risk assessments—present capabilities with simple mixtures and future directions. Environ Toxicol Pharmacol 16:1-11.

Andersen ME, Gargas ML, Clewell HJ Ⅲ, Severyn KM. 1987. Quantitative evaluation of the metabolic interactions between trichloroethylene and 1, 1-dichloroethylene *in vivo* using gas uptake methods. Toxicol Appl Pharmacol 89:149-157.

Ankley GT, Dierkes JR, Jensen DA, Peterson GS. 1991. Piperonyl butoxide as a tool in aquatic toxicological research with organophosphate insecticides. Ecotoxicol Environ Safety 21:266-274.

Ankley GT, Schubauer-Berigan MK, Hoke RA. 2006. Use of toxicity identification techniques to identify dredged material disposal options: a proposed approach. Environ Manage 16:1-6.

Archer V. 1985. Enhancement of lung cancer by cigarette smoking in uranium and other miners. Carcinogenesis 8:23-37.

Arrhenius Å, Grönvall F, Scholze M, Backhaus T, Blanck H. 2004. Predictability of the mixture toxicity of 12 similarly acting congeneric inhibitors of photosystem II in marine periphyton and epipsammon communities. Aquat Toxicol 68:351-367.

Arts GHP, Buijse-Bogdan LL, Belgers JDM, Van Rhenen-Kersten CH, Van Wijngaarden RPA, Roessing I, Maund SJ, Van den Brink PJ, Brock TCM. 2006. Ecological impact in ditch mesocosms of simulated spray drift from a crop protection program for potatoes. IEAM 2:105-125.

Ashauer R, Boxall A, Brown C. 2006. Predicting effects on aquatic organisms from fluctuating or pulsed exposure to pesticides. Environ Toxicol Chem 25: 1899-1912.

Ashauer R, Boxall ABA, Brown CD. 2007a. Modeling combined effects of pulsed exposure to carbaryl and chlorpyrifos on *Gammarus pulex*. Environ Sci Technol 41:5535-5541.

Ashauer R, Boxall ABA, Brown CD. 2007b. New ecotoxicological model to simulate survival of aquatic invertebrates after exposure to fluctuating and sequential pulses of pesticides. Environ Sci Technol 41: 1480-1486.

Ashford JR. 1981. General models for the joint action of mixtures of drugs. Biometrics 37:457-474.

ATSDR. 1997. Toxicological profile for chlorpyrifos. Agency for Toxic Substances and Disease Registry. Atlanta (GA): Department of Health and Human Services, Public Health Service. Available from: http://www.atsdr.cdc.gov/toxpro2.html.

ATSDR. 1998a. Toxicological profile for chlorinated dibenzo-p-dioxins (CDDs). Agency for Toxic Substances and Disease Registry. Atlanta (GA): US Department of Health and Human Services, Public Health Service. Available from: http://www. atsdr.cdc.gov/toxpro2.html.

ATSDR. 1998b. Toxicological profile for radon 1990. Agency for Toxic Substances and Disease Registry. Atlanta (GA): US Department of Health and Human Services, Public Health Service. Available from: hnp://www.atsdr.cdc.gov/toxpro2.html.

ATSDR. 1999. Toxicological profile for lead. Agency for Toxic Substances and Disease Registry. Atlanta (GA): US Department of Health and Human Services, Public Health Service. Available from: http://www.atsdr.cdc.gov/toxpro2.html.

ATSDR. 2004a. Guidance manual for the assessment of joint toxic action of chemical mixtures. Agency for Toxic Substances and Disease Registry. Atlanta (GA): US Department of Health and Human Services. Available from: http://www.atsdr.cdc.gov/interaction-profiles/ipga.html.

ATSDR. 2004b. Interaction profile for persistent chemicals found in breast milk (chlorinated dibenzo-p-dioxins, hexachlorobenzene, p,p'-DDE, methylmercury and polychlorinated biphenyls). Agency for Toxic Substances and Disease Registry. Atlanta (GA): US Department of Health and Human Services, Public Health Service.

ATSDR. 2004c. Interaction profile for arsenic, cadmium, chromium and lead. Agency for Toxic Substances and Disease Registry. Atlanta (GA): US Department of Health and Human Services, Public Health Service.

ATSDR. 2006. Interaction profile for chlorpyrifos, lead, mercury, and methylmercury. Agency for Toxic Substances and Disease Registry. Atlanta (GA): US Department of Health and Human Services, Public Health Service.

Aylward LL, Hays S, Finley B. 2002. Temporal trends in intake of dioxins from foods in the U.S. and Western Europe: issues with intake estimates and parallel trends in human body burdens. 22nd Int Symp Halogenated Environ Organic Pollutants POPs 55:235-238.

Aylward LL, Hays SM. 2002. Temporal trends in human TCDD body burden: decreases over three decades and implications for exposure levels. J Expo Anal Environ Epidemiol 12:319-328.

Baas J, Jager T, Kooijman SALM. 2009. A model to analyse effects of complex mixtures on survival. Ecotoxicol Environ Safety 72:669-676.

Baas J, Van Houte BPP, Van Gestel CAM, Kooijman SALM. 2007. Modelling the effects of binary mixtures on survival in time. Environ Toxicol Chem 26:1320-1327.

Bachmann KA, Ghosh R. 2001. The use of *in vitro* methods to predict *in vivo* pharmacokinetics and drug interactions. Curr Drug Metab 2:299-314.

Backhaus T, Altenburger R, Boedeker W, Faust M, Scholze M, Grimme LH. 2000a. Predictability of the toxicity of a multiple mixture of dissimilarly acting chemicals to *Vibrio fischeri*. Environ Toxicol Chem 19:2348-2356.

Backhaus T, Arrhenius A, Blanck H. 2004. Toxicity of a mixture of dissimilarly acting substances to natural algal communities: predictive power and limitations of independent action and concentration addition. Environ Sci Technol 38:6363-6370.

Backhaus T, Scholze M, Grimme LH. 2000b. The single substance and mixture toxicity of quinolones to the bioluminescent bacterium *Vibrio fischeri*. Aquat Toxicol 49:49-61.

Bakker MI, Vorenhout M, Sijm DTHM, Kolloffel C. 1999. Dry deposition of atmospheric polycyclic aromatic hydrocarbons in three *Plantago* species. Environ Toxicol Chem 18: 2289-2294.

Balakin KV, Ekins S, Bugrim A, Ivanenkov YA, Korolev D, Nikolsky YV, Skorenko AV, Ivashchenko AA, Savchuk NP, Nikolskaya T. 2004. Kohonen maps for prediction of binding to human cytochrome P450 3A4. Drug Metab Dispos 32:1183-1189.

Banks KE, Wood SH, Matthews C, Thuesen KA. 2003. Joint acute toxicity of diazinon and copper to *Ceriodaphnia dubia*. Environ Toxicol Chem 22:1562-1567.

Barahona LM, Loyo L, Guerrero M, Ramírez S, Romero I, Jarquin CV, Albores A. 2005. Ecotoxicological evaluation of diesel-contaminated soil before and after a bioremediation process. Environ Toxicol 20:100-109.

Barata C, Markich SJ, Baird DJ, Taylor G, Soares AMVM. 2002. Genetic variability in sublethal tolerance to mixtures of cadmium and zinc in clones of *Daphnia magna* Straus. Aquat Toxicol 60:85-99.

Barber MC. 2003. A review and comparison of models for predicting dynamic chemical bioconcentration in fish. Environ Toxicol Chem 22:1963-1992.

Bargagli R, Monaci F, Borghini F, Bravi F, Agnorelli C. 2002. Mosses and lichens as biomonitors of trace metals: a comparison study on *Hypneum cupressiforme* and *Parmelia caperata* in a former mining district in Italy. Environ Pollut 116:279-287.

Barton CN. 1993. Nonlinear statistical models for the joint action of toxins. Biometrics 49:95-105.

Barton HA, Creech JR, Godin CS, Randall GM, Seckel CS. 1995. Chloroethylene mixtures: pharmacokinetic modeling and *in vitro* metabolism of vinyl chloride, trichloroethylene, and trans-1, 2-dichloroethylene in rat. Toxicol Appl Pharmacol 130:237-247.

Baumard P, Budzinski H, Garrigues P, Sorbe JC, Burgeot T, Bellocq J. 1998. Concentrations of PAHs (polycyclic aromatic hydrocarbons) in various marine organisms in relation to those in sediments and to trophic level. Mar Pollut Bull 36:951-960.

Bedaux JJM, Kooijman SALM. 1994. Statistical analysis of bioassays based on hazard modelling. Environ Ecol Stat 1:303-314.

Belden JB, Gilliom RJ, Lydy MJ. 2007. How well can we predict the toxicity of pesticide mixtures to aquatic life. Integrated Environ Assess Manage 3:362-372.

Belden JB, Lydy MJ. 2006. Joint toxicity of chlorpyrifos and esfenvalerate to fathead minnows and midge larvae. Environ Toxicol Chem 25:623-629.

Belfroid A, Sikkenk M, Seinen W, Van Gestel K, Hermens J. 1994. The toxicokinetic behavior of chlorobenzenes in earthworm (*Eisenia andrei*) experiments in soil. Environ Toxicol Chem 13:93-99.

Beliveau M, Krishnan K. 2005. A spreadsheet program for modeling quantitative structure-pharmacokinetic relationships for inhaled volatile organics in humans. SAR QSAR Environ Res 16:63-77.

Beliveau M, Lipscomb J, Tardif R, Krishnan K. 2005. Quantitative structure-property relationships for interspecies extrapolation of the inhalation pharmacokinetics of organic chemicals. Chem Res Toxicol 18:475-485.

Beliveau M, Tardif R, Krishnan K. 2003. Quantitative structure-property relationships for physiologically based pharmacokinetic modeling of volatile organic chemicals in rats. Toxicol Appl Pharmacol 189:221-232.

Belz RG, Cedergreen N, Sørensen H. 2008. Hormesis in mixtures—can it be predicted? Sci Total Environ 404:77-87.

Berenbaum MC. 1985. The expected effect of a combination of agents: the general solution. J Theor Biol 114:413-431.

Berenbaum MC. 1989. What is synergy? Pharmacol Rev 1989:93-141.

Berger U, Herzke D, Sandanger TM. 2004. Two trace analytical methods for determination of hydroxylated PCBs and other halogenated phenolic compounds in eggs from Norwegian birds of prey. Anal Chem 76:441-452.

Berkowitz GS, Obel J, Deych E, Lapinski R, Godbold J, Liu Z, Landrigan PJ, Wolff MS. 2003. Exposure to indoor pesticides during pregnancy in a multiethnic, urban cohort. Environ Health Perspect 111:79-84.

Bernillon P, Bois FY. 2000. Statistical issues in toxicokinetic modeling: a bayesian perspective. Environ Health Perspect 108(Suppl 5):883-893.

Bervoets L, Meregalli G, De Cooman W, Goddeeris B, Blust R. 2004. Caged midge larvae (*Chironomus riparius*) for the assessment of metal bioaccumulation from sediments *in situ*. Environ Toxicol Chem 23:443-454.

BFR (German Federal Institute for Risk Assessment). 2005. Documents of the BfR Forum on multiple residues of pesticide residues in food. Available from: http://www.bfr.bund.de/cd/7078.

Binder S, Sokal D, Maughn D. 1986. The use of tracer elements in estimating the amount of soil ingested by young children. Arch Environ Health 41:341-345.

Binderup ML, Dalgaard M, Dragsted LO, Hossaini A, Ladefoged O, Lam HR, Larsen JC, Madsen C, Meyer O, Rasmussen ES, Reffstrup TK, Soborg I, Vinggaard AM, Ostergard G. 2003. Combined actions and interactions of chemicals in mixtures: the toxicological effects to exposures of mixtures of industrial and environmental chemicals. Report 2003:12. Soborg (DK): Danish Veterinary and Food Administration.

Bisinoti MC, Jardim WF. 2003. Production of organic mercury from Hg^0: experiments using microcosms. J Brazil Chem Soc 14:244-248.

Bjorkman S. 2005. Prediction of drug disposition in infants and children by means of physiologically based pharmacokinetic (PBPK) modelling: theophylline and midazolam as model drugs. Br J Clin Pharmacol 59:691-704.

Blanck H. 2002. A critical review of procedures and approaches used for assessing pollution-induced community tolerance (PICT) in biotic communities. Human Ecol Risk Assess 8:1003-1034.

Bliss CI. 1939. The toxicity of poisons applied jointly. Ann J Appl Biol 26:585-615.

Bobbink R, Heil GW, Raessen M. 1992. Atmospheric deposition and canopy exchange processes in heathland ecosystems. Environ Pollut 75:29-37.

Bocquene G, Bellanger C, Cadiou Y, Galgani F. 1995. Joint action of combinations of pollutants on the aceetylcholinesterase activity of several marine species. Ecotoxicology 4:266-279.

Boedeker W, Altenburger R, Faust M, Grimme LH. 1990. Methods for the assessment of mixtures of plant protection substances (pesticides): mathematical analysis of combination effects in phytopharmacology and ecotoxicology. Nachrichtenblatt Deutschen Pflanzensch 42:70-78.

Boedeker W, Altenburger R, Faust M, Grimme LH. 1992. Synopsis of concepts and models for the quantitative analysis of combination effects: from biometrics to ecotoxicology. ACES 4:45-53.

Bond JA, Csanady GA, Gargas ML, Guengerich FP, Leavens T, Medinsky MA, Recio L. 1994. 1, 3-Butadiene: linking metabolism, dosimetry, and mutation induction. Environ Health Perspect 102(Suppl 9):87-94.

Boom SP, Meyer I, Wouterse AC, Russel FG. 1998. A physiologically based kidney model for the renal clearance of ranitidine and the interaction with cimetidine and probenecid in the dog. Biopharm Drug Dispos 19: 199-208.

Borgert CJ. 2007. Predicting interactions from mechanistic information: can omic data validate theories? Toxicol Appl Pharmacol 223: 114-120.

Boxall ABA, Maltby L. 1997. The effects of motorway runoff on freshwater ecosystems. 3. Toxicant confirmation. Arch Environ Contam Toxicol 33:9-16.

Boyd EM. 1969. Dietary protein and pesticide toxicity in male weaning rats. Bull WHO 40: 801-805.

Brack W, Atenburger R, Ensenbach U, Moder M, Segner H, Schüürmann G. 1999. Bioassay- directed identification of organic toxicants in river sediment in the industrial region of Bitterfeld (Germany) — a contribution to hazard assessment. Arch Environ Contam Toxicol 37:164-174.

Brian JV, Harris CA, Scholze M, Backhaus T, Booy P, Lamoree M, Pojana G, Jonkers N, Runnalls T, Bonfa A, Marcomini A, Sumpter JP. 2005. Accurate prediction of the response of freshwater fish to a mixture of estrogenic chemicals. Environ Health Perspect 113:721-728.

Brocklebank JR, Namdari R, Law FC. 1997. An oxytetracycline residue depletion study to assess the physiologically based pharmokinetic (PBPK) model in farmed Atlantic salmon. Can Vet J 38:645-646.

Broderius S, Kahl M. 1985. Acute toxicity of organic chemical mixtures to the fathead minnow. Aquat Toxicol 6:307-322.

Broughton RK, Osborn D, Shore RF, Wienburg CL, Wadsworth RA. 2003. Identifying pollution hot spots from polychlorinated biphenyl residues in birds of prey. Environ Toxicol Chem 22: 2519-2524.

Brown RP, Delp MD, Lindstedt SL, Rhomberg LR, Beliles RP. 1997. Physiological parameter values for physiologically based pharmacokinetic models. Toxicol Ind Health 13:407-484.

Bulletti C, Flamigni C, Giacomucci E. 1996. Reproductive failure due to spontaneous abortion and recurrent miscarriage. Hum Reprod Update 2:118-136.

Bundy JG, Sidhu JK, Rana F, Spurgeon DJ, Svendsen C, Wren JF, Stürzenbaum SR, Morgan AJ, Kille P. 2008. "Systems toxicology" approach identifies coordinated metabolic responses to copper in a terrestrial non-model invertebrate, the earthworm *Lumbricus rubellus*. BMC Biol 6:25 (doi:10.1186/1741-7007-6-25).

Burkhard LP, Durhan EJ. 1991. Identification of nonpolar toxicants in effluents using toxicity-based fractionation with gas chromatography/mass spectrometry. Anal Chem 63:277-283.

Burton KW, Morgan E, Roig A. 1986. Interactive effects of cadmium, copper and nickel on the growth of Sitka Spruce and studies of metal uptake from nutrient solutions. New Phytol 103:549-557.

Cahill TM, Cousins I, Mackay D. 2003. General fugacity-based model to predict the environmental fate of multiple chemical species. Environ Toxicol Chem 22:483-493.

Calabrese EJ. 1991. Multiple chemical interactions. Part 4: Drugs; Part 5: The drug-pollutant interface. Chelsea (MI): Lewis Publishers, p 389-578.

Calabrese EJ. 2005. Paradigm lost, paradigm found: the re-emergence of hormesis as a fundamental dose response model in the toxicological sciences. Environ Pollut 138:8-411.

Callaghan A, Hirthe G, Fisher T, Crane M. 2001. Effect of short-term exposure to chlorpyrifos on developmental parameters and biochemical biomarkers in *Chironomus riparius* Meigen. Ecotoxicol Environ Safety 50: 19-24.

Cape JN, Freersmith PH, Paterson IS, Parkinson JA, Wolfenden J. 1990. The nutritional status of *Picea abies* (L) Karst across Europe, and implications for forest decline. Trees Struct Funct 4:211-224.

Carlile DJ, Zomorodi K, Houston JB. 1997. Scaling factors to relate drug metabolic clearance in hepatic microsomes, isolated hepatocytes, and the intact liver: studies with induced livers involving diazepam. Drug Metab Dispos 25:903-911.

Casey M, Gennings C, Carter WH Jr, Moser VC, Simmons JE. 2005. Ds-optimal designs for studying combinations of chemicals using multiple fixed-ratio ray experiments. Environmetrics 16: 129-147.

Cassee FR, Groten JP, Van Bladeren PJ, Feron VJ. l998. Toxicological evaluation and risk assessment of chemical mixtures. Crit Rev Toxicol 28:73-101.

CDC. 2003. Second national report on human exposure to environmental chemicals. CDC/ NCEH Pub. 02-0716. Atlanta (GA): Department of Health and Human Services, Centers for Disease Control and Prevention.

CDC. 2005. Third national report on human exposure to environmental chemicals. CDC/ NCEH Pub. 05-0570. Atlanta (GA): Department of Health and Human Services, Centers for Disease Control and Prevention.

Cedergreen N, Kudsk P, Mathiassen SK, Sørensen H, Streibig JC. 2007. Reproducibility of binary-mixture toxicity studies. Environ Toxicol Chem 26:149-156.

Cedergreen N, Streibig JC. 2005. Can the choice of endpoint lead to contradictory results of mixture-toxicity experiments? Environ Toxicol Chem 24: 1676-1683.

Cerklewski FL, Forbes RM. 1976. Influence of dietary zinc on lead toxicity in the rat. J Nutr 106:689-696.

Chapman PM. 1986. Sediment quality criteria from the sediment quality TRIAD — an example. Environ Toxicol Chem 5:957-964.

Chapman PM, McDonald BG, Lawrence GS. 2002. Weight-of-evidence issues and frameworks for sediment quality (and other) assessments. Human Ecol Risk Assess 8:1489-1515.

Chapman PM, Power EA, Burton GA Jr. 1992. Integrative assessments in aquatic ecosystems. In: Burton GA Jr, editor, Sediment toxicity assessment. Chelsea (MI): Lewis Publishers. p 313-340.

Chèvre N, Loepfe C, Singer H, Stamm C, Fenner K, Escher BI. 2006. Including mixtures in the determination of water quality criteria for herbicides in surface water Environ Sci Technol 40:426-435.

Chien JY, Thumme KE, Slattery JT. 1997. Pharmacokinetic consequences of induction of CYP2E1 by ligand stabilization. Drug Metab Dispos 25:1165-1175.

Cho EA, Bailer J, Oris JT. 2003. Effect of methyl tert-butyl ether on the bioconcentration and photoinduced toxicity of fluoranthene in fathead minnow larvae (*Pimephales promelas*). Environ Sci Technol 37:1306-1310.

Chou TC, Talalay P. 1983. Analysis of combined drug effects—a new look at a very old problem. Trends Pharmacol Sci 4:450-454.

Ciucu A. 2002. Progress and perspectives in biosensors for environmental monitoring. Roum Biotechnol Lett 7:537-546.

Clark S, Bornschein RL, Pan W, Menrath W, Roda S, Grote J. 1996. The relationship between surface dust lead loadings on carpets and the blood lead of young children. Environ Geochem Health 18:143-146.

Clausing P, Brunckreef B, Van Wijnen JH. 1987. A method for estimating soil ingestion by children. Int Arch Occup Environ Health 59:73-82.

Clewell HJ Ⅲ, Andersen ME. 1985. Risk assessment extrapolations and physiological modeling. Toxicol Ind Health 1:111-131.

Clewell RA, Merrill EA, Yu KO, Mahle DA, Sterner TR, Mattie DR, Robinson PJ, Fisher JW,

Gearhart JM. 2003. Predicting fetal perchlorate dose and inhibition of iodide kinetics during gestation: a physiologically-based pharmacokinetic analysis of perchlorate and iodide kinetics in the rat. Toxicol Sci 73:235-255.

Clifford PA, Barchers DE, Ludwig DF, Sielken RL, Klingensmith JS, Graham RV, Banton MI. 1995. An approach to quantifying spatial components of exposure for ecological risk assessment. Environ Toxicol Chem 14:895-906.

Coffey T, Gennings C, Simmons JE, Herr WD. 2005. D-Optimal experimental designs to test for departure from additivity in a fixed-ratio mixture ray. Toxicol Sci 88:467-476.

Cogliano VJ. 1997. Plausible upper bounds: are their sums plausible? Risk Anal 17:77-84.

Cogliano VJ. 1998. Assessing the cancer risk from environmental PCBs. Environ Health Perspect 106:317-323.

Coombe VT, Moore KW, Hutchings MJ. 1999. TIE and TRE: an abbreviated guide to dealing with toxicity. Water Sci Technol 39:91-97.

COT. 2002. Risk assessment of mixtures of pesticides and similar substances. London: Committee on Toxicity of Chemicals in Food, Consumer Products and the Environment, UK Food Standards Agency. Available from: http://cot. food.gov.uk/pdfs/cotwig2000-2.pdf

Cotter MA, Policz DL, Pöch G, Dawson DA. 2000. Analysis of the combined osteolathyritic effects of beta-aminopropionitrile and diethyldithiocarbamate on *Xenopus* development. Toxicol Sci 58:144-152.

Cova D, Nebuloni C, Arnoldi A, Bassoli A, Trevisan M, DelRe AAM. 1996. N-nitrosation of triazines in human gastric juice. J Agric Food Chem 44:2852-2855.

Covington TR, Gentry PR, Van Landingham CB, Andersen ME, Kester JE, Clewell HJ. 2007. The use of Markov chain Monte Carlo uncertainty analysis to support a public health goal for perchloroethylene. Regul Toxicol Pharmacol 47:1-18.

Cowan CE, Versteeg DJ, Larson RJ, Kloeppersams PJ. 1995. Integrated approach for environmental assessment of new and existing substances. Regul Toxicol Pharmacol 21:3-31.

Crofton K, Craft ES, Hedge JM, Gennings C, Simmons JE, Carchman RA, Carter WH Jr, deVito JM. 2005. Thyroid-hormone-disrupting chemicals: evidence for dose-dependent additivity or synergism. Environ Health Perspect 113:1549-1554.

CSTEE. 2000. The available scientific approaches to assess the potential effects and risk of chemicals on terrestrial ecosystems. C2/JCD/csteeop/Ter91100/D (0). Brussels (BE): European Commission. p 178.

Cui Y, Zhu Y-G, Zhai R, Huang Y, Qiu Y, Liang J. 2005. Exposure to metal mixtures and human health impacts in a contaminated area in Nanning, China. Environ Intern 31:784-790.

Cuppen JGM, Crum SJH, Van den Heuvel HH, Smidt RA, Van den Brink PJ. 2002. The effects of a mixture of two insecticides on freshwater microcosms. I. Fate of insecticides and responses of macroinvertebrates. Ecotoxicology 11:19-34.

Damgaard IN, Skakkebaek NE, Toppari J, Virtanen HE, Shen H, Schramm KW, Petersen JH, Jensen TK, Main KM. 2006. Persistent pesticides in human breast milk and cryptorchidism. Environ Health Perspect 114: 1133-1138.

Daskalakis KD. 1996. Variability of metal concentrations in oyster tissue and implications to biomonitoring. Mar Pollut Bull 32:794-801.

David RM, Clewell HJ, Gentry PR, Covington TR, Morgott DA, Marino DJ. 2006. Revised assessment of cancer risk to dichloromethane. II. Application of probabilistic methods to cancer risk determinations. Regul Toxicol Pharmacol 45:55-65.

Decaprio AP. 1997. Biomarkers: coming of age for environmental health and risk assessment. Environ Sci Technol 31:1837-1848.

De Graaf C, Vermeulen NP, Feenstra KA. 2005. Cytochrome P450 in silico: an integrative modeling approach. J Med Chem 48:2725-2755.

De Groot MH. 1986. Probability and statistics. 2nd ed. Reading （MA）: Addison-Wesley Pub.

De Groot MJ, Ekins S. 2002. Pharmacophore modeling of cytochromes P450. Adv Drug Deliv Rev 54:367-383.

De Groot MJ, Kirton SB, Sutcliffe MJ. 2004. *In silico* methods for predicting ligand binding determinants of cytochromes P450. Curr Top Med Chem 4:1803-1824.

DeKoning EP, Karmaus W. 2000. PCB exposure *in utero* and via breast milk: a review. J Expo Anal Environ Epidemiol 10:285-293.

De Maagd PGJ, Van de Klundert ICM, Van Wezel AP, Opperhuizen A, Sijm DTHM. 1997. Lipid content and time-to-death-dependent lethal body burdens of naphthalene and 1, 2, 4-trichlorobenzene in fathead minnow (*Pimephales promelas*). Ecotoxicol Environ Safety 38:232-237.

De March BGE. I987. Simple similar action and independent joint action—two similar models for the joint effects of toxicants applied as mixtures. Aquat Toxicol 9:291-304.

Deneer JW. 2000. Toxicity of mixtures of pesticides in aquatic systems. Pest Manage Sci 56:516-520.

Dennison JE, Andersen ME, Clewell HJ, Yang RSH. 2004a. Development of a physiologically based pharmacokinetic model for volatile fractions of gasoline using chemical lumping analyses. Environ Sci Technol 38:5674-5681.

Dennison JE, Andersen ME, Dobrev ID. Mumtaz MM, Yang RSH. 2004b. PBPK modeling of complex hydrocarbon mixtures: gasoline. Environ Toxicol Pharmacol 16:107-119.

Dennison JE, Andersen ME, Yang RSH. 2003. Characterization of the pharmacokinetics of gasoline using PBPK modeling with a complex mixture chemical lumping approach. Inhalation Toxicol 15:961-968.

De Rosa CT, El-Masri HE, Pohl H, Cibulas W, Mumtaz MM. 2004. Implications of chemical mixtures for public health practice. J Toxicol Environ Health 7:339-350.

De Rosa CT, Hansen H, Wilbur S, Pohl HR, El-Masri HA, Mumtaz MM. 2001. Interactions. In: Bingham E, Cohrssen B, Powell C, editors, Patty's toxicology. Vol. 1. New York: John Wiley & Sons, p 233-284.

De Zwart D. 2005. Ecological effects of pesticide use in the Netherlands: modeled and observed effects in the field ditch. IEAM 1: 123-134.

De Zwart D, Dyer SD, Posthuma L, Hawkins CP. 2006. Use of predictive models to attribute potential effects of mixture toxicity and habitat alteration on the biological condition of fish assemblages. Ecol Appl 16: 1295-1310.

De Zwart D, Posthuma L. 2005. Complex mixture toxicity for single and multiple species: proposed methodologies. Environ Toxicol Chem 24:2665-2676.

De Zwart D, Rutgers M, Notenboom J. 1998. Assessment of site-specific ecological risks of soil contamination: a design of an assessment methodology. Report nr 711701011. Bilthoven (NL): National Institute for Public Health and the Environment (RIVM).

De Zwart D, Sterkenburg A. 2002. Toxicity-based assessment of water quality. In: Posthuma L, Suter GW II, Traas TP, editors, Species sensitivity distributions in ecotoxicology. Boca Raton (FL): Lewis Publishers, p 383- 402.

Dobrev I, Andersen ME, Yang RSH. 2001. Assessing interaction thresholds for trichloroethylene, tetrachloroethylene, and 1, 1, 1 -trichloroethane using gas uptake studies and PBPK modeling. Arch Toxicol 75: 134-144.

Dobrev I, Andersen ME, Yang RSH. 2001. *In silico* toxicology: simulating interaction thresholds for human exposure to mixtures of trichloroethylene, tetrachloroethylene, and 1, 1, 1-trichloroethane. Environ Health Perspect 110:1031-1039.

Dobson PD, Kell DB. 2008. Carrier-mediated cellular uptake of pharmaceutical drugs: an exception or the rule? Nature Rev Drug Discovery 7:205-220.

Dorne JLCM. 2007. Human variability in hepatic and renal elimination: implications for risk assessment. J Appl Toxicol 27:411-420.

Dorne JLCM, Papadopoulos A. 2008. Do uncertainty factors take into account toxicokinetic interactions? Conclusions and recommendations from the sixth framework project NOMIRACLE. Toxicol Lett 180:S90-S90.

Dorne JLCM, Ragas AMJ, Frampton GK, Spurgeon DS, Lewis DF. 2007b. Trends in human risk assessment of pharmaceuticals. Anal Bioanal Chem 387:1167-1172.

Dorne JLCM, Ragas AMJ, Lokke H. 2006. Harmonisation of uncertainty factors in human and ecological risk assessment. Toxicology 226:77-78.

Dorne JLCM, Skinner L, Frampton GK, Spurgeon DJ, Ragas AMJ. 2007a. Human and environmental risk assessment of pharmaceuticals: differences, similarities, lessons from toxicology. Anal Bioanal Chem 387: 1259-1268.

Dorne JLCM, Walton K, Renwick AG. 2003. Human variability in CYP3A4 metabolism and CYP3A4-related uncertainty, factors for risk assessment. Food Chem Toxicol 41:201-224.

Dorne JLCM, Walton K, Renwick AG. 2005. Human variability in xenobiotic metabolism and pathway-related uncertainty factors for chemical risk assessment: a review. Food Chem Toxicol 43:203-216.

Drescher K, Bödeker W. 1995. Assessment of the combined effects of substances—the relationship between concentration addition and independent action. Biometrics 51:716-730.

D'Souza RW, Francis WR, Andersen ME. 1988. Physiological model for tissue glutathione depletion and increased resynthesis after ethylene dichloride exposure. J Pharmacol Exp Ther 245:563-568.

Durhan EJ, Norberg-King TJ, Burkhard LP. 1993. Methods for aquatic toxicity identification evaluations. Phase Ⅱ toxicity identification evaluation procedures for samples exhibiting acute and chronic toxicity. EPA/600/R-92/080. Duluth (MN): Environmental Research Laboratory,

Office of Research and Development, US Environmental Protection Agency.

EC. 2001. White paper: strategy for a future Chemicals Policy Commission of the European Communities. COM (2001) 88 final. Brussels (BE).

EC. 2003. Technical guidance document on risk assessment. Ispra (IT): European Chemicals Bureau (ECB), Institute for Health and Consumer Protection, European Commission, Joint Research Centre.

ECB. 2003a. Technical guidance document on risk assessment in support of Commission Directive 93/67/EEC on risk assessment for new notified substances; Commission Regulation (EC) No. 1488/94 on risk assessment for existing substances; Directive 98/8/ EC of the European Parliament and of the Council concerning the placing of biocidal products on the market. Part II. Environmental risk assessment. Ispra (IT): European Commission-Joint Research Centre, Institute for Health and Consumer Protection, European Chemicals Bureau (ECB), Chap 3, Appendix 1.

ECB. 2003b. Technical guidance document on risk assessment in support of Commission Directive 93/67/EEC on risk assessment for new notified substances; Commission Regulation (EC) No. 1488/94 on risk assessment for existing substances; Directive 98/8/ EC of the European Parliament and of the Council concerning the placing of biocidal products on the market. Part IV. Emission scenario documents. Ispra (IT); European Commission-Joint Research Centre Institute for Health and Consumer Protection, European Chemicals Bureau (ECB), Chap 7.

Egeler P, Römbke J, Meller M, Knacker T, Nagel R. 1999. Bioaccumulation test with tubificid sludgeworms in artificial media—development of a standardisable method. Hydrobiologia 406:271-280.

Egnell AC, Houston JB, Boyer CS. 2005. Predictive models of CYP3A4 heteroactivation: *in vitro-in vivo* scaling and pharmacophore modeling. J Pharmacol Exp Ther 312:926-937.

Eide I, Neverdal G, Thorvaldsen B. Grung B, Kvalheim OM. 2002. Toxicological evaluation of complex mixtures by pattern recognition: correlating chemical fingerprints to mutagenicity. Environ Health Perspect 110 (Suppl 6):985-988.

Ekins S. 2003. *In silico* approaches to predicting drug metabolism, toxicology and beyond. Biochem Soc Trans 31 (Pt 3):611-614.

Ekins S, Andreyev S, Ryabov A, Kirillov E, Rakhmatulin EA, Sorokina S, Bugrim A, Nikolskaya T. 2006. A combined approach to drug metabolism and toxicity assessment. Drug Metab Dispos 34:495-503.

El-Masri HA, Constan AA, Ramsdell HS, Yang RSH. 1996b. Physiologically based pharmacodynamic modeling of an interaction threshold between trichloroethylene and 1, 1-dichloroethylene in Fischer 344 rats. Toxicol Appl Pharmacol 141: 124-132.

El-Masri HA, Tessari JD, Yang RSH. 1996c. Exploration of an interaction threshold for the joint toxicity of trichloroethylene and 1, 1-dichloroethylene: utilization of a PBPK model. Arch Toxicol 70:527-539.

El-Masri HA, Thomas RS, Sabados GR, Phillips JK, Constan AA, Benjamin SA, Andersen ME. Mehendale HM, Yang RSH. 1996a. Physiologically based pharmacokinetic/pharmacodynamic modeling of the toxicologic interaction between carbon tetrachloride and kepone. Arch Toxicol

70:704-713.

Emond C, Charbonneau M, Krishnan K. 2005. Physiologically based modeling of the accumulation in plasma and tissue lipids of a mixture of PCB congeners in female Sprague-Dawley rats. J Toxicol Environ Health A 68: 1393-1412.

Escher BI, Hunziker RW, Schwarzenbach RP. 2001. Interaction of phenolic uncouplers in binary mixtures: concentration-additive and synergistic effects. Environ Sci Technol 35: 3905-3914.

Escher BI, Sigg L. 2004. Chemical speciation of organics and of metals at biological interfaces. In: Van Leeuwen HP, Köster W, editors, Physicochemical kinetics and transport at biointerfaces. Vol. 9. Chichester (UK): John Wiley. p 205-271.

Evans JS, Gray GM, Sielken RLJ, Smith AE, Valdez FC, Graham JD, 1994. Use of probabilistic expert judgment in uncertainty analysis of carcinogenic potency. Reg Toxicol Pharmacol 20: 15-36.

Faessel HM, Slocum HK, Rustum YM, Greco WR. 1999. Folic acid-enhanced synergy for the combination of trimetrexate plus the glycinamide ribonucleotide formyltransferase inhibitor 4-[2-(2-amino-4-oxo-4,6,7,8-tetrahydro-3H-pyrimidino [5, 4, 6] [l,4] thiazin-6-yl)-(S)-ethyl]-2,5-thienoyl amino-L-glutamic acid (AG2034)—comparison across sensitive and resistant human tumor cell lines. Biochem Pharmacol 57:567-577.

Fairman R, Mead CD, Williams WP. 1998. Environmental risk assessment: approaches, experiences and information sources. Environmental Issue Report 4. Copenhagen (DK): European Environmental Agency.

Faust M, Altenburger R, Backhaus T, Blanck H, Boedeker W, Gramatica P, Hamer V, Scholze M, Vighi M, Grimme LH. 2003. Joint algal toxicity of 16 dissimilarly acting chemicals is predictable by the concept of independent action. Aquat Toxicol 63:43-63.

Faust M, Altenburger R, Backhaus T, Boedeker W, Gramatica P, Hamer V, Scholze M, Vighi M, Grimme LH. 2001. Predicting the joint algal toxicity of multi-component s-triazine mixtures at low-effect concentrations of individual toxicants. Aquat Toxicol 56:13-32.

Fay M. 2005. Exposure to contaminant mixtures at US hazardous waste sites. In: Aral MM, Brebbia CA, Maslia ML, Sinks T, editors, Environmental exposure and health. WIT transactions on ecology and the environment. Vol. 85. Southhampton (UK): WIT Press. p 227-232.

Fay RM, Mumtaz MM. 1996. Development of a priority list of chemical mixtures, occurring at 1188 hazardous waste sites, using HazDat database. Food Chem Toxicol 34:1163-1165.

Fenner K, Scheringer M, MacLeod M, Matthies M, McKone T, Stroebe M, Beyer A, Bonnell M, Le Gall AC, Klasmeier J, Mackay D, Van De Meent D, Pennington D, Scharenberg B, Suzuki N, Wania F. 2005. Comparing estimates of persistence and long-range transport potential among multimedia models. Environ Sci Technol 39:1932-1942.

Fernandes AR, Rose M, White S, Mortimer DN, Gem M. 2006. Dioxins and polychlorinated biphenyls (PCBs) in fish oil dietary supplements: occurrence and human exposure in the UK. Food Add Contam 23:939-947.

Fernandez MF, Araque P, Kiviranta H, Molina-Molina JM, Rantakokko P, Laine O, Vartiainen T, Olea N. 2007a. PBDEs and PBBs in the adipose tissue of women from Spain. Chemosphere

66:377-383.

Fernandez MF, Olmos B, Granada A, López-Espinosa MJ, Molina-Molina JM, Fernandez JM, Cruz M, Olea-Serrano F, Olea N. 2007b. Human exposure to endocrine disrupting chemicals and prenatal risk factors for cryptorchidism and hypospadias: a nested case-control study. Environ Health Perspect 115(Suppl 1):8-14.

Feron VJ, Groten JP. 2002. Toxicological evaluation of chemical mixtures. Food Chem Toxicol 40:825-839.

Feron VJ, Groten JP, van Zorge JA, Cassee FR, Jonker D, van Bladeren PJ. 1995. Toxicity studies in rats of simple mixtures of chemicals with the same or different target organs. Toxicol Lett 82/83:505-512.

Ferrario J, Byrne C, Lorber M, Saunders P, Leese W, Dupuy A, Winters D, Cleverly D, Schaum J, Pinsky P, Deyrup C, Ellis R, Walcott J. 1997. A statistical survey of dioxin-like compounds in the United States poultry fat. Organohalogen Compounds 32:245-251.

Ferrario J, Byrne C, McDaniel D, Dupuy A, Harless R. 1996. Determination of 2, 3, 7, 8-chlorine substituted dibenzo-p-dioxins and furans at the part per trillion level in United States beef fat using high resolution gas chromatography/high resolution mass spectrometry. Anal Chem 68:647-652.

Ferreira KL, Burton JD, Coble HD. 1995. Physiological basis for antagonism of fluazifop-p by DPX-PE350. Weed Sci 43: 184-191.

Fialkowski W, Klonowska-Olejnik M, Smith BD, Rainbow PS. 2003. Mayfly larvae (*Baetis rhodani* and *B. vernus*) as biomonitors of trace metal pollution in streams of a catchment draining a zinc and lead mining area of Upper Silesia, Poland. Environ Pollut 121:253-267.

Filser JG, Johanson G, Kessler W, Kreuzer PE, Stei P, Baur C, Csanady GA. 1993. A pharmacokinetic model to describe toxicokinetic interactions between 1,3-butadiene and styrene in rats: predictions for human exposure. IARC Sci Publ 127:65-78.

Filzek PDB, Spurgeon DJ, Broll G, Svendsen C, Hankard PK, Kammenga JE, Donker MH, Weeks JM. 2004. Pedological characterisation of sites along a transect from a primary cadmium/lead/zinc smelting works. Ecotoxicology 13:725-737.

Finney DJ. 1942. The analysis of toxicity tests on mixtures of poisons. Ann Appl Biol 29:82-94.

Fiore BJ, Anderson HA, Hanrahan MS, Olson LJ, Sonzogni WC. 1989. Sport fish consumption and body burden levels of chlorinated hydrocarbons: a study of Wisconsin anglers. Arch Environ Health 44:82-88.

Forbes VE, Palmqvist A, Bach L. 2006. The use and misuse of biomarkers in ecotoxicology. Environ Toxicol Chem 25:272-280.

Foster KL, MacKay D, Parkerton TF, Webster E, Milford L. 2005. Five-stage environmental exposure assessment strategy for mixtures: gasoline as a case study. Environ Sci Technol 39:2711-2718.

Fouchecourt MO, Beliveau M, Krishnan K. 2001. Quantitative structure-pharmacokinetic relationship modelling. Sci Total Environ 274:125-135.

Franchi M, Carrer P, Kotzias D, Rameckers E, Seppanen Q, van Bronswijk JEMH, Viegi G, Gilder JA, Valovirta E. 2006. Working towards healthy air in dwellings in Europe. Allergy 61:864-868.

Fraysse B, Baudin J-P, Garnier-Laplace J, Adam C, Boudou A. 2002. Effects of Cd and Zn waterborne exposure on the uptake and depuration of 57Co, 110 Ag and 134Cs by the Asiatic clam (*Corbicula fluminea*) and the zebra mussel (*Dreissena polymorpha*)—whole organism study. Environ Pollut 118:297-306.

Frederick CB, Potter DW, Chang-Mateu MI, Andersen ME. 1992. A physiologically based pharmacokinetic and pharmacodynamic model to describe the oral dosing of rats with ethyl acrylate and its implications for risk assessment. Toxicol Appl Pharmacol 114:246-260.

Fries GF, Marrow, GS. 1992. Influence of soil properties on the uptake of hexachlorobiphenyls by rats. Chemosphere 24:109-113.

Fryer M, Collins CD, Ferrier H, Colvile RN, Nieuwenhuijsen MJ. 2006. Human exposure modelling for chemical risk assessment: a review of current approaches and research and policy implications. Environ Sci Policy 9:261-274.

Fulton MH, Key PB. 2001. Acetylcholinesterase inhibition in estuarine fish and invertebrates as an indicator of organophosphorus insecticide exposure and effects. Environ Toxicol Chem 20:37-45.

Gabrielsson J, Weiner D. 2000. Pharmacokinetic and pharmacodynamic data analysis, concepts and applications. 3rd ed. Stockholm (SE): Swedish Pharmaceutical Press.

Gagne F, Blaise C. 2004. Review of biomarkers and new techniques for *in-situ* aquatic studies with bivalves. In: Thompson KC, Wadhia, K, Loibner A, editors, Environmental toxicity testing. Sheffield Analytical Chemistry Series. Oxford (UK): Blackwell Publishing, Chap 7.

Garcia-Ortega S, Holliman PJ, Jones DL. 2006. Toxicology and fate of Pestanal® and commercial propetamphos formulations in river and estuarine sediment. Sci Total Environ 366:826-836.

Gaumont Y, Kisliuk RL, Parsons JC, Greco WR. 1992. Quantitation of folic-acid enhancement of antifolate synergism. Cancer Res 52:2228-2235.

Gay JR, Korre A. 2006. A spatially-evaluated methodology for assessing risk to a population from contaminated land. Environ Pollut 142:227-234.

Gelman A, Bois FY, Jiang J. 1996. Physiological pharmacokinetic analysis using population modeling and informative prior distributions. J Am Stat Assoc 91:1400-1412.

Gennings C. 1995. An efficient experimental design for detecting departure from additivity in mixtures of many chemicals. Toxicology 105:189-197.

Gennings C. 1996. Economical designs for detecting and characterizing departure from additivity in mixtures of many chemicals. Food Chem Toxicol 34:1053-1058.

Gennings C, Carter WH. 1995. Utilizing concentration-response data from individual components to detect statistically significant departures from additivity in chemical mixtures. Biometrics 51:1264-1277.

Gennings C, Carter WH, Campain JA, Bae DS, Yang RSH. 2002. Statistical analysis of interactive cytotoxicity in human epidermal keratinocytes following exposure to a mixture of four metals. J Agric Biol Environ Stat 7:58-73.

Gennings C, Carer WH Jr, Carchman RA, Teuschler LK, Simmons JE, Carney EW. 2005. A unifying concept for assessing toxicological interactions: changes in slope. Toxicol Sci 88:287-297.

Gennings C, Carter WH, Caseya M, Moser V, Carchman R, Simmons JE. 2004. Analysis of functional effects of a mixture of five pesticides using a ray design. Environ Toxicol Pharmacol 18:115-125.

Gentry PR, Covington TR, Clewell HJ. 2003. Evaluation of the potential impact of pharmacokinetic differences on tissue dosimetry in offspring during pregnancy and lactation. Regul Toxicol Pharmacol 38: 1-16.

Gerhardt A, Janssens de Bisthoven L, Guhr K, Soares AMVM, Pereira MJ. 2008. Phytotoxicity assessment of acid mine drainage: *Lemna gibba* bioassay and diatom community structure. Ecotoxicology 17:47-58.

Gerhardt A, Janssens de Bisthoven L, Soares AMVM. 2004. Macroinvertebrate response to acid mine drainage: community metrics and on-line behavioural toxicity bioassay. Environ Pollut 130:263-274.

Gerhardt A, Janssens de Bisthoven L, Soares AMVM. 2005. Effects of acid mine drainage and acidity on the activity of *Choroterpes picteti* (Ephemeroptera). Arch Environ Contam Toxicol 48:450-459.

Ginsberg G, Hattis D, Sonawane B. 2004. Incorporating pharmacokinetic differences between children and adults in assessing children's risks to environmental toxicants. Toxicol Appl Pharmacol 198:164-183.

Gobas FAPC, McCorquodale JR, Haffner GD. 1993. Intestinal absorption and biomagnification of organochlorines. Environ Toxicol Chem 12:567-576.

Goktepe I, Plhak LC. 2002. Comparative toxicity of two azadirachtin-based neem pesticides to *Daphnia pulex*. Environ Toxicol Chem 21:31-36.

Gough M. 1991. Human exposures from dioxin in soil—a meeting report. J Toxicol Environ Health 32:205-245.

Gouin T, Mackay D, Jones KC, Harner T, Meijer SN. 2004. Evidence for the "grasshopper" effect and fractionation during long-range atmospheric transport of organic contaminants. Environ Pollut 128:139-148.

Greco WR, Bravo G, Parsons JC. 1995. The search for synergy: a critical review from a response surface perspective. Pharmacol Rev 47:331-385.

Greco WR, Park HS, Rustum YM. 1990. An application of a new approach for the quantitation of drug synergism to the combination of cis-diamminedichloroplatinum and 1-b-D-arabinosefuranosylcytosine. Cancer Res 50:5318-5327.

Greco WR, Unkelbach HD, Pöch G, Sühnel J, Kundi M, Boedeker W. 1992. Consensus on concepts and terminology for interaction assessment: the Saarselskä agreement. Arch Complex Environ Stud 4:65-69.

Grimme LH, Altenburger R, Boedeker W, Faust M. 1994. Kombinationswirkungen von Schadstoffen-Toxizität binärer Kombinationen von Pestiziden und Tensiden im Algenbiotest. Forschungsbericht Nr. 94-10207205 im Auftrag des Umweltbundesamtes.

Grote M, Brack W, Walter HA, Altenburger R. 2005. Confirmation of cause-effect relationships using effect-directed analysis for complex environmental samples. Environ Toxicol Chem 24:1420-1427.

Groten JP, Feron VJ, Suhnel J. 2001. Toxicology of simple and complex mixtures. Trends Pharm Sci 22:316-322.

Groten JP, Schoen ED, Van Bladeren PJ, Kuper CF, Van Zorge JA, Feron V J. 1997. Subacute toxicity of a mixture of nine chemicals in rats: detecting interactive effects with a fractionated two-level factorial design. Fund Appl Toxicol 36:15-29.

Guha S, Jaffe PR, Peters CA. 1998. Bioavailability of mixtures of PAHs partitioned into the micellar phase of a nonionic surfactant. Environ Sci Technol 32:2317-2324.

Guha S, Peters CA, Jaffe PR. 1999. Multisubstrate biodegradation kinetics of naphthalene, phenanthrene, and pyrene mixtures. Biotechn Bioeng 65:491-499.

Gust KA, Fleeger JW. 2005. Exposure-related effects on Cd bioaccumulation explain toxicity of Cd-phenanthrene mixtures in *Hyalella azteca*. Environ Toxicol Chem 24:2918-2926.

Haanstra L, Doelman P, Oude Voshaar JH. 1985. The use of sigmoidal dose response curves in soil ecotoxicological research. Plant Soil 84:293-297.

Haas CN, Cidambi K, Kersten S, Wright K. 1996. Quantitative description of mixture toxicity: effect of level of response on interactions. Environ Toxicol Chem 15:1429-1437.

Haas CN, Kersten SP, Wright K, Frank MJ, Cidambi K. 1997. Generalization of independent response model for toxic mixtures. Chemosphere 34:699-710.

Hack CE. 2006. Bayesian analysis of physiologically based toxicokinetic and toxicodynamic models. Toxicology 221:241-248.

Haddad S, Charest-Tardif G, Krishnan K. 2000c. Physiologically based modeling of the maximal effect of metabolic interactions on the kinetics of components of complex chemical mixtures. J Toxicol Environ Health A 61:209-223.

Haddad S, Charest-Tardif G, Tardif R, Krishnan K. 2000b. Validation of a physiological modeling framework for simulating the toxicokinetics of chemicals in mixtures. Toxicol Appl Pharmacol 167:199-209.

Haddad S, Krishnan K. 1998. Physiological modeling of toxicokinetic interactions: implications for mixture risk assessment. Environ Health Perspect 106 (Suppl 6):1377-1384.

Haddad S, Poulin P, Krishnan K. 2000a. Relative lipid content as the sole mechanistic determinant of the adipose tissue: blood partition coefficients of highly lipophilic organic chemicals. Chemosphere 40:839-843.

Haddad S, Tardif R, Charest-Tardif G, Krishnan K. 1999. Physiological modeling of the toxicokinetic interactions in a quaternary mixture of aromatic hydrocarbons. Toxicol Appl Pharmacol 161:249-257.

Haddad S, Withey J, Laparé S, Law FCP, Tardif R, Krishnan K. 1998. Physiologically-based pharmacokinetic modeling of pyrene in the rat. Environ Toxicol Pharmacol 5:245-255.

Hakooz N, Ito K, Rawden H, Gill H, Lemmers L, Boobis AR, Edwards RJ, Carlile DJ, Lake BG, Houston JB. 2006. Determination of a human hepatic microsomal scaling factor for predicting *in vivo* drug clearance. Pharm Res 23:533-539.

Harbers JV, Huijbregts MAJ, Posthuma L, Van de Meent D. 2006. Estimating the impact of high-production-volume chemicals on remote ecosystems by toxic pressure calculation. Environ Sci Technol 40:1573-l 580.

Hass U, Scholze M, Christiansen S, Dalgaard M, Vinggaard AM, Axelstad M, Metzdorff SB,

KortenkampA. 2007. Combined exposure to anti-androgens exacerbates disruption of sexual differentiation in the rat. Environ Health Perspect 115 (Suppl 1): 122-128.

Hassanin A, Johnston AE, Thomas GO, Jones KC. 2005. Time trends of atmospheric PBDEs inferred from archived UK herbage. Environ Sci Technol 39:2436-2441.

Hatzinger PB, Alexander M. 1995. Effect of aging of chemicals in soil on their biodegradability and extractability. Environ Sci Technol 29:537-545.

Hauser R, Chen Z, Pothier L, Ryan L, Altshul L. 2003a. The relationship between human semen parameters and environmental exposure to polychlorinated biphenyls and p, p'- DDE. Environ Health Perspect 111: 1505-1511.

Hauser R, Singh NP, Chen Z, Pothier L, Altshul L. 2003b. Lack of an association between environmental exposure to polychlorinated biphenyls and p, p'-DDE and DNA damage in human sperm measured using the neutral comet assay. Hum Reprod 18:2525-2533.

Hawkins CP, Norris RH, Hogue JN, Feminella JW. 2000. Development and evaluation of predictive models for measuring the biological integrity of streams. Ecol Appl 10:1456-1477.

Haws NW, Ball WP, Bouwer EJ. 2006. Modeling and interpreting bioavailability of organic contaminant mixtures in subsurface environments. J Contam Hydrol 82:255-292.

Hearl FJ. 2005. Occupational exposure to chemical mixtures. Presented at the First International Conference on Environmental Exposure and Health, Atlanta (GA).

Hela DG, Konstantinou IK, Sakellarides TM, Lambropoulou DA, Akriotis T, Albanis TA. 2006. Persistent organochlorine contaminants in liver and fat of birds of prey from Greece. Arch Environ Contam Toxicol 50:603-613.

Hemond HF, Solo-Gabriele HM. 2004. Children's exposure to arsenic from CCA-treated wooden decks and playground structures. Risk Anal 24:51-64.

Hendriks AJ, Heikens A. 2001. The power of size. 2. Rate constants and equilibrium ratios for accumulation of inorganic substances related to species weight. Environ Toxicol Chem 20:1421-1437.

Hendriks AJ, Van der Linde A, Cornelissen G, Sijm D. 2001. The power of size. 1. Rate constants and equilibrium ratios for accumulation of organic substances related to octanolwater partition ratio and species weight. Environ Toxicol Chem 20:1399-1420.

Henning-de Jong I, Van Zelm R, Huijbregts MAJ, De Zwart D, Van der Linden TMA, Wintersen A, Posthuma L, Van de Meent D. 2008. Ranking of agricultural pesticides in the Rhine-Meuse-Scheidt Basin based on toxic pressure in marine ecosystems. Environ Toxicol Chem 27:737-745.

Hermens J, Busser F, Leeuwangh P, Musch A. 1985a. Quantitative structure-activity relationships and mixture toxicity of organic chemicals in *Photobacterium phosphoreum*: the Microtox test. Ecotoxicol Environ Safety 9: 17-25.

Hermens J, Busser F, Leeuwangh P, Musch A. 1985c. Quantitative correlation studies between acute lethal toxicity of 15 organic halides to the guppy (*Poecilia reticulata*) and chemical reactivity towards 4-nitrobenzylpyridine. Toxicol Environ Chem 9:219-223.

Hermens J, Canton H, Janssen P, De Jong R. 1984. Quantitative structure-activity relationships and toxicity studies of mixtures of chemicals with anaesthetic potency: acute lethal and sublethal toxicity to *Daphnia magna*. Aquat Toxicol 5: 143-154.

Hermens J, Leeuwangh P, Musch A. 1985b. Joint toxicity of mixtures of groups of organic aquatic pollutants to the guppy (*Poecilia reticulata*). Ecotoxicol Environ Safety 9:321-326.

Hertwich EG, McKone TE, Pease WS. 1999. Parameter uncertainty and variability in evaluative fate and exposure models. Risk Anal 19:1193-1204.

Hertzberg RC, MacDonell MM. 2002. Synergy and other ineffective mixture risk definitions. Sci Total Environ 288:31-42.

Hertzberg RC, Teuschler LK. 2002. Evaluating quantitative formulas for dose-response assessment of chemical mixtures. Environ Health Perspect 110:965-970.

Heugens EHW. 2003. Predicting effects of multiple stressors on aquatic biota. PhD thesis, University of Amsterdam (NL).

Heugens EHW, Hendriks AJ, Dekker T, van Straalen NM, Admiraal W. 2001. A review of the effects of multiple stressors on aquatic organisms and analysis of uncertainty factors for use in risk assessment. Crit Rev Toxicol 31:247-284.

Hewlett PS, Plackett RL. 1959. A unified theory for quantal responses to mixtures of drugs: non-interactive action. Biometrics 15:591-610.

Hickie BE, Mackay D, De Koning J. 1999. Lifetime pharmacokinetic model for hydrophobic contaminants in marine mammals. Environ Toxicol Chem 18:2622-2633.

Hill AV. 1910. The possible effects of the aggregation of the molecules of haemoglobin on its dissociation curves. J Physiol 40:iv-vii.

Hodgson E, Rose RL. 2005. Human metabolism and metabolic interactions of deployment-related chemicals. Drug Metab Rev 37:1-39.

Holford NH, Sheiner LB. 1981. Pharmacokinetic and pharmacodynamic modeling *in vivo*. Crit Rev Bioeng 5:273-322.

Hope BK. 2001. A case study comparing static and spatially explicit ecological exposure analysis methods. Risk Anal 21:1001-1010.

Hope BK. 2005. Performing spatially and temporally explicit ecological exposure assessments involving multiple stressors. Human Ecol Risk Assess 11:539-565.

Hopkin SP, Hardisty GN, Martin MH. 1986. The woodlouse *Porcellio scaber* as a "biological indicator" of zinc, cadmium, lead and copper pollution. Environ Pollut 11B:271-290.

Hopkin SP, Jones DT, Dietrich D. 1993. The terrestrial isopod *Porcellio scaber* as a monitor of the bioavailability of metals: towards a global "woodlouse watch" scheme. Sci Total Environ Suppl:357-365.

Houba VGJ, Lexmond TM, Novozamsky I, Van der Lee JJ. 1996. State of the art and future developments in soil analysis for bioavailability assessment. Sci Total Environ 178:21-28.

Houston JB, Galetin A. 2003. Progress towards prediction of human pharmacokinetic parameters from *in vitro* technologies. Drug Metab Rev 35:393-415.

Houston JB, Kenworthy KE. 2000. *In vitro-in vivo* scaling of CYP kinetic data not consistent with the classical Michaelis-Menten model. Drug Metab Dispos 28:246-254.

Houtman CJ, Cenijn PH, Hamers T, Lamoree MH, Legler J, Murk AJ, Brouwer A. 2004. Toxicological profiling of sediments using *in vitro* bioassays with emphasis on endocrine disruption. Environ Toxicol Chem 23:32-40.

Huang XH, Qiu FR, Xie HT, Li J. 2005. Pharmacokinetic and pharmacodynamic interaction between irbesartan and hydrochlorothiazide in renal hypertensive dogs. J Cardiovasc Pharmacol 46:863-869.

Humphrey HEB. 1983. Evaluation of humans exposed to waterborne chemicals in the Great Lakes. Final report to the Environmental Protection Agency. Lansing (MI): Department of Public Health.

Hunter BA, Johnson MS, Thompson DJ. 1987. Ecotoxicology of copper and cadmium in a contaminated grassland ecosystem. 3. Small mammals. J Appl Ecol 24:601-614.

Hunter BA, Johnson MS, Thompson DJ. 1989. Ecotoxicology of copper and cadmium in a contaminated grassland ecosystem. 4. Tissue distribution and age accumulation in small mammals. J Appl Ecol 29:89-99.

Hutcheson MS, Pedersen D, Anastasa ND, Fitzgerald J, Silverman D. 1996. Beyond TPH: health-based evaluation of petroleum hydrocarbon exposures. Reg Toxicol Pharmacol 24:85-101.

Ibarluzea JJ, Fernandez MF, Santa-Marina L, Olea-Serrano MF, Rivas AM, Aurrekoetxea JJ, Exposito J, Lorenzo M, Torne P, Villalobos M, Pedraza V, Sasco AJ, Olea N. 2004. Breast cancer risk and the combined effect of environmental oestrogens. Cancer Causes Control 15:591-600.

IJC.1983. An inventory of chemical substances identified in the Great Lakes ecosystem. Vols.1-6. Windsor, Ontario (CA): International Joint Commission.

Irving EC, Baird DJ, Culp JM. 2003. Ecotoxicological responses of the mayfly *Baetis tricaudatus* to dietary and waterborne cadmium: implications for toxicity testing. Environ Toxicol Chem 22:1058-1064.

Isaacs KK, Evans MV, Harris TR. 2004. Visualization-based analysis for a mixed-inhibition binary PBPK model: determination of inhibition mechanism. J Pharmacokinet Pharmacodyn 31:215-242.

Ishigam M, Uchiyama M, Kondo T, Iwabuchi H, Inoue S, Takasaki W, Ikeda T, Komai T, Ito K, Sugiyama Y. 2001. Inhibition of *in vitro* metabolism of simvastatin by itraconazole in humans and prediction of *in vivo* drug-drug interactions. Pharm Res 18:622-631.

Ito K, Houston JB. 2004. Comparison of the use of liver models for predicting drug clearance using *in vitro* kinetic data from hepatic microsomes and isolated hepatocytes. Pharm Res 21:785-792.

Ito K, Houston JB. 2005. Prediction of human drug clearance from *in vitro* and preclinical data using physiologically based and empirical approaches. Pharm Res 22: 103-112.

Ito N, Imaida K, Hasegawa R, Tsuda H. 1989a. Rapid bioassay methods for carcinogens and modifiers of hepatocarcinogenesis. Crit Rev Toxicol 19:385-415.

Ito N, Tatematsu M, Hasegawa R, Tsuda H. 1989b. Medium-term bioassay system for detection of carcinogens and modifiers of hepatocarcinogenesis utilizing the GST-P positive liver cell focus as an endpoint marker. Toxicol Pathol 17:630-641.

IUPAC 1997. IUPAC compendium of chemical terminology. 2nd ed. Triangle Park (NC): International Union of Pure and Applied Chemistry.

Jacobson JL, Jacobson SW. 1996. Intellectual impairment in children exposed to polychlorinated biphenyls *in utero*. N Engl J Med 335:783-789.

Jager T, Crommentuijn T, Van Gestel CAM, Kooijman SALM. 2004. Simultaneous modeling of multiple endpoints in life-cycle toxicity tests. Environ Sci Technol 38:2894-2900.

Jager T, Crommentuijn T, Van Gestel CAM, Kooijman SALM. 2007. Chronic exposure to chlorpyrifos reveals two modes of action in the springtail *Folsomia candida*. Environ Pollut 145:452-458.

Jager T, Fleuren RHLJ, Hogendoorn EA, De Korte G. 2003. Elucidating the routes of exposure for organic chemicals in the earthworm, *Eisenia andrei* (Oligochaeta). Environ Sci Technol37:3399-3404.

Jager T, Heugens EHW, Kooijman SALMT. 2006. Making sense of ecotoxicological test results: towards application of process-based models. Ecotoxicology 15:305-314.

Jager T, Kooijman SALM. 2005. Modeling receptor kinetics in the analysis of survival data for organophosphorus pesticides. Environ Sci Technol 39:8307-8314.

Jager T, Kooijman SALM. 2009. A biology-based approach for quantitative structure-activity relationships (QSARs) in ecotoxicity. Ecotoxicology 18:187-196.

Jager T, Posthuma L, De Zwart D, Van de Meent D. 2007. Novel view on predicting acute toxicity: decomposing toxicity data in species vulnerability and chemical potency. Ecotoxicol Environ Safety 67:311-322.

Jager T, Vandenbrouck T, Baas J, De Coen WM, Kooijman SALM. 2010. A biology-based approach for mixture toxicity of multiple endpoints over the life cycle. Ecotoxicology (doi: 10.1007/s 10646-009-0417-z).

Jager T, Van derWal L, Fleuren RHL J, Barendregt A, Hermens JLM. 2005. Bioaccumulation of organic chemicals in contaminated soils: evaluation of bioassays with earthworms. Environ Sci Technol 39:293-298.

Jang JY, Droz PO, Kim S. 2001. Biological monitoring of workers exposed to ethylbenzene and co-exposed to xylene. Int Arch Occup Environ Health 74:31-37.

Janssen MPM, Bruins A, De Vries TH, Van Straalen NM. 1991. Comparison of cadmium kinetics in four soil arthropod species. Arch Environ Contam Toxicol 20:305-312.

Janssen RPT, Posthuma L, Baerselman R, Den Hollander HA, Van Veen RPM, Peijnenburg WJGM. 1997. Equilibrium partitioning of heavy metals in Dutch field soils. II. Prediction of metal accumulation in earthworms. Environ Toxicol Chem 16:2479-2488.

Janssens de Bisthoven L, Gerhardt A, Soares AMVM. 2004. Effects of acid mine drainage on *Chironomus* spp. (Diptera) in laboratory and *in situ* bioassays with the multispecies freshwater biomonitor. Environ Toxicol Chem 23:1123-1128.

Janssens de Bisthoven L, Gerhardt A, Soares AMVM. 2005. Chironomidae as hioindicators of acid mine drainage stress. Hydrobiologia 532:181-191.

Janssens de Bisthoven L, Gerhardt A, Soares AMVM. 2006. Behavioural changes and acute toxicity of the freshwater shrimp *Atyaephyra desmaresti* Millet (Decapoda: Natantia) from exposure to acid mine drainage. Ecotoxicology 15:215-227.

Jaspers V, Covaci A, Maervoet J, Dauwe T, Voorspoels S, Schepens P, Eens M. 2005. Brominated flame retardants and organochlorine pollutants in eggs of little owls (*Athene noctua*) from Belgium. Environ Pollut 136:81-88.

Jensen J, Mesman M. (Eds). 2006. Ecological risk assessment of contaminated land. Decision support for site specific investigations. Report 71170 1 047. Bilthoven (NL): National Institute for Public Health and the Environment (RIVM).

Johnston G, Walker CH, Dawson A. 1994. Interactive effects of prochloraz and malathion in pigeon, starling and hybrid red-legged partridge. Environ Toxicol Chem 13:115-120.

Jones DT, Hopkin SP. 1991. Biological monitoring of metal pollution in terrestrial ecosystems. In: Ravera O, editor, Terrestrial and aquatic ecosystems: perturbation and recovery. Chichester (UK): Ellis Horwood. p 148-152.

Jonker D, Woutersen RA, Feron VJ. 1996. Toxicity of mixtures of nephrotoxicants with similar or dissimilar mode of action. Food Chem Toxicol 34:1075- 1082.

Jonker D, Woutersen RA, van Bladeren PJ, Til HP, Feron VJ. 1990. 4-Week oral toxicity study of a combination of eight chemicals in rats: comparison with the toxicity of the individual compounds. Food Chem Toxicol 28:623-631.

Jonker D, Woutersen RA, van Bladeren PJ, Til HP, Feron VJ. 1993. Subacute (4-wk) oral toxicity of a combination of four nephrotoxins in rats: comparison with the toxicity of the individual compounds. Food Chem Toxicol 31:125-136.

Jonker DM, Vermeij DA, Edelbroek PM, Voskuyl RA, Piotrovsky VK, Danhof M. 2003. Pharmacodynamic analysis of the interaction between tiagabine and midazolam with an allosteric model that incorporates signal transduction. Epilepsia 44:329-338.

Jonker MJ. 2003. Joint toxic effects on *Caenorhabditis elegans*: on the analysis and interpretation of mixture toxicity data. PhD thesis, Wageningen University, Wageningen (NL).

Jonker MJ, Svendsen C, Bedaux JJM, Bongers M, Kammenga JE. 2005. Significance testing of synergistic/antagonistic, dose level-dependent, or dose ratio-dependent effects in mixture dose-response analysis. Environ Toxicol Chem 24:2701-2713.

Jonker MJ, Sweijen RAJC, Kammenga JE. 2004. Toxicity of simple mixtures to the nematode *Caenorhabditis elegans* in relation to soil sorption. Environ Toxicol Chem 23:480-488.

Jonkers RE, Koopmans RP, Portier EJ, van Boxtel CJ. 1991. Debrisoquine phenotype and the pharmacokinetics and beta-2 receptor pharmacodynamics of metoprolol and its enantiomers. J Pharmacol Exp Ther 256:959-966.

Jonsson F, Johanson G. 2003. The Bayesian population approach to physiological toxicokinetic-toxicodynamic models—an example using the MCSim software. Toxicol Lett 138:143-150.

Jouraeva VA, Johnson DL, Hasseu JP, Nowak DJ. 2002. Differences in accumulation of PAHs and metals on the leaves of *Tilia* × *euchlora* and *Pyrus calleryana*. Environ Pollut 120:331-338.

Kaag NHBM, Scholten MCT, Van Straalen NM. 1998. Factors affecting PAH residues in the lugworm *Arenicola marina*, a sediment feeding polychaete. J Sea Res 40:251-261.

Kammenga J, Dallinger R, Donker MH, Köhler HR, Simonsen V, Triebskorn R, Weeks JM. 2000. Biomarkers in terrestrial invertebrates: potential and limitations for ecotoxicological soil risk assessment. Rev Environ Contam Toxicol 164:93-147.

Kanamitsu S, Ito K, Green CE, Tyson CA, Shimada N, Sugiyama Y. 2000a. Prediction of *in vivo* interaction between triazolam and erythromycin based on *in vitro* studies using human liver microsomes and recombinant human CYP3A4. Pharm Res 17:419-426.

Kanamitsu SI, Ito K, Okuda H, Ogura K, Watabe T, Muro K, Sugiyama Y. 2000b. Prediction of *in vivo* drug-drug interactions based on mechanism-based inhibition from *in vitro* data: inhibition of 5-fluorouracil metabolism by (E)-5-(2-bromovinyl) uracil. Drug Metab Dispos 28:467-474.

Kapo KE, Burton GA Jr. 2006. A geographic information systems-based, weights of evidence approach for diagnosing aquatic ecosystem impairment. Environ Toxicol Chem 25:2237-2249.

Kavlock RJ, Daston GP, De Rosa C, Fenner-Crisp P, Gray LE, Kaattari S, Lucier G, Luster M, Mae MJ, Maczka C, Miller R, Moore J, Rolland R, Scott G, Sheehan DM, Sinks T, Tilson HA. 1996. Research needs for the risk assessment of health and environmental effects of endocrine disruptors: a report of the USEPA-sponsored workshop. Environ Health Perspect 104(Suppl 4):715-740.

Kedderis GL, Mason AD, Niang LL, Wilkes CR. 2006. Exposures and internal doses of trihalomethanes in humans: multi-route contributions from drinking water [Final]. EPA/600/R-06/087. Washington (DC): US Environmental Protection Agency.

Kelsey JW, Alexander M. 1997. Declining bioavailability and inappropriate estimation of risk of persistent compounds. Environ Toxicol Chem 16:582-585.

Kenntner N, Krone O, Altenkamp R, Tataruch F. 2003a. Environmental contaminants in liver and kidney of free-ranging northern goshawks (*Accipiter gentilis*) from three regions of Germany. Arch Environ Contam Toxicol 45: 128-135.

Kenntner N, Krone O, Oehme G, Heidecke D, Tataruch F. 2003b. Organochlorine contaminants in body tissue of free-ranging white-tailed eagles from northern regions of Germany. Environ Toxicol Chem 22: 1457-1464.

Keys DA, Schultz IR, Mahle DA, Fisher JW. 2004. A quantitative description of suicide inhibition of dichloroacetic acid in rats and mice. Toxicol Sci 82:381-393.

Kim SK, Oh JR, Shim WJ, Lee DH, Yim UH, Hong SH, Shin YB, Lee DS. 2002. Geographical distribution and accumulation features of organochlorine residues in bivalves from coastal areas of South Korea. Mar Pollut Bull 45:268-279.

King DJ, Lyne RL, Girling A, Peterson DR, Stephenson R, Short D. 1996. Environmental risk assessment of petroleum substances: the hydrocarbon block method. Report 96/52. Brussels: Concawe, Petroleum Products Ecology Group.

King JK, Harmon SM, Fu TT, Gladden JB. 2002. Mercury removal, methylmercury formation, and sulfate-reducing bacteria profiles in wetland mesocosms. Chemosphere 46:859-870.

Klaassen CD. 1996. Casarett and Doull's toxicology: the basic science of poisons. New York: McGraw-Hill.

Klein MT, Hou G, Quann R, Wei W, Liao KH, Yang RSH, Campain JA, Mazurek M. Broadbclt LJ. 2002. BioMOL: a computer-assisted biological modeling tool for complex chemical mixtures and biological processes at the molecular level. Environ Health Perspect 110 (Suppl 6): 1025-1029.

Kodell RL, Chen JJ. 1994. Reducing conservatism in risk estimation for mixtures of carcinogens. Risk Anal 14:327-332.

Kodell RL, Pounds JG. 1991. Assessing the toxicity of mixtures of chemicals. In: Krewski D, Franklin C, editors, Statistics in toxicology. New York: Gordon and Breach, p 559-591.

Könemann H. 1980. Structure-activity relationships and additivity in fish toxicities of environmental pollutants. Ecotoxicol Environ Safety 4:415-421.

Könemann H. 1981. Fish toxicity tests with mixtures of more than two chemicals: a proposal for a quantitative approach and experimental results. Toxicology 19:229-238.

Kooijman SALM. 1981. Parametric analyses of mortality rates in bioassays. Water Res 15:107-119.

Kooijman SALM. 1996. An alternative for NOEC exists, but the standard model has to be abandoned first. Oikos 75: 310-316.

Kooijman SALM. 2000. Dynamic energy and mass budgets in biological systems. Cambridge (UK): Cambridge University Press.

Kooijman SALM. 2001. Quantitative aspects of metabolic organization: a discussion of concepts. Phil Trans R Soc London B 356:331-349.

Kooijman SALM, Bedaux JJM. 1996. Analysis of toxicity tests on *Daphnia* survival and reproduction. Water Res 30:1711-1723.

Kooistra L, Huijbregts MAJ, Ragas AMJ, Wehrens R, Leuven RSEW. 2005. Spatial variability and uncertainty in ecological risk assessment: a case study on the potential risk of cadmium for the little owl in a Dutch river flood plain. Environ Sci Technol 39:2177-2187.

Koppe JG. 1995. Nutrition and breast-feeding. Eur J Obstet Gynecol Reprod 61:73-78.

Kortenkamp A. 2007. Ten years of mixing cocktails—a review of combination effects of endocrine disrupting chemicals. Environ Health Perspect 115(Suppl 1):98-105.

Kortenkamp A, Altenburger R. 1998. Synergisms with mixtures of xenoestrogens: a reevaluation using the method of isoboles. Sci Total Environ 221:59-73.

Kortenkamp A, Faust M, Scholze M, Backhaus T. 2007. Low-level exposure to multiple chemicals: reason for human health concerns? Environ Health Perspect 115(Suppl 1):106-114.

Kosian PA, Makynen EA, Monson PD, Mount DR, Spacie A, Mekenyan OG, Ankley GT. 1998. Application of toxicity-based fractionation techniques and structure-activity relationship models for the identification of phototoxic polycyclic aromatic hydrocarbons in sediment pore water. Environ Toxicol Chem 17:1021-1033.

Kramarz P. 1999a. The dynamics of accumulation and decontamination of cadmium and zinc in carnivorous invertebrates. 2. The centipede *Lithobius mutabilis* Koch. Bull Environ Contam Toxicol 63:538-545.

Kramarz P. 1999b. The dynamics of accumulation and decontamination of cadmium and zinc in carnivorous invertebrates. 1. The ground beetle, *Poecilus cupreus* L. Bull Environ Contam Toxicol 63:531-537.

Krishnan K, Andersen ME, Clewell HJ, Yang RSH. 1994. Physiologically based pharmacokinetic modeling of chemical mixtures. In: Yang RSH, editor, Toxicology of chemical mixtures: case studies, mechanisms and novel approaches. New York: Academic Press. p 399-437.

Krishnan K, Andersen ME, Hayes AW. 2001. Physiologically based pharmacokinetic modeling in toxicology. 4th ed. Philadelphia (PA): Taylor and Francis. p 193-241.

Krishnan K, Brodeur J. 1991. Toxicological consequences of combined exposure to environmental pollutants. Arch Complex Environ Studies 3:1-106.

Krishnan K, Haddad S, Beliveau M, Tardif R. 2002. Physiological modeling and extrapolation of pharmacokinetic interactions from binary to more complex chemical mixtures. Environ Health Perspect 110 (Suppl 6):989-994.

Krislman K, Pelekis M. 1995. Hematotoxic interactions: occurrence, mechanisms and predictability. Toxicology 105:355-364.

Krull IS, Mills K, Hoffman G, Fine DH. 1980. The analysis of N-nitrosoatrazine and N-nitrosocarbaryl in whole mice. J Anal Toxicol 4:260-262.

Küster E, Dorusch F, Vogt C, Weiss H, Altenburger R. 2004. On line biomonitors used as a tool for toxicity reduction evaluation of *in situ* groundwater remediation techniques. Biosensors Bioelectronics 19:1711-1722.

Kwon CS, Penner D. 1995. The interaction of insecticides with herbicide activity. Weed Technol 9:119-124.

Landrum PF, Steevens JA, Gossiaux DC, McElroy M, Robinson S, Begnoche L, Chemyak S, Hickey J. 2004. Time-dependent lethal body residues for the toxicity of pentachlorobenzene to *Hyalella azteca*. Environ Toxicol Chem 23:1335-1343.

Lau CE, Wang Y, Falk JL. 1997. Differential reinforcement of low rate performance, pharmacokinetics and pharmacokinetic-pharmacodynamic modeling: independent interaction of alprazolam and caffeine. J Pharmacol Exp Ther 281:1013-1029.

Law FC, Abedini S, Kennedy CJ. 1991. A biologically based toxicokinetic model for pyrene in rainbow trout. Toxicol Appl Pharmacol 110:390-402.

Leavens TL, Bond JA. 1996. Pharmacokinetic model describing the disposition of butadiene and styrene in mice. Toxicology 113:310-313.

Lee JH, Landrum PF. 2006a. Application of multi-component damage assessment model (MDAM) for the toxicity of metabolized PAH in *Hyalella azteca*. Environ Sci Technol 40: 1350-1357.

Lee JH, Landrum PF. 2006b. Development of a multi-component damage assessment model (MDAM) for time-dependent mixture toxicity with toxicokinetic interactions. Environ Sci Technol 40: 1341-1349.

Lee JH, Landrum PF, Koh CH. 2002a. Prediction or time-dependent PAH toxicity in *Hyalella azteca* using a damage assessment model. Environ Sci Technol 36:3131-3138.

Lee JH, Landrum PF, Koh CH. 2002b. Toxicokinetics and time-dependent PAH toxicity in the amphipod *Hyalella azteca*. Environ Sci Technol 36:3124-3130.

Lee JS, Lee JH. 2005. Influence of acid volatile sulfides and simultaneously extracted metals on the bioavailability and toxicity of a mixture of sediment-associated Cd, Ni, and Zn to polychaetes *Neanthes arenaceodentata*. Sci Total Environ 338:229-241.

Legierse KCHM, Verhaar HJM, Vaes WHJ, De Bruijn JHM, Hermens JLM. 1999. Analysis of the time-dependent acute aquatic toxicity of organophosphorus pesticides: the critical target occupation model. Environ Sci Technol 33:917-925.

Lepper P. 2005. Manual on the methodological framework to derive environmental quality standards for priority substances in accordance with Article 16 of the Water Framework Directive (2000/60/EC). Schmallenberg (DE): Fraunhofer-Institute Molecular Biology and Applied Ecology.

Leslie HA, Hermens JLM, Kraak MHS. 2004. Baseline toxicity of a chlorobenzene mixture and total body residues measured and estimated with solid-phase microextraction. Environ Toxicol Chem 23:2017-2021.

Levsen K, Preiss A, Spraul M. 2003. Structure elucidation of unknown pollutants of environmental samples by coupling HPLC to NMR and MS. In: Namiesnik J, Chrzanowski W, Zmijewska P, editors, New horizons and challenges in environmental analysis and monitoring Workshop, Gdansk (PL), August 18-29. p 150-180.

Lewtas J. 1985. Development of a comparative potency method for cancer risk assessment of complex mixtures using short-term *in vivo* and *in vitro* bioassays. Toxicol Ind Health 1:193-203.

Lewtas J. 1988. Genotoxicity of complex mixtures: strategies for the identification and comparative assessment of airborne mutagens and carcinogens from combustion sources. Fund Appl Toxicol 10:571-589.

Liao KH. 2004. Development and validation of a hybrid reaction network/physiologically based pharmacokinetic model of benzo[a]pyrene and its metabolites. PhD dissertation, Department of Chemical and Biological Engineering, Colorado State University, Fort Collins (CO).

Liao KH, Dobrev I, Dennison JE, Andersen ME, Reisfeld B, Reardon KF, Campain JA, Wei W, Klein MT, Quann RJ, Yang RSH. 2002. Application of biologically based computer modeling to simple or complex mixtures. Environ Health Perspect 110 (Suppl 6):957-963.

Lichtenstein EP, Liang TT, Anderegg BN. 1973. Synergism of insecticides by herbicides. Science 181:847-849.

Linkov I, Burmistrov D, Cura J, Bridges TS. 2002. Risk-based management of contaminated sediments: consideration of spatial and temporal patterns in exposure modeling. Environ Sci Technol 36:238-246.

Lock K, Janssen CR. 2001. Zinc and cadmium body burdens in terrestrial oligochaetes: use and significance in environmental risk assessment. Environ Toxicol Chem 20:2067-2072.

Lock K, Janssen CR. 2003. Influence of ageing on zinc bioavailability in soils. Environ Pollut 126:371-374.

Loewe S, Muischneck H. 1926. Effect of combinations: mathematical basis of problem. Arch Exp Pathol Pharmakol 114:313-326.

Lohitnavy M, Lu Y, Lohitnavy O, Chubb LS, Hirono S, Yang RSH. 2008. A possible role of multidrug resistance-associated protein 2 (Mrp2) in hepatic excretion of PCB126, an environmental contaminant: PBPK/PD modeling. Toxicol Sci 104:27-39.

Loonen H, Muir DCG, Parsons JR, Govers HAJ. 1997. Bioaccumulation of polychlorinated dibenzo-p-dioxins in sediments by oligochaetes: influence of exposure pathway and contact time. Environ Toxicol Chem 16:1518-1525.

Loos M, Schipper AM, Schlink U, Strebel K, Ragas AMJ. 2010. Receptor-oriented approaches in wildlife and human exposure modelling: a comparative study. Environ Model Software 25:369-382.

Lorber M, Cleverly D, Schaum J, Phillips L, Schweer G, Leighton T. 1994. Development and validation of an air-to-beef food chain model for dioxin-like compounds. Sci Total Environ

156:39-65.

Lorber M, Saunders P, Ferrario J, Leese W, Winters D, Cleverly D, Schaum J, Deyrup C, Ellis R, Walcott J, Dupuy A, Byrne C, McDaniel D. 1997. A statistical survey of dioxin-like compounds in United States pork fat Organohalogen Compounds 32:80-86.

Lorber MN, Winters DL, Griggs J, Cook R, Baker S, Ferrario J, Byrne C, Dupuy A, Schaum J. 1998. A national survey of dioxin-like compounds in the United States milk supply. Organohalogen Compounds 38:125-129.

Loureiro S, Soares AMVM, Nogueira AJA. 2005. Terrestrial avoidance behaviour tests as screening tool to assess soil contamination. Environ Pollut 138:121-131.

Lu Y, Lohitnavy M, Reddy M, Lohitnavy O, Eickman E, Ashley A, Gerjevic L, Xu Y, Conolly RB, Yang RSH. 2008. Quantitative analysis of liver GST-P foci promoted by a chemical mixture of hexachlorobenzene and PCB 126: implication of size-dependent cellular growth kinetics. Arch Toxicol 82:103-116.

Lucier GW, Rumbaugh RC. McCoy Z, Hass R, Harvan D, Albro P. 1986. Ingestion of soil contaminated with 2, 3, 7, 8-tetrachlorodibenzo-p-dioxin (TCDD) alters hepatic enzyme activities in rats. Fund Appl Toxicol 6:364-371.

Luecke RH, Wosilait WD. 1979. Drug elimination interactions: analysis using a mathematical model. J Pharmacokinet Biopharm 7:629-641.

Lundin F, Lloyd J, Smith E. 1969. Mortality or uranium miners in relation to radiation exposure, hard-rock mining and cigarette smoking—1950 through 1967. Health Phys 16:571-578.

Luoma SN, Rainbow PS. 2005. Why is metal bioaccumulation so variable? Biodynamics as a unifying concept. Environ Sci Technol 39:1921-1931.

Lutz WK, Lutz RW, Andersen ME. 2006. Dose-incidence relationships derived from superposition of distributions of individual susceptibility on mechanism-based dose responses for biological effects. Toxicol Sci 90:33-38.

Lydy MJ, Linck SL. 2003. Assessing the impact of triazine herbicides on organophosphate insecticide toxicity to the earthworm *Eisenia fetida*. Arch Environ Contam Toxicol 45:343-349.

Lyons M, Yang RSH, Mayeno AN, Reisfeld B. 2008. Computational toxicology of chloroform: reverse dosimetry using Bayesian inference Markov chain Monte Carlo simulation, and human biomonitoring data. Environ Health Perspect 116:1040-1046.

Mackay D, Fraser A. 2000. Bioaccumulation of persistent organic chemicals: mechanisms and models. Environ Pollut 110:375-391.

Mackay D, Paterson S, Shiu WY. 1992a. Generic models for evaluating the regional fate of chemicals. Chemosphere 24:695-717.

Mackay D, Puig H, McCarty LS. 1992b. An equation describing the time course and variability in uptake and toxicity of narcotic chemicals to fish. Environ Toxicol Chem 11:941-951.

MacLeod M, Fraser AJ, Mackay D. 2002. Evaluating and expressing the propagation of uncertainty in chemical fate and bioaccumulafion models. Environ Toxicol Chem 21:700-709.

MADEP. 2002. Characterizing risks posed by petroleum contaminated sites: implementation of the MADEP VPH/EPH approach. Boston (MA): Massachusetts Department of Environmental

Protection. Available from: http://www.mass.gov/dep/cleanup/laws/policies.htm#02-411.

MADEP. 2003. Updated petroleum hydrocarbon fraction toxicity values for the VPH/EPH/APH methodology. Boston (MA): Massachusetts Department of Environmental Protection. Available from: http://www.mass. gov/dep/water/drinking/standards/perhydro.htm

Mahmood I. 2002. Prediction of clearance in humans from *in vitro* human liver microsomes and allometric scaling: a comparative study of the two approaches. Drug Metabol Drug Interact 19:49-64.

Main KM, Kiviranta H, Virtanen HE, Sundquist E, Tuomisto JT, Tuomisto J, Vartiainen T, Skakkebaek NE, Toppari J. 2007. Flame retardants in placenta and breast milk and cryptorchidism in newborn boys. Environ Health Perspect 115:1519-1526.

Manceau A, Tamura N, Celestre RS, MacDowell AA, Geoffroy N, Sposito G, Padmore HA. 2003. Molecular-scale speciation of Zn and Ni in soil ferromanganese nodules from loess soils of the Mississippi Basin. Environ Sci Technol 37:75-80.

Mandema JW, Heijligers-Feijen CD, Tukker E, De Boer AG, Danhof M. 1992a. Modeling of the effect site equilibration kinetics and pharmacodynamics of racemic baclofen and its enantiomers using quantitative EEG effect measures. J Pharmacol Exp Ther 261:88-95.

Mandema JW, Kuck MT, Danhof M. 1992b. *In vivo* modeling of the pharmacodynamic interaction between benzodiazepines which differ in intrinsic efficacy. J Pharmacol Exp Ther 261:56-61.

Manno M, Rezzadore M, Grossi M, Sbrana C. 1996. Potentiation of occupational carbon tetrachloride toxicity by ethanol abuse. Hum Exp Toxicol 15:294-300.

Marigomez I, Kortabitarte M, Dussart GBJ. 1998. Tissue-level biomarkers in sentinel slugs as cost-effective tools to assess metal pollution in soils. Arch Environ Contam Toxicol 34:167-176.

Marino DJ, Clewell HJ, Gentry PR, Covington TR, Hack CE, David RM, Morgott DA. 2006. Revised assessment of cancer risk to dichloromethane. Part Ⅰ. Bayesian PBPK and dose-response modeling in mice. Regul Toxicol Pharmacol 45:44-54.

Marinussen MPJC, Van der Zee SEATM. 1996. Conceptual approach to estimating the effects of home-range size on the exposure of organisms to spatially variable soil contamination. Ecol Model 87:83-89.

Martín-Díaz ML, Blasco J, de Canales MG, Sales D, DelValls TA. 2005a. Bioaccumulation and toxicity of dissolved heavy metals from the Guadalquivir Estuary after the Aznalcollar mining spill using *Ruditapes philippinarum*. Arch Environ Contam Toxicol 48:233-241.

Martín-Díaz ML, Villena-Lincoln A, Bamber S, Blasco J, DelValls TÁ. 2005b. An integrated approach using bioaccumulation and biomarker measurements in female shore crab, *Carcinus maenas*. Chemosphere 58:615-626.

Matscheko N, Lundstedt S, Svensson L, Harju M, Tysklind M. 2002. Accumulation and elimination of 16 polycylic aromatic compounds in the earthworm (*Eisenia fetida*). Environ Toxicol Chem 21:1724-1729.

Mattsson JL. 2007. Mixtures in the real world: the importance of plant self-defense toxicants, mycotoxins, and the human diet. Toxicol Appl Pharmacol 223:125-132.

Mayeno AN, Yang RSH, Reisfeld B. 2005. Biochemical reaction network modeling: a new tool for predicting metabolism of chemical mixtures. Environ Sci Techol 39:5363-5371.

Mayer P, Holmstrup M. 2008. Passive dosing of soil invertebrates with polycyclic aromatic hydrocarbons: limited chemical activity explains toxicity cutoff. Environ Sci Technol 42:7516-7521.

Mayer P, Tolls J, Hermens L, Mackay D. 2003. Equilibrium sampling devices. Environ Sci Technol 37: 184A-191A.

McCarty LS, Borgert CJ. 2006. Review of the toxicity of chemical mixtures: theory, policy and regulatory practice. Reg Toxicol Pharmacol 45:119-143.

McCarty LS, Mackay D. 1993. Enhancing ecotoxicological modelling and assessment: body residues and modes of toxic action. Environl Sci Technol 27: 1719-1728.

McCarty LS, Ozburn GW, Smith AD, Dixon DG. 1992. Toxicokinetic modeling of mixtures of organic chemicals. Environ Toxicol Chem 11:1037-1047.

Mehendale HM. 1984. Potentiation of halomethane hepatotoxicity: chlordecone and carbon tetrachloride. Fund Appl Toxicol 4:295-308.

Mehendale HM. 1991. Role of hepatocellular regeneration and hepatolobular healing in the final outcome of liver injury: a two-stage model of toxicity. Biochem Pharmacol 42:1155-1162.

Mehendale HM. 1994. Mechanism of the interactive amplification of halomethane hepatotoxicity and lethality by other chemicals. In: Yang RSH, editor, Toxicology of chemical mixtures: case studies, mechanisms, and novel approaches. San Diego (CA): Academic Press. p 299-334.

Meili M, Bishop K, Bringmark L, Johansson K, Munthe J, Sverdrup H, De Vries W. 2003. Critical levels of atmospheric pollution: criteria and concepts for operational modelling of mercury in forest and lake ecosystems. Sci Total Environ 304:83-106.

Mendoza G, Gutierrez L, Pozo-Gallardo K, Fuentes-Rios D, Montory M, Urrutia R, Barra R. 2006. Polychlorinated biphenyls (PCBs) in mussels along the Chilean Coast. Environ Sci Pollut Res 13:67-74.

Mesman M, Rutgers M, Peijnenburg WJGM, Bogte JJ, Dirven-Van Breemen ME, De Zwart D, Posthuma L, SchoutenAJ. 2003. Site-specific ecological risk assessment: the Triad approach in practice. In: Conference proceedings of CONSOIL: 8th International FKZ/TNO Conference on Contaminated Soil, Ghent (BE), May 12-16, 2003. p 649-656.

Metzdorff SB, Dalgaard M, Christiansen S, Axelstad M, Hass U, Kiersgaard MK, Scholze M, Kortenkamp A, Vinggaard AM. 2007. Dysgenesis and histological changes of genitals and perturbations of gene expression in male rats after *in utero* exposure to antiandrogens. Toxicol Sci 98:87-98.

Mileson BE, Chambers JE, Chen WL, Dettbarn W, Ehrich M, Eldefrawi AT, Gaylor DW, Hamernik K, Hodgson E, Karczmar AG, Padilla S, Pope CN, Richardson RJ, Saunders DR, Sheets LP, Sultatos LG, Wallace KB. 1998. Common mechanism of toxicity: a case study of organophosphorus pesticides. Toxicol Sci 41:8-20.

Miners JO, Knights KM, Houston JB, Mackenzie PI. 2006. *In vitro-in vivo* correlation for drugs and other compounds eliminated by glucuronidation in humans: pitfalls and promises. Biochem Pharmacol 71:1531-1539.

Minh TB, Kunisue T, Yen NTH, Watanabe M, Tanabe S, Hue ND, Qui V. 2002. Persistent organochlorine residues and their bioaccumulation profiles in resident and migratory birds from North Vietnam. Environ Toxicol Chem 21:2108-2118.

Monirith I, Ueno D, Takahashi S, Nakata H, SudaryantoA, Subramanian A, Karuppiah S, Ismail A, Muchtar M, Zheng JS, Richardson BJ, Prudente M, Hue ND, Tana TS, Tkalin AV, Tanabe S. 2003. Asia-Pacific mussel watch: monitoring contanination of persistent organochlorine compounds in coastal waters of Asian countries. Mar Pollut Bull 46:281-300.

Monosson E. 2005. Chemical mixtures: considering the evolution of toxicology and chemical assessment. Environ Health Perspect 113:383-390.

Mood AM, Graybill FA, Boes DC. 1974. Introduction to the theory of statistics. 3rd ed. Auckland (NZ): McGraw-Hill Book Company.

Moolgavkar SH, Luebeck G. 1990. Two-event model for carcinogenesis: biological, mathematical, and statistical considerations. Risk Anal 10:323-341.

Moolgavkar SH, Venzon DJ. 2000. Two-event model for carcinogenesis. Math Biosci 47:55-77.

Morgan JE, Morgan AJ. 1993. Seasonal changes in the tissue-metal (Cd, Zn and Pb) concentrations in two ecophysiologically dissimilar earthworm species: pollution-monitoring implications. Environ Pollut 82: 1-7.

Mould DR, DeFeo TM, Reele S, Milla G, Limjuco R, Crews T, Choma N, Patel IH. 1995. Simultaneous modeling of the pharmacokinetics and pharmacodynamics of midazolam and diazepam. Clin Pharmacol Ther 58:35-43.

Mount DI, Anderson-Carnahan DM. 1988. Methods for aquatic toxicity identification evaluations. Phase Ⅰ. Toxicity characterization procedures. EPA/600/3-88/034. Duluth (MN): Environmental Research Laboratory, Office of Research and Development, US Environmental Protection Agency.

Mount DI, Anderson-Carnahan L. 1989. Methods for aquatic toxicity identification evaluations. Phase Ⅱ toxicity identification procedures. EPA/600/3-88/035. Washington (DC): US Environmental Protection Agency.

Mount DI, Norberg-King TJ. 1993. Methods for aquatic toxicity identification evaluations. Phase Ⅱ toxicity identification evaluation procedures for samples exhibiting acute and chronic toxicity. EPA/600/R-92/081. Duluth (MN): Environmental Research Laboratory, Office of Research and Development. US Environmental Protection Agency.

Mu X, LeBlanc GA. 2004. Synergistic interaction of endocrine-disrupting chemicals: model development using an ecdysone receptor antagonist and a hormone synthesis inhibitor. Environ Toxicol Chem 23:1085-1091.

Muenchow G. 1986. Ecological use of failure time analysis. Ecology 67:246-250.

Mulder C. Aldenberg T, De Zwart D, Van Wijnen HJ, Breure AM. 2005. Evaluating the impact of pollution on plant-Lepidoptera relationships. Environmetrics 16:357-373.

Mulder C, Breure A. 2006. Impact of heavy metal pollution on plants and leaf-miners. Environ Chem Lett 4: 83-86.

Munns WRJ, Kroes R, Veith G, Suter GWI, Damstra T, Water MD. 2003a. Approaches for integrated risk assessment. Human Ecol Risk Assess 9: 267-272.

Munns WRJ, Suter GWI, Damstra T, Kroes R, Reiter W, Marafante E. 2003b. Integrated risk assessment-results of an international workshop. Human Ecol Risk Assess 9: 379-386.

Murk AJ, Leonards PEG, Bulder AS, Jonas AS, Rozemeijer MJC, Denison MS, Koeman JH, Brouwer A. 1997. The CALUX (chemical-activated luciferase expression) assay adapted and validated for measuring TCDD equivalents in blood plasma. Environ Toxicol Chem 16: 1583-1589.

Nagel R, Loskill R, editors. 1991. Bioaccumulation in aquatic systems. Contributions to the assessment. Weinheim (DE): VCH.

Namdari R. 1998. A physiologically based toxicokinetic model of pyrene and its major metabolites in starry flounder, *Platichthys stellatus*. Thesis dissertation, Burnaby, British Columbia (CA): Simon Fraser University.

Narotsky MG, Weller EA, Chinchilli VM, Kavlock RJ. 1995. Nonadditive developmental toxicity in mixtures of trichloroethylene, di(2-ethylhexyl) phthalate, and heptachlor in a 5×5×5 design. Fund Appl Toxicol 27: 203-216.

National Health and Environmental Effect Research. 2005. Wildlife reserach strategy. EPA 600/R-04/050. Research Triangle Park (NC): Office of Research and Development, US Environmental Protection Agency.

National Oceanic and Atmospheric Administration. 2002. Contaminant trends in US National Estuarine Research Reserves. Silver Springs (MD): NOAA.

Nesnow S. 1990. Mouse skin tumours and human lung cancer: relationships with complex environmental emissions. In: Vainio H, Sorsa M, McMichael AJ, editors, Complex mixtures and cancer risk. Lyon (FR): IARC Scientific Publication, p 44-54.

Nesnow S, Mass MJ, Ross JA, Galati AJ, Lambert GR, Gennings C, Carter WH, Stoner GD. 1998. Lung tumorigenic interactions in strain A/J mice of flve environmental polycyclic aromatic hydrocarbons. Environ Health Perspect 106: 1337-1346.

Neter N, Kutner HK, Nachtsheim CJ, Wasserman W. 1996. Applied linear statistical models. 4th ed. Boston: WCB/McGraw-Hill.

Newman MC, McCloskey JT. 1996. Time-to-event analyses of ecotoxicity data: ecotoxicology 5: 187-196.

Newman MC, McClosftey JT. 2000. The individual tolerance concept is not the sole explanation for the probit dose-effect model. Environ Toxicol Chem 19: 520-526.

Newton I, Wyllie I. 1992. Recovery of a Sparrowhawk population in relation to declining pesticide contamination. J Appl Ecol 29: 476-484.

Newton I, Wyllie I, Asher A. 1991. Mortality causes in British barn owls *Tyto alba*, with a discussion of aldrin dieldrin poisoning. Ibis 133: 162-169.

Newton I, Wyllie I, Asher A. 1993. Long-term trends in organochlorine and mercury residues in some predatory birds in Britain. Environ Pollut 79: 143-151.

Nichols JW, Fitzsimmons PN, Whiteman FW. 2004a. A physiologically based toxicokinetic model for dietary uptake of hydrophobic organic compounds by fish. II Simulation of chronic exposure scenarios. Toxicol Sci 77: 219-229.

Nichols JW, Fitzsimmons PN, Whiteman FW, Dawson TD, Babeu L, Juenemann J. 2004b. A physiologically based toxicokinetic model for dietary uptake of hydrophobic organic compounds by fish. I. Feeding studies with 2, 2', 5, 5'-tetrachlorobiphenyl Toxicol Sci 77: 206-218.

Nichols JW, McKim JM, Andersen ME, Gargas ML, Clewell HJ, Erickson RJ. 1990. A physiologically based toxicokinetic model for the uptake and disposition of waterborne organic chemicals in fish. Toxicol Appl Pharmacol 106: 433-447.

Nicholson JK, Kendall MD, Osborn D. 1983. Cadmium and nephrotoxicity. Nature 304: 633-635.

[NIOSH] National Institute for Occupational Safety and Health. 1976. Criteria for a recommended standard for occupational exposure to methylene chloride. Cincinnati (OH): National Institute for Occupational Safety and Health.

Nisbet RM, Muller EB, Lika K, Kooijman SALM. 2000. From molecules to ecosystems through dynamic energy budget models. J Anim Ecol 69: 913-926.

Nong A, McCarver DG, Hines RN, Krishnan K. 2006. Modeling interchild differences in pharmacokinetics on the basis of subject-specific data on physiology and hepatic CYP2El levels: a case study with toluene. Toxicol Appl Pharmacol 214: 78-87.

Norberg-King TJ, Mount DI, Amato JR, Jensen DA, Thompson JA. 1992. Toxicity identification evaluation: characterization of chronically toxic effluents, phase I. USEPA/600/6-91/005F. Duluth (MN): Environmental Research Laboratory, Office of Research and Development, US Environmental Protection Agency.

Norum U, Lai VWM, Cullen WR. 2005. Trace element distribution during the reproductive cycle of female and male spiny and Pacific scallops, with implications for biomonitoring. Mar Pollot Bull 50: 175-184.

[NRC] National Research Council. 1983. Risk assessment in the federal government managing the process. Washington (DC): Committee on the Institutional Means for Assessment of Risks to Public Health, Commission on Life Sciences, National Research Council, National Academy Press.

[NRC] National Research Council. 1989. Mixtures. In: Drinking water and health. Vol. 9. Washington (DC): Safe Drinking Water Committee, National Research Council, National Academy of Sciences, National Academy Press.

Obach RS. 1997. Nonspecific binding to microsomes: impact on scale-up of *in vitro* intrinsic clearance to hepatic clearance as assessed through examination of warfarin, imipramine, and propranolol. Drug Metab Dispos 25: 1359-1369.

Obach RS, Watsky RL, Venkatakrishnan K, Gaman EA, Houston JB, Tremaine LM. 2006. The utility of *in vitro* cytochrome P450 inhibition data in the prediction of drug-drug interactions. J Pharmacol Exp Ther 316: 336-348.

[OECD] Organisation for Economic Co-operation and Development. 1999. Compendium of estimation methods to quantify releases to the environment for use in pollutant release and transfer registries. Paris: Organisation for Economic Cooperation and Development.

[OECD] Organisation for Economic Co-operation and Development. 2002a. Resource compendium of PRTR release estimation techniques. Part 1. Summary of point source techniques.

ENV/JM/MONO(2002)20. Paris: Organisation for Economic Cooperation and Development, Environment Directorate, Joint Meeting of the Chemicals Committee and the Working Party on Chemicals, Pesticides and Biotechnology.

[OECD] Organisation for Economic Co-operation and Development. 2002b. Emission scenario document on textile finishing industry. Paris: Organisation for Economic Cooperation and Development, Environment Directorate.

[OECD] Organisation for Economic Co-operation and Development. 2002c. Emission scenario document on industrial surfactants [Draft]. Paris: Organisation for Economic Cooperation and Development, Environment Directorate.

[OECD] Organisation for Economic Co-operation and Development. 2004. Guidance document on the use of multimedia models for estimating overall environmental persistance and long-range transport. OECD Series on Testing and Assessment No. 45, ENV/JM/ MONO (2004)5. Paris: Organisation for Economic Cooperation and Development, Environment Directorate, Joint Meeting of the Chemicals Committee and the Working Party on Chemicals, Pesticides and Biotechnology.

[OECD] Organisation for Economic Co-operation and Development. 2006. Comparison of emission estimation methods used in pollutant release and transfer registers and emission scenario documents: case study of pulp and paper and textile sectors. OECD Series on Testing and Assessment No. 52, ENV/JM/MONO(2006)6. Paris: Organisation for Economic Cooperation and Development, Environment Directorate, Joint Meeting of the Chemicals Committee and the Working Party on Chemicals, Pesticides and Biotechnology.

Office of Emergency and Remedial Response. 1991. Risk assessment guidance for Superfund: human health evaluation manual: risk evaluation of remedial alternatives. Vol. 1, Part C, Publication 9285.7-01C. Washington (DC): US Environmental Protection Agency.

O'Halloran K. 2006. Toxicological considerations of contaminants in the terrestrial environment for ecological risk assessment. Human Ecol Risk Assess 12: 74-83.

Oomen AG, Sips A, Groten JP, Sijm D, Tolls J. 2000. Mobilization of PCBs and lindane from soil during *in vitro* digestion and their distribution among bile salt micelles and proteins of human digestive fluid and the soil. Environ Sci Technol 34: 297-303.

Oomen AG, Tolls J, Kruidenier M, Bosgra SSD, Sips A, Groten JP. 2001. Availability of polychlorinated biphenyls (PCBs) and lindane for uptake by intestinal Caco-2 cells. Environ Health Perspect 109: 731-737.

Oomen AG, Tolls J, Sips A, Groten JP. 2003. *In vitro* intestinal lead uptake and transport in relation to speciation. Archiv Environ Contam Toxicol 44: 116-124.

[OSHA] Occupational Safety and Health Administration. 1993. Air contaminants; rule. 29 CFR 1910.1000. Occupational Safety and Health Administration. Federal Register 58(124): 35338-35351.

[OSHA] Occupational Safety and Health Administration. 2001. OSHA regulations (standards—29 CFR): air contaminants (standard number: 1910.1000). Washington (DC): Occupational Safety and Health Administration, US Department of Labor.

Ou YC, Conolly RB, Thomas R, Gustafson DL, Long ME, Dovrev ID, Chubb LS, Xu Y, Lapidot S,

Andersen ME, Yang RSH. 2003. Stochastic simulation of hepatic preneoplasic foci development for four chlorobenzene congeners in a medium-term bioassay. Toxicol Sci 73: 301-314.

Ou YC, Conolly RB, Thomas RS, Xu Y, Andersen ME, Chubb LS, Pitot HC, Yang RSH. 2001. A clonal growth model: time-course simulations of liver foci growth following penta- or hexachlorobenzene treatment in a medium-term bioassay. Cancer Res 61: 1879-1889.

Page DS, Boehm PD, Brown JS, Neff JM, Burns WA, Bence AE. 2005. Mussels document loss of bioavailable polycyclic aromatic hydrocarbons and the return to baseline conditions for oiled shorelines in Prince William Sound, Alaska. Mar Environ Res 60: 422-436.

Paquin PR, Gorsuch JW, Apte S, Batley GE, Bowles KC, Campbell PGC, Delos CG, Di Toro DM, Dwyer RL, Galvez F, Gensemer RW, Goss GG, Hogstrand C, Janssen CR, McGeer JC, Naddy RB, Playle RC, Santore RC, Schneider U, Stubblefield WA, Wood CM, Wu KB. 2002a. The biotic ligand model, a historical overview. Comp Biochem Physiol C 133: 3-35.

Paquin PR, Zoltay V, Winfield RP, Wu KB, Mathew R, Santore RC, Di Toro DM. 2002b. Extension of the biotic ligand model of acute toxicity to a physiologically-based model of the survival time of rainbow trout (*Oncorhynchus mykiss*) exposed to silver. Comp Biochem Physiol C 133: 305-343.

Payne J, Scholze M, Kortenkamp A. 2001. Mixtures of four organochlorines enhance human breast cancer cell proliferation. Environ Health Perspect 109: 391-397.

Peijnenburg WJGM, Jager T. 2003. Monitoring approaches to assess bioaccessibility and bioavailability of metals: matrix issues. Ecotoxicol Environ Safety 56: 63-77.

Pelekis M, Krishnan K. 1997. Assessing the relevance of rodent data on chemical interactions for health risk assessment purposes: a case study with dichloromethane-toluene mixture. Regul Toxicol Pharmacol 25: 79-86.

Pereira R, Ribeiro R, Goncalves F. 2004. Scalp hair analysis as a tool in assessing human exposure to heavy metals (S. Domingos mine Portugal). Sci Total Environ 327: 81-92.

Pierik FH, Burdorf A, Deddens JA, Juttmann RE, Weber RFA. 2004. Maternal and paternal risk factors for cryptorchidism and hypospadias: a case-control study in newborn boys. Environ Health Perspect 112: 1570-1576.

Pieters BJ, Jager T, Kraak MHS, Admiraal W. 2006. Modeling responses of *Daphnia magna* to pesticide pulse exposure under varying food conditions: intrinsic versus apparent sensitivity. Ecotoxicology 15: 601-608.

Pilling ED, Bromley-Challenor KA, Walker CH, Jepson PC. 1995. Mechanism of synergism between the pyrethroid insecticide lambda-cyhalothrin and the imidazole fungicide prochloraz, in 1he honeybee (*Apis mellifera* L.). Pesl Biochem Physiol 51: 1-11.

Plackett RL, Hewlett, PS. 1952. Quantal responses to mixtures of poisons. J Royal Stat Soc Ser B 14: 141-163.

Plackett RL, Hewlett PS. 1963a. A unified theory for quantal responses to mixtures of drugs: the fitting to data of certain models for two non-interactive drugs with complete positive correlation of tolerances. Biometrics 19: 517-531.

Plackett RL, Hewlett PS. 1963b. Quantal response to mixtures of poisons. J R Stat Soc B 14: 141-163.

Playle RC. 2004. Using multiple metal-gill binding models and the toxic unit concept to help reconcile multiple-metal toxicity results. Aquat Toxicol 67: 359-370.

Pöch G. 1993. Combined effects of drugs and toxic agents. New York: Springer-Verlag.

Poet TS, KousbaAA, Dennison SL, Timchalk C. 2004. Physiologically based pharmacokinetic/pharmacodynamic model for the organophosphorus pesticide diazinon. Neurotoxicology 25: 1013-1030.

Pohl H, Hibbs B. 1996. Breast-feeding exposure of infants to environmental contaminants—a public health risk assessment viewpoint: chlorinated dibenzo-p-dioxins and chlorinated dibenzofurans. Toxicol Ind Health 12: 593-611.

Pohl HR, McClure P, De Rosa CT. 2004. Persistent chemicals found in breast milk and their possible interactions. Environ Toxicol Pharmacol 18: 259-266.

Pohl HR, Roney N, Wilbur S, Hansen H, De Rosa CT, 2003. Six interaction profiles for simple mixtures. Chemosphere 53: 183-197.

Pohl HR, Tylenda CA. 2000. Breast-feeding exposure of infants to selected pesticides: a public health viewpoint. Toxicol Ind Health 16: 65-77.

Pohl HR, van Engelen J, Wilson J, Sips A. 2005. Risk assessment of chemicals and pharmaceuticals in the pediatric population: a workshop report. Regul Toxicol Pharmacol 42: 83-95.

Poiger H, Schlatter C. 1986. Pharmacokinetics of 2, 3, 7, 8-TCD0 in man. Chemosphere 15: 1489-1494.

Poirier L, Berthet B, Amiard JC, Jeantet AY, Amiard-Triquet C. 2006. A suitable model for the biomonitoring of trace metal bioavailabilities in estuarine sediments: the annelid polychaete *Nereis diversicolor*. J Mar Biol Assoc UK 86: 71-82.

Posthuma J, Baerselman R, Van Veen RPM, Dirven-van Breemen EM. 1997. Single and joint toxic effects of copper and zinc on reproduction of *Enchytraeus crypticus* in relation to sorption of metals in soils. Ecotoxicol Environ Safety 38: 108-121.

Posthuma L, De Zwart D. 2006. Predicted effects of toxicanl mixtures are confirmed by changes in fish species assemblages in Ohio, USA, rivers. Environ Toxicol Chem 25: 1094-1105.

Posthuma L, De Zwart D, Wintersen A, Lijzen J, Swartjes F, Cuypers C, Van Noort P, Harmsen J, Groenenberg BJ. 2006. Beslissen over bagger op bodem. Deel 1. Systeembenadering, model en praktijkvoorbeelden. Report 711701044. Bilthoven (NL): National Institute for Public Health and the Environment (RIVM).

Posthuma L, Richards S, De Zwart D, Dyer SD, Sibley P, Hickey C, Altenburger R. 2008. Mixture extrapolation approaches. In: Solomon KR, Brock TCM, De Zwart D, Dyer SD, Posthuma L, Richards S, Sanderson H, Sibley R, Van den Brink PJ, editors, Extrapolation practice for ecotoxicological effect characterization of chemicals. Results of the EXPECT workshop, February 2005, St. Petersburg, FL, USA. Pensacola (FL): SETAC Press.

Posthuma L, Traas TP, Suter GW Ⅱ, editors. 2002. Species sensitivity distributions in ecotoxicology. Boca Raton (FL): Lewis Publishers.

Posthuma L, Van Straalen NM. 1993. Heavy-metal adaptation in terrestrial invertebrates: a review of occurrence, genetics, physiology and ecological consequences. Comp Biochem Physiol C 106:

11-38.

Posthumus R, Traas TP, Peijnenburg W, Hulzebos EM. 2005. External validation of EPIWIN biodegradation models. SAR QSAR Environ Res 16: 135-148.

Poulin P, Schoenlein K, Theil FP. 2001. Prediction of adipose tissue: plasma partition coefficients for structurally unrelated drugs. J Pharm Sci 90: 436-447.

Poulin P, Theil FP. 2002. Prediction of pharmacokinetics prior to *in vivo* studies. 1. Mechanism-based prediction of volume of distribution. J Pharm Sci 91: 129-156.

Price K, Haddad S, Krishnan K. 2003a. Physiological modeling of age-specific changes in the pharmacokinetics of organic chemicals in children. J Toxicol Environ Health A 66: 417-433.

Price K, Krishnan K. 2005. An integrated QSAR-PBPK model for simulating pharmacokinetics of chemicals in mixtures. 44th Annual Meeting of the Society of Toxicology, New Orleans (LA), March 6-10.

Price PS, Conolly RB, Chaisson CF, Gross EA, Young JS, Mathis ET, Tedder DR. 2003b. Modeling interindividual variation in physiological factors used in PBPK models of humans. Crit Rev Toxicol 33: 469-503.

Psaty BM, Furberg CD, Ray WA, Weiss NS. 2004. Potential for conflict of interest in the evaluation of suspected adverse drug reactions. J Am Med Assoc 292: 2622-2631.

Purcell KJ, Cason GH, Gargas ML, Andersen ME, Travis CC. 1990. *In vivo* metabolic interactions of benzene and toluene. Toxicol Lett 52: 141-152.

Putzrath RM. 2000. Reducing uncertainty of risk estimates for mixtures of chemicals within regulatory constraints. Regul Toxicol Pharmacol 31: 44-52.

Ra JS, Lee BC, Chang NI, Kim SD. 2006. Estimating the combined toxicity by two-step prediction model on the complicated chemical mixtures from wastewater treatment plant effluents. Environ Toxicol Chem 25: 2107-2113.

Ragas AMJ, Etienne RS, Willemsen FH, Van de Meent D. 1999. Assessing model uncertainty for environmental decision making: a case study of the coherence of independently derived environmental quality objectives for air and water. Environ Toxicol Chem 18: 1856-1867.

Rainbow PS. 2002. Trace metal concentrations in aquatic invertebrates: why and so what? Environ Pollut 120: 497-507.

Rainbow PS, Fialkowski W, Sokolowski A, Smith BD, Wolowicz M. 2004. Geographical and seasonal variation of trace metal bioavailabilities in the Gulf of Gdansk, Baltic Sea using mussels (*Mytilus trossulus*) and barnacles (*Balanus improvisus*) as biomonitors. Mar Biol 144: 271-286.

Rajapakse N, Silva E, Kortenkamp A. 2002. Combining xenoestrogens at levels below individual no-observed effect concentrations dramatically enhances steroid hormone action. Environ Health Perspect 110: 917-921.

Raymond JW, Rogers TN, Shonnard DR, Kline AA. 2001. A review of structure-based biodegradation estimation methods. J Hazardous Mater 84: 189-215.

Read HJ, Martin MH. 1993. The effects of heavy metals on populations of small mammals from woodlands in Avon (England); with particular emphasis on metal concentrations in *Sorex araneus* L. and *Sorex minutus* L. Chemosphere 27: 2197-2211.

Redding LE, Sohn MD, McKone TE, Chen JW, Wang SL, Hsieh DPH, Yang RSH. 2008. Population physiologically-based pharmacokinetic modeling for the human lactational transfer of PCB 153 with consideration of worldwide human biomonitoring results. Environ Health Perspect 116: 1629-1634.

Reffstrup TK. 2002. Combined actions of pesticides in food. Report 2002: 19. Soborg (DK): Danish Veterinary and Food Administration.

Regnell O. 1994. The effect of pH and dissolved oxygen levels on methylation and partitioning of mercury in freshwater model systems. Environ Pollut 84: 7-13.

Reichenberg F, Mayer P. 2006. Two complementary sides of bioavailability: accessibility and chemical activity of organic contaminants in sediments and soils. Environ Toxicol Chem 25: 1239-l245.

Reisfeld B, Mayeno AN, Lyons MA, Yang RSH. 2007. Physiologically-based pharmacokinetic and pharmacodynamic modeling, in computational toxicology. In: Ekins S, editor, Risk assessment for pharmaceutical and environmental chemicals. Hoboken (NJ): John Wiley & Sons, p 33-69.

Reisfeld B, Yang RSH. 2004. A reaction network model for CYP2E1-mediated metabolism of toxicant mixtures. Environ Toxicol Pharmacol 18: 173-179.

Renn O, Benighaus C. 2006. Framing the perception of cumulative stressors, especially chemical risks. Report on approaches to the characterization of knowledge of risks, uncertainties and ambiguity and their use and quality assurance in the IP domain. EU FP6 Project NOMIRACLE, Deliverable 4.3.2. Stuttgart (DE): Dialogik.

Renwick AG, Hayes AW. 2001. Toxicokinetics: pharmacokinetics in toxicology. 4th ed. Philadelphia (PA): Taylor and Francis.

Reynders H, Van Campenhout K, Bervoets L, De Coen WM, Blust R. 2006. Dynamics of cadmium accumulation and effects in common carp (Cyprinus carpio) during simultaneous exposure to water and food (Tubifex tubifex). Environ Toxicol Chem 25: 1558-1567.

Rice GE, Teuschler LK, Bull RJ, Feder PI. Simmons JE. 2009. Evaluating the similarity of complex drinking water disinfection by-product mixtures: overview of the issues. J Toxicol Environ Health A 72: 429-436.

Rider CV, Furr J, Wilson VS, Gray LE Jr. 2008. A mixture of seven antiandrogens induces reproductive malformations in rats. Int J Androl 31: 249-262.

Riley RJ, McGinnity DF, Austin RP. 2005. A unified model for predicting human hepatic, metabolic clearance from in vitro intrinsic clearance data in hepatocytes and microsomes. Drug Metab Dispos 33: 1304-1311.

Riviere JE, Brooks JD. 2007. Prediction of dermal absorption from complex chemical mixtures: incorporation of vehicle effects and interactions into a QSPR framework. SAR QSAR Environ Res 18: 31-44.

Rodgers T, Leahy D, Rowland M. 2005. Physiologically based pharmacokinetic modelling. 1. Predicting the tissue distribution of moderate-to-strong bases. J Pharm Sci 94: 1259- 1276.

Rodgers T, Rowland M. 2006. Physiologically based pharmacokinetic modelling. 2. Predicting the tissue distribution of acids, very weak bases, neutrals and zwitterions. J Pharm Sci 95: 1238-1257.

Roelofs D, Mariën J, Van Straalen NM. 2007. Differential gene expression profiles associated with heavy metal tolerance in the soil insect *Orchesella cincta*. Insect Biochem Mol Biol 37: 287-295.

Rogan WJ, Gladen BC, McKinney JD, Carreras N, Hardy P, Thullen J, Tingelstad J, Tully M. 1986. Polychlorinated biphenyls (PCBs) and dichlorophenyl dichloroethene (DDE) in human milk: effects of maternal factors and previous lactation. Am J Public Health 76: 172-177.

Romijn CAFM, Luttik R, Canton J. 1993a. Presentation of a general algorithm to include effect assessment on secondary poisoning in the derivation of environmental quality criteria. 2. Terrestrial food chains. Ecotoxicol Environ Safety 26: 61-83.

Romijn CAFM, Luttik R, Van de Meent D, Sloof W, Canton J. 1993b. Presentation of a general algorithm to include effect assessment on secondary poisoning in the derivation of environmental quality criteria. 1. Aquatic food chains. Ecotoxicol Environ Safety 26: 61-83.

Ross HLB. 1996. The interaction of chemical mixtures and their implications on water quality guidelines. Hon thesis, University of Technology, Sydney, NSW (AU).

Ross HLB, Warne MStJ. 1997. Most chemical mixtures have additive aquatic toxicity. In Proceedings of the Third Annual Conference of the Australasian Society for Ecotoxicology, Brisbane (AU), July 17-19, p 30.

Rowland M, Tozer TN. 1995. Clinical pharmacokinetics concepts and applications. 3rd ed. Media (PA): Williams & Williams.

Rozman KK, Doull J. 2000. Dose and time as variables of toxicity. Toxicology 144: 169-178.

Russel FG, Wouterse AC, Van Ginneken CA. 1987. Physiologically based pharmacokinetic model for the renal clearance of salicyluric acid and the interaction with phenolsulfonphthalein in the dog. Drug Metab Dispos 15: 695-701.

Russel FG, Wouterse AC, Van Ginneken CA. 1989. Physiologically based pharmacokinetic model for the renal clearance of iodopyracet and the interaction with probenecid in the dog. Biopharm Drug Dispos 10: 137-152.

Sanchez-Dardon J, Voccia I, Hontela A, Chilmonczyk S, Dunier M, Boermans H, Blakley B, Fournier M. 1999. Immunomodulation by heavy metals tested individually or in mixtures in rainbow trout (*Oncorhynchus mykiss*) exposed *in vivo*. Environ Toxicol Chem 18: 1492-1497.

Sarangapani R, Teeguarden J, Plotzke KP, McKim JM Jr, Andersen ME. 2002. Dose-response modeling of cytochrome p450 induction in rats by octamethylcyclotetrasiloxane. Toxicol Sci 67: 159-172.

Schecter A, Gasiewicz TA. 1987a. Health hazard assessment of chlorinated dioxins and dibenzofurans contained in human milk. Chemosphere 16: 2147-2154.

Schecter A, Gasiewicz TA. 1987b. Human breast milk levels of dioxins and dibenzofurans: significance with respect to current risk assessments. ACS Symp Ser 338: 162-173.

Schecter A, Li L. 1997. Dioxins, dibenzofurans, dioxin-like PCBs, and DDE in US fast food, 1995. Chemosphere 34: 1449-1457.

Schecter A, Startin J, Wright C, Kelly M, Papke O, Lis A, Ball M, Olson JR. 1994. Congener-specific levels of dioxins and dibenzofurans in US food and estimated daily dioxin toxic equivalent intake. Environ Health Perspect 102: 962-966.

Schmider J, von Moltke LL, Shader RI, Harmatz JS, Greenblatt DJ. 1999. Extrapolating *in vitro* data on drug metabolism to *in vivo* pharmacokinetics: evaluation of the pharmacokinetic interaction belween amitriptyline and fluoxetine. Drug Metab Rev 31: 545-560.

Scholz NL, Truelove NK, Labenia JS, Baldwin DH, Collier TK. 2006. Dose-additive inhibition of chinook salmon acetylcholinesterase activity by mixtures of organophosphate and carbamate insecticides. Environ Toxicol Chem 25: 1200-1207.

Scholze M, Boedeker W, Faust M, Backhaus T, Altenburger R, Grimme LH. 2001. A general best-fit method for concentration-response curves and the estimation of low-effect concentrations. Environ Toxicol Chem 20: 448-457.

Schramm KW. l990. Exams 2—Exposure analysis modeling system. Toxicol Environ Chem 26: 73-82.

Schuler LJ, Landrum PF, Lydy MJ. 2006. Comparative toxicity of fluoranthene and pentachlorobenzene to three freshwater invertebrates. Environ Toxicol Chem 25: 985-994.

Scott Fordsmand JJ, Krogh PH, Weeks JM. 2000. Responses of *Folsomia fimetaria* (Collembola: Isotomidae) to copper under different soil copper contamination histories in relation to risk assessment. Environ Toxicol Chem 19: 1297-1303.

Segel IH. 1975. Enzyme kinetics: behavior and analysis of rapid equilibrium and steady-state enzyme systems. Toronto (CA): John Wiley & Sons.

Selikoff IJ, Seidman H, Hammond C. 1980. Mortality effects of cigarette smoking among site asbestos factory workers. J Natl Cancer Inst 65: 507-513.

[SETAC] Society of Environmental Toxicology and Chemistry. 2004. Technical issue paper: whole effluent toxicity testing. Pensacola (FL): Society of Environmental Toxicology and Chemistry.

Shakman RA. 1974. Nutritional influences on the toxicity of environmental pollutants. Arch Environ Health 28: 105-113.

Sharma-Shanti S, Schat H, Vooijs R, Van Heerwaarden LM. 1999. Combination toxicology of copper, zinc, and cadmium in binary mixtures: concentration-dependent antagonistic, nonadditive, and synergistic effects on root growth in *Silene vulgaris*. Environ Toxicol Chem 18: 348-355.

Shin KH, Ahn Y, Kim KW. 2005. Toxic effect of biosurfactant addition on the biodegradation of phenanthrene. Environ Toxicol Chem 24: 2768-2774.

Shiverick KT, Slikker W, Rogerson SJ, Miller RK. 2003. Drugs and the placenta—a workshop report. Placenta 24: S55-S59.

Siegrist M, Cvetkovich G. 2001. Better negative than positive? Evidence of a bias for negative information about possible health dangers. Risk Anal 21: 199-206.

Sijm DTHM, Van der Linde A. 1995. Size-dependent bioconcentration kinetics of hydrophobic organic chemicals in fish based on diffusive mass transfer and allometric relationships. Environ Sci Technol 29: 2769-2777.

Silva CAR, Rainbow PS, Smith BD. 2003. Biomonitoring of trace metal contamination in mangrove-lined Brazilian coastal systems using the oyster *Crassostrea rhizophorae*: comparative study of regions affected by oil, salt pond and shrimp farming activities. Hydrobiologia 501: 199-206.

Silva E, Rajapakse N, Kortenkamp A. 2002. Something from "nothing"— eight weak estrogenic chemicals combined at concentrations below NOECs produce significant mixture effects. Environ

Sci Technol 36: 1751-1756.

Simmons JE, Richardson SD, Speth TF, Miltner RJ, Rice G, Schenck K, Hunter Ⅲ ES, Teuschler LK. 2002. Development of a research strategy for integrated technology-based toxicological and chemical evaluation of complex mixtures of drinking water disinfection byproducts. Environ Health Perspect 110: 1013-1024.

Sjodin A, Jones RS, Focant JF, Lapeza C, Wang RY, McGahee EE Ⅲ, Zhang Y, Turner WE, Slazyk B, Needham LL, Patterson DG Jr. 2004. Retrospective time-trend study of polybrominated diphenyl ether and polybrominated and polychlorinated biphenyl levels in human serum from the United States. Environ Health Perspect 112: 654-658.

Skaggs SM, Foti RS, Fisher MB. 2006. A streamlined method to predict hepatic clearance using human liver microsomes in the presence of human plasma. J Pharmacol Toxicol Methods 53: 284-290.

Slaveykova VI, Wilkinson KJ. 2005. Predicting the bioavailability of metals and metal complexes: critical review of the biotic ligand model. Environ Chem 2: 9-24.

Slooff W, De Zwart D. 1991. The pT-value as environmental policy indicator for the exposure to toxic substances. Report nr. 719102003. Bilthoven (NL): National Institute for Public Health and the Environment (RIVM).

Smit CE, Van Gestel CAM. 1998. Effects of soil type, prepercolation, and ageing on bioaccumulation and toxicity of zinc for the springtail *Folsomia candida*. Environ Toxicol Chem 17: 1132-1141.

Sokal RR, Rohlf FJ. 1995. Biometry, the principles and practice of statistics in biological research. 3rd ed. San Francisco (CA): Freeman.

Sole M, Porte C, Barcelo D, Albaiges J. 2000. Bivalves residue analysis for the assessment of coastal pollution in the Ebro Delta (NW Mediterranean). Mar Pollut Bull 40: 746-753.

Solomon KR, Brock TCM, De Zwart D, Dyer SD, Posthuma L, Richards S, Sanderson H, Sibley P, Van den Brink PJ. 2008. Extrapolation practice for ecotoxicological effect characterization of chemicals. Pensacola (FL): SETAC Press.

Sonzogni W, Maack L, Degenhardt D, Anderson H, Fiore B. 1991. Polychlorinated biphenyl congeners in blood of Wisconsin sport fish consumers. Arch Environ Contam Toxicol 20: 56-60.

Sørensen PB, Vorkamp K, Thomsen M. 2004. Persistent organic pollutants (POPs) in the Greenland environment — long-term temporal changes and effects on eggs of a bird of prey. NERI Technical Report 509. Silkeborg (DK): National Environment Research Institute.

Speijers GJA, Speijers MHM. 2004. Combined toxic effects of mycotoxins. Toxicol Lett 153: 91-98.

Sprague JB. 1970. Measurement of pollutant toxicity to fish. Ⅱ. Utilizing and applying bioassay results. Water Res 4: 3-32.

Spurgeon DJ, Hopkin SP. 1996. Risk assessment of the threat of secondary poisoning by metals of predators of earthworms in the vicinity of a primary smelting works. Sci Total Environ 187: 167-183.

Squillace PJ, Scott JC, Moran MJ, Nolan T, Koplin DW. 2002. VOCs, pesticides, nitrate, and their mixtures in groundwater used for drinking water in the United States. Environ Sci Technol 36: 1923-1930.

Stark JD. 2006. Toxicity endpoints used in risk assessment: what do they really mean? SETAC Globe 7(2): 29-30.

Staunton S. 2004. Sensitivity analysis of the distribution coefficient, Kd, of nickel with changing soil chemical properties. Geoderma 122: 281-290.

Steen Redeker E, Bervoets L, Blust R. 2004. Dynamic model for the accumulation of cadmium and zinc from water and sediment by the aquatic oligochaete, *Tubifex tubifex*. Environ Sci Technol 38: 6193-6200.

Steen Redeker E, Blust R. 2004. Accumulation and toxicity of cadmium in the aquatic oligochaete *Tubifex tubifex*: a kinetic modeling approach. Environ Sci Technol 38: 537-543.

Steevens JA, Benson WH. 1999. Toxicological interactions of chlorpyrifos and methyl mercury in the amphipod, *Hyalella azteca*. Toxicol Sci 52: 168-177.

Stefanelli P, Ausili A, Di Muccio A, Fossi C, Di Muccio S, Rossi S, Colasanti A. 2004. Organochlorine compounds in tissues of swordfish (*Xiphias gladius*) from Mediterranean Sea and Azores islands. Mar Pollut Bull 49: 938-950.

Sterner TR, Robinson PJ, Mattie DR, Burton GA. 2005. The toxicology of chemical mixtures risk assessment for human and ecological receptors. AFRL-HE-WP-TR-2005-0173. Wright-Patterson AFB (OH): Air Force Research Laboratory, Human Effectiveness Directorate, Biosciences and Protection Division, Applied Biotechnology Branch.

Stork LG, Gennings C, Carter WH Jr, Teuschler LK, Carney EW. 2008. Empirical evaluation of sufficient similarity in dose-response for environmental risk assessment of chemical mixtures. J Agric Biol Environ Stat 13: 313-333.

Strenkoski-Nix LC, Forrest A, Schentag JJ, Nix DE. 1998. Pharmacodynamic interactions of ciprofloxacin, piperacillin, and piperacillin/tazobactam in healthy volunteers. J Clin Pharmacol 38: 1063-1071.

Struijs J. 2003. Evaluatie van pT. De bepaling van toxische stress in Rijkswateren. Report nr 860703001. Bilthoven (NL): National Institute for Public Health and the Environment (RIVM).

Sudaryanto A, Takahashi S, Monirith I, Ismail A, Muchtar M, Zheng J, Richardson BJ, Subramanian A, Prudente M, Hue ND, Tanabe S. 2002. Asia-Pacific mussel watch: monitoring of butyltin contamination in coastal waters of Asian developing countries. Environ Toxicol Chem 21: 2119-2130.

Sugita O, Sawada Y, Sugiyama Y, Iga T, Hanano M. 1982. Physiologically based pharmacokinetics of drug-drug interaction: a study of tolbutamide-sulfonamide interaction in rats. J Pharmacokinet Biopharm 10: 297-316.

Sühnel J. 1992. Assessment of interaction of biologically active agents by means of the isobole approach: fundamental assumptions and recent developments. ACBS 4: 35-44.

Suter II GW, Munns WR Jr, Sekizawa W. 2003. Types of integration in risk assessment and management, and why they are needed. Human Ecol Risk Assess 9: 273-279.

Suzuki H, Iwatsubo T, Sugiyama Y. 1995. Applications and prospects for physiologically based pharmacokinetic (PB-PK) models involving pharmaceutical agents. Toxicol Lett 82/83: 349-355.

Svenson A, Sanden B, Dalhammar G, Remberger M, Kaj L. 2000. Toxicity identification and evaluation of nitrification inhibitors in wastewaters. Environ Toxicol 15: 527-532.

Swain S, Wren J, Stürzenbaum SR, Kille P, Morgan AJ, Jager T, Jonker MJ, Hankard PK, Svendsen C,

Owen J, Hedley BA, Blaxter M, Spurgeon DJ. 2010. Linking toxicants mechanism of action and physiological mode of action in *Caenorhabditis elegans*. BMC Biol.

Swan SH, Kruse RL, Liu F, Barr DB, Drobnis EZ, Redmon JB, Wang C, Brazil C, Overstreet JW, the Study for Future Families Research Group. 2003. Semen quality in relation to biomarkers of pesticide exposure. Environ Health Perspect 111: 1478-1484.

Swan SH, Main KM, Liu F, Stewart SL, Kruse RL, Calafat AM, Mao CS, Redmon JB, Ternand CL, Sullivan S, Teague JL, the Study for Future Families Research Group. 2005. Decrease in anogenital distance among male infants with prenatal phthalate exposure. Environ Health Perspect 113: 1056-1061.

Tanabe S. 2000. Asia-Pacific mussel watch progress report. Mar Pollut Bull 40: 651-651.

Tardif R, Charest-Tardif G. 1999. The importance of measured end-points in demonstrating the occurrence of interactions: a case study with methylchloroform and m-xylene. Toxicol Sci 49: 312-317.

Tardif R, Charest-Tardif G, Brodeur J, Krishnan K. 1997. Physiologically based pharmacokinetic modeling of a ternary mixture of alkyl benzenes in rats and humans. Toxicol Appl Pharmacol 144: 120-134.

Tardif R, Lapare S, Charest-Tardif G, Brodeur J, Krishnan K. 1995. Physiologically-based pharmacokinetic modeling of a mixture of toluene and xylene in humans. Risk Anal 15: 335-342.

Tardif R, Lapare S, Krishnan K, Brodeur J. 1993. Physiologically based modeling of the toxicokinetic interaction between toluene and m-xylene in the rat. Toxicol Appl Pharmacol 120: 266-273.

Ter Laak TL, Agbo SO, Barendregt A, Hermens JLM. 2006. Freely dissolved concentrations of PAHs in soil pore water: measurements via solid-phase extraction and consequences for soil tests. Environ Sci Technol 40: 1307-1313.

Teuschler LK. 2007. Deciding which chemical mixtures risk assessment methods work best for what mixtures. Toxicol Appl Pharmacol 223: 139-147.

Teuschler LK, Gennings C, Stiteler WM, Hertzberg RC, Colman JT, Thiyagarajah A, Lipscomb JC, Hartley WR, Simmons JE. 2000. A multiple-purpose design approach to the evaluation of risks from mixtures of disinfection by-products. Drug Chem Toxicol 23: 307-321.

Teuschler LK, Klaunig J, Carney E, Chambers J, Conolly R, Gennings C, Giesy J, Hertzberg R, Klaassen C, Kodell R, Paustenbach D, Yang R. 2002. Support of science-based decisions concerning the evaluation of the toxicology of mixtures: a new beginning. Reg Toxicol Pharmacol 36: 34-39.

Teuschler LK, Rice GE, Wilkes CR, Lipscomb JC, Power FW. 2004. A feasibility study of cumulative risk assessment methods for drinking water disinfection by-product mixtures. J Toxicol Environ Health A 67: 755-777.

Theil FP, Guentert TW, Haddad S, Poulin P. 2003. Utility of physiologically based pharmacokinetic models to drug development and rational drug discovery candidate selection. Toxicol Lett 138: 29-49.

Thomas GO, Wilkinson M, Hodson S, Jones KC. 2006. Organohalogen chemicals in human blood from the United Kingdom. Environ Pollut 141: 30-41.

Thomas RS, Conolly RB, Gustafson DL, Long ME, Benjamin SA, Yang RSH. 2000. A physiologically based pharmacodynamic analysis of hepatic foci within a medium-term liver bioassay using pentachlorobenzene as a promoter and diethylnitrosamine as an initiator. Toxicol Appl Pharmacol 166: 128-137.

Thomsen M, Sørensen PB, Fauser P, Ragas A, Peirano F. 2006. Prioritised listing of VOCs/semi-VOCs including test scenarios. Report D. l.2.2 from EC FP6-IP NoMiracle, restricted.

Thorpe KL, Gross-Sorokin M, Johnson I, Brighty G, Tyler C. 2006. An assessment of the model of concentration addition for predicting the estrogenic activity of chemical mixtures in wastewater treatment works effluents. Environ Health Perspect 114 (Suppl 1): 90-97.

Thrall KD, Poet TS. 2000. Determination of biokinetic interactions in chemical mixtures using real-time breath analysis and physiologically based pharmacokinetic modeling. J Toxicol Environ Health A 59: 653-670.

Timchalk C, Poet TS. 2008. Development of a physiologically based pharmacokinetic and pharmacodynamic model to determine dosimetry and cholinesterase inhibition for a binary mixture of chlorpyrifos and diazinon in the rat. Neurotoxicology 29: 428-443.

Tinwell H, Ashby J. 2004. Sensitivity of the immature rat uterotrophic assay to mixtures of estrogens. Environ Health Perspect 112: 575-582.

Toose L, Woodfine DG, MacLeod M, Mackay D, Gouin J. 2004. BETR-World: a geographically explicit model of chemical fate: application to transport of alpha-HCH to the Arctic. Environ Pollut 128: 223-240.

Tozer TN, Rowland M. 2006. Introduction to pharmacokinetics and pharmacodynamics: the quantitative basis of drug therapy. Baltimore (MD): Lippincott Williams & Wilkins.

Trapp S, Matthies M. 1995. Generic one-compartment model for uptake of organic chemicals by foliar vegetation. Environ Sci Technol 29: 2333-2338.

Trapp S, McFarlane JC. 1995. Plant contamination: modeling and simulation of organic chemical processes. Boca Raton (FL): Lewis Publishers.

Tuk B, van Gool T, Danhof M. 2002. Mechanism-based pharmacodynamic modeling of the interaction of midazolam, bretazenil, and zolpidem with ethanol. J Pharmacokinet Pharmacodyn 29: 235-250.

Umbreit TH, Hesse EJ, Gallo MA. 1986a. Differential bioavailability of TCDD from contaminated soils. Abstracts Am Chem Soc 191: 47.

Umbreit TH, Hesse EJ, Gallo MA. 1986b. Comparative toxicity of TCDD contaminated soil from Times Beach, Missouri, and Newark, New Jersey. Chemosphere 15: 2121-2124.

[USEPA] US Environmental Protection Agency. 1986. Guidelines for health risk assessment of chemical mixtures. US Environmental Protection Agency. Federal Register 51(185): 34014-34025.

[USEPA] US Environmental Protection Agency. 1989a. Exposure factors handbook. USEPA/600/8-89/043. Washington (DC): Office of Health and Environmental Assessment: US Environmental Protection Agency.

[USEPA] US Environmental Protection Agency. 1989b. Risk assessment guidance for superfund: human health evaluation manual. Vol. l, Part A, EPA/540/1-89/002. Washington (DC): Office of Emergency and Remedial Response: US Environmental Protection Agency.

[USEPA] US Environmental Protection Agency. 1991. Methods for aquatic toxicity identification evaluations. Phase J. Toxicity characterization procedures. 2nd ed., EPA/600/6-91/003. Washington (DC): Office of Research and Development: US Environmental Protection Agency.

[USEPA] US Environmental Protection Agency. 1994. EPA's national water quality inventory: 1992. Report to Congress. Report 841-R-94-001. Washington (DC): US Environmental Protection Agency.

[USEPA] US Environmental Protection Agency. 1995. Whole effluent toxicity: guidelines establishing test procedures for the analysis of pollutants. Office of Science and Technology, US Environmental Protection Agency. Federal Register 60(199): 53529-53544.

[USEPA] US Environmental Protection Agency. 1996. PCBs: cancer dose-response assessment and application to environmental mixtures. EPA/600/P-96/001F. Washington (DC): US Environmental Protection Agency, National Center for Environmental Assessment.

[USEPA] US Environmental Protection Agency. 1997. Ecological risk assessment guidance for Superfund, process for designing and conducting ecological risk assessments. EPA 540-R-97-006. Washington (DC): Office of Solid Waste and Emergency Response: US Environmental Protection Agency.

[USEPA] US Environmental Protection Agency. 1998. Guidelines for ecological risk assessment. EPA/630/R-95/002F. US Environmental Protection Agency, Risk Assessment Forum. Federal Register 63(93): 26846-26924.

[USEPA] US Environmental Protection Agency. 1999. Residual risk report to Congress. EPA- 453/R-99-00. Triangle Park (NC): Office of Air Quality, Planning and Standards: US Environmental Protection Agency.

[USEPA] US Environmental Protection Agency. 2000a. Exposure and human health reassessment of 2,3,7,8-tetrachlorodibenzo-p-dioxin (TCDD) and related compounds [draft final]. Part II, EPA/600P-00/001 (September). Washington (DC).

[USEPA] US Environmental Protection Agency. 2000b. Supplementary guidance for conducting health risk assessment of chemical mixtures. EPA/630/R-00/002, ORD/NCEA. Cincinnati (OH): US Environmental Protection Agency.

[USEPA] US Environmental Protection Agency. 2002a. Child-specific exposure factors handbook. EPA-600-P-00-002B, NTIS PB2003-101678. Washington (DC): National Center for Environmental Assessment, Office of Research and Development.

[USEPA] US Environmental Protection Agency. 2002b. Guidance on cumulative risk assessment of pesticide chemicals that have a common mechanism of toxicity. Washington (DC): Office of Pesticide Programs. Available from: http: //www.epa.gov/oppfead1/trac/science/cumulative_guidance.pdf.

[USEPA] US Environmental Protection Agency. 2002c. Organophosphate pesticides: revised cumulative risk assessment. Available from: http: //www.epa.gov/pesticides/cumulative/rra-op/.

[USEPA] US Environmental Protection Agency. 2002d. Methods for measuring the acute toxicity of effluents and receiving waters to freshwater and marine organisms. 5ft ed., EPA- 821-R-02-012. Washington (DC): US Environmental Protection Agency.

[USEPA] US Environmental Protection Agency. 2002e. Short-term methods for estimating the chronic toxicity of effluents and receiving waters to fteshwater organisms 4th ed., EPA-821-R-02-013. Washington (DC): Office of Water: US Environmental Protection Agency.

[USEPA] US Environmental Protection Agency. 2002f. Short-term methods for estimating the chronic toxicity of effluents and receiving waters to marine and estuarine organisms. 3rd ed., EPA-821-R-02-014. Washington (DC): Office of Water: US Environmental Protection Agency.

[USEPA] US Environmental Protection Agency. 2003a. The feasibility of performing cumulative risk assessments for mixtures of disinfection by-products in drinking water. EPA/600/R-03/051, ORD/NCEA. Cincinnati (OH): US Environmental Protection Agency.

[USEPA] US Environmental Protection Agency. 2003b. Developing relative potency factors for pesticide mixtures: biostatistical analyses of joint dose-response. EPA/600/R-03/052, ORD/NCEA. Cincinnati (OH): US Environmental Protection Agency.

[USEPA] US Environmental Protection Agency. 2004. National whole effluent toxicity (WET) implementation guidance under the NPDES program [Draft]. EPA 832-B-04-003. Washington (DC): US Environmental Protection Agency. Office of Wastewater Management.

[USEPA] US Environmental Protection Agency. 2005. ECOTOX database. US Environmental Protection Agency. Available from: http: //cfpub.epa.gov/ecotox/.

[USEPA] US Environmental Protection Agency. 2006a. Exposures and internal doses of trihalomethanes in humans: multi-route contributions from drinking water. EPA/600/R-06/087, ORD/NCEA. Cincinnati (OH): US Environmental Protection Agency.

[USEPA] US Environmental Protection Agency. 2006b. Available from: http: //www.epa.gov/iaq/voc.html; http: //www.epa.gov/iaq/pubs/insidest.html.

[USEPA] US Environmental Protection Agency. 2008. Integrated Risk Information System (IRIS). Available from: http: //cfpub.epa.gov/ncea/iris/index.cfm.

[US PCCRARM] Presidential/Congressional Commission on Risk Assessment and Risk Management. 1997. Framework for environmental health risk management. Washington (DC): US Presidential/Congressional Commission on Risk Assessment and Risk Management.

Van Brummelen TC, Van Gestel CAM, Verweij RA. 1996a. Long-term toxicity of five polycyclic aromatic hydrocarbons for the terrestrial isopods *Oniscus asellus* and *Porcellio scaber*. Environ Toxicol Chem 15: 1199-1210.

Van Brummelen TC, Verweij RA, Wedzinga SA, Van Gestel CAM. 1996b. Polycyclic aromatic hydrocarbons in earthworms and isopods from contaminated forest soils. Chemosphere 32: 315-341.

Van den Berg M, Birnbaum L, Bosveld ATC, Brunström B, Cook P, Feeley M, Giesy JP, Hanberg A, Hasegawa R, Kennedy SW, Kubiak T, Larsen JC, van Leeuwen FXR, Liem AKD, Nolt C, Peterson RE, Poellinger L, Safe S, Schrenk D, Tillitt D, Tysklind M, Younes M, Waern F, Zacharewski T. 1998. Toxic equivalency factors (TEFs) for PCBs, PCDDs, PCDFs for humans and wildlife. Environ Health Perspect 106: 775-792.

Van den Berg M, Birnbaum LS, Denison M, DeVito M, Farland W, Feeley M, Fiedler H, Hakansson H, Hanberg A, Haws L, Rose M, Safe S, Schrenk D, Tohyama C, Tritscher A, Tuomisto J, Tysklind M, Walker N, Peterson RE. 2006. Review: the 2005 World Health Organization reevaluation of human and mammalian toxic equivalency factors for dioxins and dioxin-like compounds. Toxicol

Sci 93: 223-241.

Van den Brink PJ, Roelsma J, Van Nes EH, Scheffer M, Brock TCM. 2002. PERPEST model, a case-based reasoning approach to predict ecological risks of pesticides. Environ Toxicol Chem 21: 2500-2506.

Van der Geest HG, Greve GD, Boivin ME, Kraak MHS, Van Gestel CAM. 2000. Mixture toxicity of copper and diazinon to larvae of the mayfly (*Ephoron virgo*) judging additivity at different effect levels. Environ Toxicol Chem 19: 2900-2905.

Van der Oost R, Beyer J, Vermeulen NPE. 2003. Fish bioaccumulation and biomarkers in environmental risk assessment: a review. Environ Toxicol Pharmacol 13: 57-149.

Van Ewijk PH, Hoekstra JA. 1993. Calculation of the EC50 and its confidence interval when subtoxic stimulus is present. Ecotoxicol Environ Safety 25: 25-32.

Van Gestel CAM, Hensbergen PJ. 1997. Interaction of Cd and Zn toxicity for *Folsomia candida* Willem (Collembola: Isotomidae) in relation to bioavailability in soil. Environ Toxicol Chem 16: 1177-1186.

Van Leeuwen CJ, Hermens JLM, editors. 1995. Risk assessment of chemicals: an introduction. 2nd ed. Dordrecht (NL): Kluwer Academic Publishers.

Van Leeuwen CJ, Vermeire T, editors. 2007. Risk assessment of chemicals: an introduction. Dordrecht (NL): Kluwer Academic Publishers.

Van Leeuwen IMM, Zonneveld C, Kooijman SALM. 2003. The embedded tumour: host physiology is important for the evaluation of tumour growth. Br J Cancer 89: 2254-2263.

Van Meeuwen JA, van den Berg M, Sanderson JT, Verhoef A, Piersma AH. 2007. Estrogenic effects of mixtures of phyto- and synthetic chemicals on uterine growth of prepubertal rats. Toxicol Lett 170: 165-176.

Van Vlaardingen PL, Traas TP, Wintersen AM, Aldenberg T. 2004. ETX 2.0. A program to calculate risk limits and fraction affected, based on normal species sensitivity distributions. Report 601501028/2004. Bilthoven (NL): National Institute for Public Health and the Environment (RIVM).

Van Wezel AP, De Vries DAM, Sijm DTHM, Opperhuizen A. 1996. Use of the lethal body burden in the evaluation of mixture toxicity. Ecotoxicol Environ Safety 35: 236-241.

Van Wijk RJ, Postma JF, Van Houwelingen H. 1994. Joint toxicity of ethyleneamines to algae, daphnids and fish. Environ Toxicol Chem 13: 167-171.

Venkatakrishnan K, Von Moltke LL, Greenblatt DJ. 2000. Effects of the antifungal agents on oxidative drug metabolism: clinical relevance. Clin Pharmacokinet 38: 111-180.

Venkatakrishnan K, Von Moltke LL, Greenblatt DJ. 2001. Human drug metabolism and the cytochromes P450: application and relevance of *in vitro* models. J Clin Pharmacol 41: 1149-1179.

Verhaar HJM, Van Leeuwen CJ, Hermens J. 1992. Classifying environmental pollutants. 1. Structure-activity relationships for prediction of aquatic toxicity. Chemosphere 25: 471-491.

Vijver MG, Van Gestel CAM, Lanno RP, Van Straalen NM, Peijnenburg WJGM. 2004. Internal metal sequestration and its ecotoxicological relevance: a review. Environ Sci Technol 38: 4705-4712.

Vijver MG, Vink JPM, Jager T, Wolterbeek HT, Van Straalen NM, Van Gestel CAM. 2005. Biphasic elimination and uptake kinetics of Zn and Cd in the earthworm *Lumbricus rubellus* exposed to contaminated floodplain soil. Soil Biol Biochem 37: 1843-1851.

Vink K, Dewi L, Bedaux J, Tompot A, Hermans M., Van Straalen NM. 1995. The importance of exposure route when testing the toxicity of pesticides to saprotrophic isopods. Environ Toxicol Chem 14: 1225-1232.

Voet D, Voet JG. 2004. Biochemistry. 3rd ed. Toronto (CA): John Wiley & Sons.

VROM. 1989. Premises for risk management Risk limits in the context of environmental policy. Parliament session 1988-1989, 21137, no 5. The Hague (NL): Ministry of Housing, Spatial Planning and the Environment (VROM).

Wade MG, Foster WG, Younglai EV, McMahon A, Leingartner K, Yagminas A, Blakey D, Fournier M, Desaulniers D, Hughes CL. 2002. Effects of subchronic exposure to a complex mixture of persistent contaminants in male rats: systemic, immune, and reproductive effects. Toxicol Sci 67: 131-143.

Walker CH, Hopkin SP, Sibly RM, Peakall DB. 2001. Principles of ecotoxicology. London: Taylor & Francis.

Walker CH., Johnston GO. 1993. Potentiation of pesticide toxicity in birds: role of cytochrome P-450. Biochem Soc Trans 21: 1066-1068.

Walter H, Consolaro F, Gramatica P, Scholze M, Altenburger R. 2002. Mixture toxicity of priority pollutants at no observed effect concentrations (NOECs). Ecotoxicology 11: 299-310.

Wania F, Mackay D. 1996. Tracking the distribution of persistent organic pollutants. Environ Sci Technol 30: A390-A396.

Warne MStJ. 2003. A review of the ecotoxicity of mixtures, approaches to, and recommendations. for, their management. In: Langley A, Gilbey M, Kennedy B, editors, Proceedings of the Fifth National Workshop on the Assessment of Site Contamination. Adelaide (AU): National Environment Protection Council Service Corporation, p 253-276.

Wassenberg DM, Di Guilio RT. 2004. Synergystic embryotoxicity of polycyclic aromatic hydrocarbons aryl hydrocarbon receptor agonists with cytochrome P4501A inhibitors in *Fundulus heteroclitus*. Environ Health Perspect 112: 1658-1664.

Watts AW, Ballestero, TP, Gardener KH. 2006. Uptake of polycyclic aromatic hydrocarbons (PAHs) in salt march plants *Spartina alterniflora* grown in contaminated sediments. Chemosphere 62: 1253-1260.

Weis BK, Balshawl D, Barr JR, Brown D, Ellisman M, Liov P, Omenn G, Potter JD, Smith MT, Sohn L, Suk WA, Sumner S, Swenberg J, Walt DR, Watkins S, Thompson C, Wilson SH. 2005. Personalized exposure assessment: promising approaches for human environmental health research. Environ Health Perspect 113: 840-848.

White JC, Pignatello JJ. 1999. Influence of bisolute competition on the desorption kinetics of polycyclic aromatic hydrocarbons in soil. Environ Sci Technol 33: 4292-4298.

Whitfield J. 2001. Vital signs. Narure 411: 989-990.

WHO. 2001. Integrated risk assessment. Report prepared for the WHO/UNEP/ILO International Programme on Chemical Safety. WHO/IPCS/IRA/01/12. Geneva (CH): World Health

Organization, International Programme on Chemical Safety.

Whyatt RM, Camann DE, Kinney PL, Reyes A, Dietrich J, Diaz D, Holmes D. Perera FP. 2002. Residential pesticide use during pregnancy among urban minority women. Environ Health Perspect 110: 507-514.

Willett KL, Wassenberg D, Lienesch L, Reichert W, Di Guilio RT. 2001. *In vivo* and *in vitro* inhibition of CYPlA-dependent activity in *Fundulus heteroclitus* by the polynuclear aromatic hydrocarbon fluoranthene. Toxicol Appl Pharmacol 177: 264-271.

Winters D, Cleverly D, Meier K, Dupuy A, Byrne C, Deyrup C, Ellis R, Ferrario J, Harless R, Lesse W, Lorber M, McDaniel D, Schawn J, Walcott J. 1996. A statistical survey of dioxin-like compounds in the United States beef. Chemosphere 32: 469-478.

Wintersen A, Posthuma L, De Zwart D. 2004. The RIVM e-toxBase. A database for storaget retrieval and export of ecotoxicity data. Bilthoven (NL): National Institute for Public Health and the Environment (RIVM).

Witherow LE, Houston JB. 1999. Sigmoidal kinetics of CYP3A substrates: an approach for scaling dextromethorphan metabolism in hepatic microsomes and isolated hepatocytes to predict *in vivo* clearance in rat. J Pharmacol Exp Ther 290: 58-65.

Woo YT, Lai D, McLain JL, Manibusan MK, Dellarco V. 2002. Use of mechanism-based structure-activily relationships analysis in carcinogenic potential ranking for drinking water disinfection by-products. Environ Health Perspect 110: 75-87.

Wright JF, Sutcliffe DW, Furse MT, editors. 2000. Assessing the biological quality of fresh waters RIVPACS and other techniques. Ambleside (UK): The Freshwater Biological Association.

Yang RSH, editor. 1994. Toxicology of chemical mixtures: case studies, mechanisms, and novel approaches. San Diego (CA): Academic Press.

Yang RSH, 1997. Toxicologic interactions of chemical mixtures. In: Bond JA, editor, Comprehensive toxicology. Vol 1. Oxford (UK): Elsevier Science Ltd. p 189-203.

Yang RSH, Andersen ME. 2005. Physiologically based pharmacokinetic modeling of chemical mixtures. In: Reddy MB, Yang RSH, Clewell HJ III, Andersen ME, editors. Physiologically based pharmacokinetics: science and applications. New York: John Wiley & Sons, p 349-373.

Yang RSH, El-Masri HA, Thomas RS, Dobrev ID, Dennison JE, Bae DS, Campain JA, Liao KH, Reisfeld B, Andersen ME, Mumtaz M. 2004. Chemical mixture toxicology: from descriptive to mechanistict and going on to *in silico* toxicology. Environ Toxicol Pharmacol 18: 65-81.

Yang RSH, Mayeno AN, Liao KH, Reardon KF, Reisfeld B. 2006. Integration of PBPK and reaction network modeling: predictive xenobiotic metabolomics. ALTEX 23(Special Issue 2): 373-379.

Yang RSH, Mayeno AN, Lyons M, Reisfeld B. 2010. The application of physiologically-based pharmacokinetics (PBPK), Bayesian population PBPK modeling, and biochemical reaction network (BRN) modeling to chemical mixture toxicology. In: Mumtaz M, edilor, Principles and practices of mixture toxicology. Hoboken (NJ): John Wiley & Sons.

Young JF, Wosilait WD, Luecke RH. 2001. Analysis of methylmercury disposition in humans utilizing a PBPK model and animal pharmacokinetic data. J Toxicol Environ Health A 63: 19-52.

Yu X, Johanson G, Ichihara G, Shibata E, Kamijima M, Ono Y, Takeuchi Y. 1998. Physiologically based pharmacokinetic modeling of metabolic interactions between n-hexane and toluene in humans. J Occup Health 40: 293-301.

Zhang H. 2004. *In-situ* speciation of Ni and Zn in freshwaters: comparison between DGT measurements and speciation models. Environ Sci Technol 38: 1421-1427.

Zhang H, Zhao FJ, Sun B, Davison W, McGrath SP, 2001. A new method to measure effeclive soil solution concentration predicts copper availability to plants. Environ Sci Technol 35: 2602-2607.

Zhao Y, Newman MC. 2004. Shortcomings of the laboratory-derived median letftal concentration for predicting mortality in field populations: exposure duration and latent mortality. Environ Toxicol Chem 23: 2147-2153.

Zhao Y, Newman MC. 2007. The theory underlying dose-response models influences predictions for intermittent exposure. Environ Toxicol Chem 26: 543-547.

Zhou S, Kestell P, Paxton JW. 2002. Predicting pharmacokinetics and drug interactions in patients from *in vitro* and *in vivo* models: the experience with 5, 6-dimethylxanthenone-4-acetic acid (DMXAA), an anti-cancer drug eliminated mainly by conjugation. Drug Metab Rev 34: 751-790.

Zwick M, Renn O. 1998. Wahrnehmung und Bewertung von Technik in Baden-Württemberg. Eine Präsentation der Akademie für Technikfolgenabschätzung in Baden-Württemberg. Stuttart (DE): Akademie für Technikfolgenabschätzung in Baden-Wiirttemberg. Available from: hup: //elib.uni-stuugart.de/opus/volltexte/2004/1765/.